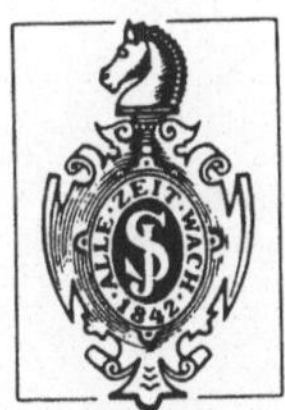

Herbert Csef

# Zur Psychosomatik des Zwangskranken

Klinik · Psychodynamik
Psychopathologie · Therapie

Geleitwort von D. Wyss

Springer-Verlag
Berlin Heidelberg New York
London Paris Tokyo

*Priv.-Doz. Dr. med. Herbert Csef*
Institut für Psychotherapie und Medizinische Psychologie
der Universität Würzburg, Klinikstraße 3, D-8700 Würzburg

ISBN-13: 978-3-540-18624-3     e-ISBN-13: 978-3-642-73234-8
DOI: 10.1007/978-3-642-73234-8

CIP-Kurztitelaufnahme der Deutschen Bibliothek
Csef, Herbert: Zur Psychosomatik des Zwangskranken: Klinik,
Psychodynamik, Psychopathologie, Therapie/Herbert Csef.
Berlin; Heidelberg; New York; London; Paris; Tokyo: Springer, 1988
ISBN-13: 978-3-540-18624-3



Gesamtherstellung: E. Kieser, Graphischer Betrieb, Neusäß
2119/3140-543210

*Für Anne-Christin*

# Geleitwort

In der vorliegenden Arbeit werden die Möglichkeiten der großen deutschen Tradition in der Psychopathologie und in der psychosomatischen Medizin, die sich mit den Namen Viktor von Gebsattel und Viktor von Weizsäcker verbindet, erneut sichtbar gemacht. Nicht nur, daß auf der einen Seite das Phänomen der Zwangskrankheit in seiner ungemeinen Vielfalt sich abhebt, nicht nur, daß überraschenderweise die Zwangserkrankung mit zahlreichen sog. psychosomatischen Störungen verschränkt ist, sondern die Einmaligkeit und Unwiederholbarkeit letztlich des individuellen Krankheitsbildes bestätigt die Worte Viktor von Gebsattels:

„Der Mensch ist nicht feststellbar."

Der aus dieser Konzeption verfaßten Arbeit darf ein größtmöglicher Erfolg bei allen Kollegen gewünscht werden, die an der Integration scheinbar heterogener Disziplinen mitwirken.

Würzburg, im Januar 1988                    *Dieter Wyss*

# Vorwort

Dieses Buch entstand aus langjährigen psychotherapeutischen Erfahrungen mit Zwangskranken. Die Begegnung mit der Zwangskrankheit, einer sehr selbstquälerischen Form menschlichen Leidens, bedeutete für mich die Konfrontation mit einer Welt des „Andersartigen", die sowohl Befremden als auch Faszination bei mir auslöste. Eine Mutter, die sich im Alltag und nach Einschätzung der Familienangehörigen rührend um ihre Kinder kümmert, fühlt sich beispielsweise durch geheimgehaltene Zwangsgedanken in Form von Tötungsvorstellungen gegen ihre geliebten Kinder bis zur tiefsten Verzweiflung gequält. Die Möglichkeit, daß der Gedanke zur Tat werden könnte, läßt sie unaufhörlich zweifeln und sich die Schreckensvision einer „Kindsmörderin" vor Augen führen. Ein anderer Zwangskranker führt bizarre und sinnentleerte Zwangsrituale durch, um innere Unruhe, Unsicherheit, Ängste oder Zweifel magisch zu bannen. Diese „Welt der Zwangskranken", die – um mit V. E. von Gebsattel zu sprechen – im Arzt selbst einen „Affekt der Verwunderung" eben wegen dieser Andersartigkeit hervorrufen kann, ist aber auch Not und Hilferuf. Sie weckt das Bedürfnis, diesen in Not geratenen und extremer Selbstquälerei oder Selbstzerfleischung verfallenen Menschen zu helfen. Eine Faszination üben Zwangskranke dadurch aus, daß sie sich in besonderer Weise intensiv mit den Grundthemen menschlicher Existenz auseinandersetzen: mit der Ambivalenz von Liebe und Haß; mit der Dynamik von Impuls und Abwehr; mit der Polarität von Ordnung und Chaos; mit Vergänglichkeit, Tod und Zeiterfahrung; mit der Dialektik von Macht und Ohnmacht; mit Konflikten zwischen Gefühl und Verstand oder der fundamentalen Antinomie von „Logos und Antilogos" (Wyss); mit dem Ringen um Autonomie bei tiefer Angst vor Abhängigkeit; mit dem Konflikt zwischen Nähe und Distanz und mit der Lebensbewegung zwischen Bindung und Trennung.

Die therapeutische Wirklichkeit zeigte mir sehr unterschiedliche Erscheinungsformen von Zwängen: Der eine Zwangskranke wirkt äußerst rigide, starr, unlebendig, gefühlsarm und erschöpft sich in monotonen, stereotypen und sinnentleerten Zwangshandlungen (z. B. Waschzwang, Kontrollzwang) oder Grübeleien. Ein anderer Zwangspatient hingegen – z. B. bei zugrundeliegender Borderlinepersönlichkeitsstörung – kann sehr affektreich, chaotisch und labil sein, so daß er deshalb „lebendig" erscheint.

Diese Heterogenität in der Phänomenologie des Zwangs wurde durch die folgende wichtige klinische Beobachtung noch vielgestaltiger: Zahlreiche der von mir untersuchten und behandelten Zwangskranken litten gleichzeitig unter psychosomatischen Symptombildungen wie z. B. Eßstörungen (Anorexia nervosa, Bulimie), Schreibkrampf oder funktionellen Syndromen. Es stellte sich für mich die Frage, ob und worin sich die Koinzidenz von Zwang und psychosomatischer Krankheit von der „typischen" Zwangsneurose unterscheidet und wie der psychosomatische (und auch der somatopsychische) Zusammenhang zu verstehen sei.

Ein Blick in die wissenschaftliche Literatur ergab ein für mich überraschendes Bild: im deutschen Sprachraum liegen aus den letzten Jahrzehnten nur sehr wenige Bücher über Zwangssyndrome vor. Im Vergleich zu anderen psychischen Störungen – wie z. B. Angst oder Depression – scheinen die Zwangsphänomene in der wissenschaftlichen Erforschung stiefmütterlich behandelt worden zu sein. Ein eingehenderes Literaturstudium ergab, daß mehrere Hunderte von Publikationen in Fachzeitschriften klinische Beobachtungen über das gleichzeitige Auftreten von Zwang und psychosomatischen Symptomen enthalten und dieser Zusammenhang diskutiert wurde. Eine systematische empirische Untersuchung zu dieser Fragestellung fehlte bislang.

Stand für mich im therapeutischen Alltag das Einmalige der Person und deren Individualität für Sinn und Bedeutung des Zwangs im Vordergrund, so stellte sich wissenschaftlich die Frage, ob es über das individuell Einmalige hinaus allgemeine, „regelhafte", überindividuelle Zusammenhänge gibt. Dies sei an einem Beispiel verdeutlicht: Zwänge sind bei Eßstörungen und bei motorischen Störungen (Schreibkrampf, Schiefhals) relativ häufig, während sie bei der Hyperventilationstetanie äußerst selten vorkommen. Von einer eigenen Untersuchung an 108 Patienten mit Zwangssymptomen erhoffte ich mir differenziertere Aussagen. Mein besonderes Interesse galt dabei den begleitenden psychosomatischen Symptombildungen sowie der Frage, inwieweit es im Langzeitverlauf zu einem Symptomwandel gekommen war. Biographische Zusammenhänge, Langzeitverläufe, therapeutische Veränderungen von Zwangserscheinungen und katamnestische Ergebnisse werden deshalb in diesem Buch anhand von ausführlichen Fallbeispielen exemplarisch dargestellt.

Die therapeutische Begegnung mit Zwangskranken konfrontierte mich nicht selten mit der Situation, daß die jedem Zwang immanente interaktionelle Einschränkung auch die Arzt-Patient-Beziehung erfaßt, die als Kommunikationseinschränkung erlebbar ist und psychoanalytisch im Konzept der Übertragung und des Wiederholungszwangs beschrieben wird. Der Zwang schiebt sich zwischen Therapeut und Patient. Die Therapie selbst wird mit dem Kernsymptom des Zwangs – dem Zweifel – belegt: Mehr als andere psychisch Kranke zweifelt der „Zwangsneurotiker" am Sinn der Therapie, an der Richtigkeit der Behandlungsmethode oder an der Kompetenz des Therapeuten. Zwangsrituale werden möglicherweise auf die Behandlungssituation selbst übertragen: Vor und nach der Therapiestunde wäscht sich der eine Zwangs- kranke die Hände oder bringt möglicherweise alle getragenen Kleidungsstücke „zur Reinigung". Ein anderer vermeidet bei der Begrüßung den Händedruck, um eine „Ansteckung" oder magi- sche Beeinflussung zu verhindern. So wird die Therapie selbst nicht selten zum „Zwangsregime", dem sich der Kranke zeitweise unterwirft, dann jedoch dagegen aufbegehrt. Von dieser Ambiva- lenz als „gehemmter Rebell" (Lang) oder als „ständig untätiger Täter" (Walter) ist der therapeutische Prozeß wesentlich geprägt. Im Umgang mit diesem Konflikt in der Arzt-Patient-Beziehung selbst liegt schließlich auch die Chance der Heilung. Diesen Zusammenhang hat Lang (1986) kürzlich sehr anschaulich aufge- wiesen.

Der Prozeß des Entstehens der vorliegenden Untersuchung bedeutete für mich die Auseinandersetzung mit 2 mir sowohl praktisch-therapeutisch als auch wissenschaftlich bedeutsam erscheinenden Aspekten: erstens die Bedeutung der Arzt-Patient- Beziehung und der Intersubjektivität, zweitens die Frage nach einer angemessenen Forschungsmethode. Zahlreiche Wissen- schaftler beschreiben, daß Zwangskranke dazu neigen, anfangs ihre Zwangssymptome zu verschweigen. Dies mag verschiedene Gründe haben: Die Mutter mit den Tötungsimpulsen fürchtet möglicherweise, daß ihr das Kind weggenommen werden könnte, falls sie ihre geheimen Gedanken offenbart. Ein anderer Patient ist durch Ängste, tiefe Scham oder Schuldgefühle daran gehin- dert, spontan sein innerstes und leidvolles Geheimnis preiszuge- ben.

Wissenschaftlich stellt sich die Frage, wie etwas erfaßt, er- forscht oder gar „objektiviert" werden kann, was der Untersuchte selbst peinlichst verschweigt.

Das mögliche Verschweigen von Zwangsphänomenen – hier sei besonders auf die Beiträge von Fichter und Rudolf verwiesen – ist eine Herausforderung für die gelebte Intersubjektivität der Arzt- Patient-Beziehung. Damit ein Zwangskranker seine Zwänge, die er selbst als peinlich, abartig, „pervers", beschämend oder be- drohlich erlebt, dem Arzt mitteilen kann, ist eine tragfähige Vertrauensbeziehung eine unabdingbare Voraussetzung. Angst, Zweifel und Mißtrauen – nach Bollnow „zwischenmenschliches Gift" –, die meist mit Zwängen verbunden sind, werden in erster

Linie durch vertrauensstiftende Zuwendung und empathische Anteilnahme abgebaut. In dem Maße, in dem Vertrauen und Beziehung wachsen, entfaltet sich ein heilsamer Dialog. Daß dieser Dialog auch Auseinandersetzung und Konflikt impliziert, ist bei der jedem Zwang innewohnenden Ambivalenz und Aggressivität nur allzu verständlich.

Im Bewußtsein, wie schwer es vielen Zwangskranken gefallen ist, die in diesem Buch niedergeschriebenen Erlebnisse mitzuteilen, danke ich allen Patienten für das entgegengebrachte Vertrauen und die Bereitschaft, sich hilfesuchend zu öffnen und auch preiszugeben. Alle Krankengeschichten, Therapieverläufe und Katamnesen stammen aus eigenen psychotherapeutischen Behandlungen. Darüber hinaus haben mir meine Kolleginnen und Kollegen vom Institut für Psychotherapie und Medizinische Psychologie der Universität Würzburg Krankengeschichten überlassen, wofür ich ihnen herzlich danke. Herr Professor Dr. Dieter Wyss, Vorstand dieses Instituts, hat mich als seinen langjährigen Mitarbeiter persönlich begleitet, geistig angeregt und meine wissenschaftliche Arbeit gefördert. Hierfür bin ich ihm in aufrichtiger Dankbarkeit verbunden. Meiner Lehranalytikerin, Frau Eva Grätz, und Frau Dr. phil. Brunhild Laue verdanke ich wesentliche Schritte in meinem psychotherapeutischen Werdegang und kreative Impulse in der Gestaltung dieser Arbeit.

Der Springer-Verlag übernahm in entgegenkommender Weise die Publikation dieses Buches, wobei ich den Herren Priv.-Doz. Dr. Graf-Baumann und Lothar Picht für ihre hilfreichen Bemühungen zu besonderem Dank verpflichtet bin.

Würzburg, im Januar 1988    *Herbert Csef*

# Inhaltsverzeichnis

# Falldarstellungen

*„Es sind meistens dieselben Situationen und Gefühle, die bei mir ganz unterschiedliche Beschwerden hervorrufen. Unsicherheit, Angst, Ärger und innere Spannung kann ich nicht ertragen. Besonders unsicher werde ich, wenn ich mich durch andere beobachtet oder abgelehnt fühle.*

*Mein Körper reagiert darauf ganz unterschiedlich. Bei der Arbeit kriege ich meistens meine Schreibstörungen. Zu Hause und in Situationen mit anderen Menschen schlägt mir alles auf den Magen oder ich bekomme stechende Schmerzen im linken Unterbauch, auch mein Darm ist sehr empfindlich."*

(Zwangskranker mit Schreibkrampf und funktionellen Störungen des Magen-Darm-Traktes)

# 1 Einleitung

> *„Die Erfahrung des Zwanges*
> *gibt es nur auf dem Hintergrund*
> *möglicher Freiheit."*
>
> (V. E. von Gebsattel, Die anankastische
> Fehlhaltung, 1959, S. 125)

Zwang ist wie die Angst ein ubiquitäres Phänomen. Zwangserscheinungen gibt es bei Gesunden ebenso wie bei Kranken. Unter Zwangssymptomen, die durch ihre Art (Gestalt) und ihren Beeinträchtigungsgrad als „krankhaft" einzuordnen sind oder „Krankheitswert" haben, können Patienten mit nosologisch sehr unterschiedlichen Krankheiten leiden. Vereinfachend zusammengefaßt können wir der klinischen Erfahrung folgen, nach der Zwangssymptome in Neurosen, Psychosen, psychosomatischen Krankheiten und bei hirnorganischen Syndromen vorkommen. Das große Spektrum der Zwangsphänomene, die Probleme der nosologischen Zuordnung und die große Komplexität in Syndromkombinationen (Mischbilder, „Polypathien") sowie im variationsreichen Langzeitverlauf werfen viele noch ungelöste Fragen auf. Die ätiopathogenetischen, syndromgenetischen (z. B. Syndromwandel), psychopathologischen, psychodynamischen und verlaufsanalytischen Zusammenhänge von Zwang und anderen seelischen oder körperlichen Krankheiten sind Thema zahlreicher wissenschaftlicher Untersuchungen. Die „stilreine Zwangsneurose" – in der der Zwang als neurotisches Symptom das Krankheitsbild ganz gestaltet – ist relativ selten im Vergleich zu den vielen komplexeren Krankheitsbildern, in denen der Zwang gemeinsam mit anderen Störungen erscheint oder in andere Krankheiten übergeht. Entsprechend groß ist die Zahl von Studien zum Zusammenhang von Zwang und Phobie, von Zwang und Depression, von Zwang und Schizophrenie oder von Zwang und organischen Krankheiten. Die psychosomatischen Krankheiten nehmen hier eine Sonderstellung ein, da nun das bereits von S. Freud formulierte und bis heute wissenschaftstheoretisch ungelöste Problem des „Sprunges von der Seele in den Körper" auftaucht.

Trotz der wissenschaftlichen Probleme, die die Komplexität des „Lebendigen" aufwirft, kennt jeder psychosomatisch tätige Arzt eine Vielzahl von Patienten, die psychosomatische Krankheiten – wie z. B. Anorexia nervosa, Ulcus pepticum, Colitis ulcerosa, essentielle Hypertonie oder Asthma bronchiale – oder ein symptomreiches „funktionelles Syndrom" und gleichzeitig Zwangssymptome haben. Das klinische Phänomen des „Syndromwandels", in dem z. B. eine psychosomatische Krankheit verschwindet und stattdessen eine manifeste Zwangssymptomatik ausbricht oder umgekehrt, erhöht zusätzlich den Grad der Komplexität – insbesondere, wenn lange Krankheitsverläufe in einer psychosomatischen und psychodynamischen Sichtweise untersucht werden.

Die vorliegende Untersuchung soll einen Beitrag zu diesen komplexen Fragestellungen liefern, die für die psychosomatische Praxis von großer Bedeutung sind. In einem theoretischen Teil wird die umfangreiche bisherige wissenschaftliche Forschung zum Zusammenhang von Zwang und psychosomatischen Krankheiten dargestellt und diskutiert. In einem 2. empirischen Teil erfolgt eine Untersuchung von Patienten mit manifester Zwangssymptomatik aus psychosomatischer Perspektive.

Entsprechend dieser Zielsetzung und der Betonung des „Zusammenspiels" von „Psyche" (Zwang als Erlebnis und Symptom) und „Soma" (Leib, psychosomatische Symptombildung als leib-seelisches Phänomen) will diese Arbeit weder einen Beitrag zur Psychodynamik der Zwangsneurose im psychoanalytischen Sinne liefern noch die tiefgreifenden Zusammenhänge zwischen „Zwangsstruktur" (zwanghafte Persönlichkeit, Zwangscharakter) und „Zwangssymptomen" erhellen. Die vielgestaltigen psychopathologischen Zusammenhänge des Zwanges in anderen psychiatrischen Krankheitsbildern (Schizophrenie, Depressionen, hirnorganische Störungen) stehen ebenfalls nicht im Mittelpunkt, auch wenn sie notwendigerweise Berücksichtigung finden.

Ausgangspunkt werden vielmehr Zwangserscheinungen bei psychosomatischen Krankheiten sein. Trotz der äußerst zahlreichen Literatur zu diesem Thema, die im theoretischen Teil dargestellt wird, und der klinischen Erfahrung, die beide in einem sinnvollen Zusammenhang erscheinen läßt, kann ein Blick in die verbreitetsten Lehrbücher der psychosomatischen Medizin Verwunderung hervorrufen. In der Neuauflage des von v. Uexküll (1986) herausgegebenen Lehrbuches (1355 Seiten, mehr als 6000 Stichworte im Sachverzeichnis) finden sich nur einige periphere Hinweise auf den Zwang. Im Lehrbuch von Bauer et al. (1980) steht unter dem Krankheitsbild der „Zwangsneurose" der Hinweis auf die Bedeutung des Zwangs bei intestinalen Störungen (Obstipation, Diarrhö), Asthma, Tic, Stottern und Schreibkrampf.

Zwang (insbesondere als „zugrundeliegende" Zwangsstruktur) wird von Bräutigam u. Christian (1986) bei den psychosomatischen Krankheitsbildern essentielle Hypertonie, paroxysmale Tachykardien, koronare Herzkrankheit, Obstipation, Colitis ulcerosa, primär chronische Polyarthritis, Schreibkrampf und Migräne als bedeutsam erwähnt.

Eine Durchsicht der psychosomatischen Lehrbücher ergibt den Eindruck, daß die Bedeutung der Zwangsphänomene nicht ausreichend „rezipiert" wurde und auf grundlegendere Zusammenhänge nicht eingegangen wird. Systematische Untersuchungen oder Monographien zur Bedeutung des Zwangs bei psychosomatischen Krankheiten fehlen bislang.

Das Anliegen der vorliegenden Untersuchung besteht darin, diese „Lücke" in der wissenschaftlichen Forschung zur Psychosomatik zu schließen. Der theoretische Beitrag soll das bisher „verstreut" dargestellte Forschungsmaterial sichten und zusammenfassen, während der empirische Teil in einem phänomenologischen Zugang die klinischen Erscheinungsbilder des Zwangs bei psychosomatischen Krankheiten sowohl im Querschnitt als auch im Langzeitverlauf deutlich macht.

Die folgende Krankengeschichte soll als paradigmatisches Beispiel in die Thematik der Arbeit einführen:

*Auftreten und Erscheinung der Patientin:* Die 32 Jahre alte Patientin war schlicht und etwas „brav" gekleidet, trug eine selbstgestrickte Strickmütze und wurde zum ersten Gespräch vom Ehemann begleitet. In ihrer Mitteilung war sie recht offen, der Tonfall wirkte sehr klagsam. Sie strahlte eine gewisse Neigung zum „Heimlichen" aus: auf die Frage, warum sie sich nicht wieder an Dr. N. gewandt habe, bei der sie eine 4jährige ambulante psychoanalytische Behandlung machte, reagierte sie recht empfindlich. Ihrem langjährigen Hausarzt hat sie von der Therapie nichts erzählt. Sie geht mindestens einmal wöchentlich zu ihm mit den verschiedensten körperlichen Beschwerden. Ihre psychischen Symptome (Zwänge, Ängste) und die langjährige psychotherapeutische Vorerfahrung jedoch verschwieg sie absichtlich. Jetzt sei sie eigentlich nur gekommen, weil ihr Internist, bei dem sie wegen Magenbeschwerden und im vergangenen Jahr wegen eines Ulcus ventriculi war, sie „relativ autoritär" zu uns geschickt habe.

*Anlaß der Untersuchung/Symptomatik:* Die Patientin leidet unter „vielen Zwängen und Ängsten". Vor einem Jahr, einige Wochen nach dem Tod ihres Vaters, hat sich ein Magengeschwür gebildet. Das Geschwür ist röntgenologisch festgestellt worden. Unter internistischer Behandlung hat es sich schnell gebessert. Etwa seit dem Abheilen des Magengeschwürs leidet sie nun unter „schwerer Migräne". Die Kopfschmerzen sind sehr heftig und mit Brechreiz verbunden. Früher hat sie nie Kopfschmerzen gehabt. An die vielen Zwänge hat sie sich mittlerweile „gewöhnt". Während der Einzelbehandlung bei Frau Dr. N. kam es zu einer Besserung. Seit dem Tod des Vaters hat sich jedoch die Zwangssymptomatik wieder wesentlich verschlechtert.

*Entwicklung der Symptomatik:* Ängste und Zwänge hatte sie schon in der Kindheit, insbesondere Angst vor dem Alleinsein und eine Tierphobie. Wenn sie als Kind das Summen eines kleinen Insektes hörte, bekam sie panische Angstzustände. Vor größeren Tieren hatte sie ebenfalls Angst. Wenn sie doch einmal ein Tier berührt hat, mußte sie sich gleich nachher die Hände waschen. Bereits damals hatte sie die Zwangsbefürchtung, beschmutzt zu werden oder sich anzustecken. Die Zwänge und Ängste in der Kindheit waren für sie „erträglich", so daß sie bis zum 24. Lebensjahr weder einen Psychiater noch einen Psychotherapeuten konsultieren mußte. Im 14. Lebensjahr begann sie eine Lehre als kaufmännische Angestellte. Damit war die erste Trennung vom Elternhaus verbunden, die ihr sehr schwergefallen ist. In dieser Zeit bekam sie erstmals Magenschmerzen. Auch heute noch schlagen ihr „belastende Situationen" bevorzugt auf den Magen. Die Internisten diagnostizierten einen Reizmagen oder eine Gastritis.

Im 20. Lebensjahr lernte sie ihren jetzigen Ehemann kennen; 2 Jahre später heirateten sie. Mit Beginn der Ehe tauchten sexuelle Probleme auf. Sie entwickelte einen Scheidenkrampf (Vaginismus) und wehrte sich gegen alles Sexuelle. Den Geschlechtsverkehr hat sie regelrecht verweigert. Gleichzeitig bekam sie aber „einen furchtbar lästigen Juckreiz in der Scheide" und konsultierte deshalb mehrere Frauenärzte, die ihr aber nicht helfen konnten. Ihr Mann ging in dieser Zeit sehr verständnisvoll mit ihr um, war weder fordernd noch bedrängend und machte ihr auch keine Vorwürfe. Sie hat sich damals jedoch nicht nur dem Mann verweigert, sondern hat zusätzlich ihm jede Sexualität verboten: „Ich habe meinen Mann kontrolliert, damit er sich nicht selbst befriedigt. Seine Kleidungsstücke und die Bettwäsche habe ich nach Spermaflecken kontrolliert. Wenn er sich wirklich einmal selbst befriedigt hatte, habe ich ihn dann furchtbar beschimpft."

Etwa ein Jahr nach der Eheschließung verliebte sie sich in einen Arbeitskollegen. Das meiste spielte sich in Blicken, Andeutungen, Phantasien und Sehnsüchten ab. Sie träumte häufig von diesem Mann, ihre erotisch-sexuellen Empfindungen diesem Mann gegenüber waren die intensivsten und lustvollsten, die sie bisher in ihrem Leben erlebt habe. Dieser Mann war ebenfalls verheiratet. Es kam zu Zärtlichkeiten, jedoch nie zu einem Intimverkehr. Nach einem Betriebsausflug, bei dem dieser Arbeitskollege mit dabei war, hat sie zum erstenmal in ihrem Leben „zuviel getrunken" und erlebte einen Rausch. Am nächsten Tag begannen ganz massiv die Zwänge: sie hatte Tötungsvorstellungen: „Ich habe immer zweifeln müssen, ob ich nicht ähnlich wie bei einem Rausch einmal die Kontrolle verloren habe und dabei einen Menschen umgebracht habe, ohne es zu wissen." Andere Todesvorstellungen traten hinzu, z. B. daß sie beim Autofahren jemanden überfahren hätte, ohne es zu merken. Das Autofahren wurde für sie zu einer Qual. Sie hat zwar seit dem 18. Lebensjahr den Führerschein, ist aber wegen ihrer Ängstlichkeit selbst nicht Auto gefahren. Jetzt hatte sie als Beifahrerin ihres Ehemannes diese Zwangsgedanken. „Ich habe mir immer vorstellen müssen, es käme gleich zu einem Frontalzusammenstoß mit einem anderen Auto oder wir könnten jemanden überfahren, ohne es zu merken." Nicht so sehr die Angst, es könne ihr etwas beim Autofahren passieren, sondern die Qual, beim Autofahren an nichts anderes denken zu können, machten die Belastung aus. Bei den Autofahrten saß sie immer vollkommen verkrampft im Auto und war ganz durchgeschwitzt. Zusätzlich litt sie unter Kontrollzwängen, Ordnungszwängen, Putz- und Waschzwängen. Die Angst, mit Bakterien infiziert zu werden oder mit etwas Ekelhaftem in Berührung zu kommen, war ganz groß. Nach jeder Omnibusfahrt mußte sie sich ausführlich waschen, weil sie befürchtete, beschmutzt oder infiziert worden zu sein. Zusätzlich stellte sie sich zwanghaft viele Krankheiten vor, in erster Linie Geschlechtskrankheiten und Krebs. Türen, Öfen und die bei ihrer Arbeit durchgeführten Berechnungen mußte sie immer wieder kontrollieren. Sie zweifelte, ob die Tür abgeschlossen ist oder ob sie bei der Arbeit nicht doch einen Fehler gemacht hat, so daß sie dann alles mehrmals kontrollierte. Zwänge traten auch in ihren zwischenmenschlichen Beziehungen auf. Sie entwickelte einen „Geständniszwang": „Wenn ich etwas Böses über meine Mutter oder meinen Mann gedacht habe, dann muß ich ihnen das gleich erzählen. Es ist, wie wenn man beichten muß. Ich habe immer gedacht, daß ich nichts für mich behalten darf, und wenn ich schon etwas Böses gedacht habe, dann muß ich es dem anderen auch beichten." Als sie sich erstmals in ihrem Leben selbstbefriedigte, mußte sie es ebenfalls gleich ihrem Mann beichten.

Sexualität und Selbstbefriedigung waren in diesen Jahren ganz heikle Themen. Dann passierte ihr „etwas ganz Dummes". Eines Morgens, nachdem ihr Mann das Haus verlassen hatte, um zur Arbeit zu gehen, befriedigte sie sich zu Hause selbst. Kurze Zeit später kam der Mann zurück. Er war auf dem Weg ausgerutscht und hatte sich den Arm gebrochen. Von diesem Ereignis an erlebte sie die Selbstbefriedigung noch schuldhafter. Sie dachte immer wieder: „Weil ich mich selbstbefriedigt habe, ist meinem Mann das passiert. Ich bin schuld, daß er sich den Arm gebrochen hat. Wenn ich mich wieder selbstbefriedige, kann wieder etwas Schlimmes passieren."

Vom 24. bis zum 28. Lebensjahr machte sie 4 Jahre lang bei Frau Dr. N. eine psychoanalytische Einzelbehandlung. Dadurch kam es zu einer wesentlichen Besserung: sie war zwar nicht ganz von den Zwängen befreit, doch sie waren nicht mehr so quälend und wesentlich seltener. Im erotisch-sexuellen Bereich ist der Vaginismus verschwunden. Durch die Behandlung wurde nach immerhin 5 Ehejahren erstmals ein Intimverkehr möglich. Aber auch heute noch fehlt ihr die Lust am Sexuellen. Sie könne ganz darauf verzichten, erlebe keinen Orgasmus. Mit den Worten „Ich lasse es halt über mich ergehen" unterstreicht sie ihre Unerfülltheit und Unfähigkeit zur Lust im erotisch-sexuellen Bereich.

Mit diesen verbliebenen „Einschränkungen" lebte sie dann 4 Jahre lang ganz gut und fühlte sich nicht krank. Gelegentlich hatte sie zwar Magenschmerzen und ging dann zum Hausarzt, der sie wieder beruhigte. Vor einem Jahr starb der Vater. „Danach bin ich wieder richtig krank geworden." Der Tod des Vaters stürzte sie in eine erneute Krise. Er ist an einem Schlaganfall gestorben. Schon mehrere Wochen vor seinem Tod mußte sie „jeden Tag in den Dom rennen, um für ihn zu beten". Sie tat dies aus einem inneren Zwang heraus, um sich später nicht den Vorwurf machen zu müssen, nicht alles für ihn getan zu haben. Nach dem Tod des Vaters weinte und trauerte sie einige Wochen sehr viel. Dann bekam sie wieder Magenschmerzen. Als beim Röntgen ein Magengeschwür festgestellt wurde, war sie regelrecht beruhigt: „Ich war so froh, daß der Internist etwas gefunden hat. Nachdem ich so viele Jahre zu den Ärzten gerannt bin und es immer nichts Richtiges war, war ich jetzt erleichtert, daß ich ein Magengeschwür hatte." Nach dem Abheilen des Magengeschwürs tauchten aber Migräneanfälle auf.

Auch heute noch leidet sie unter vielen Zwängen. Tötungsvorstellungen, wie damals vor 8 Jahren, hat sie nicht mehr, wohl aber die Kontroll- und Ordnungszwänge sowie den Putz- und Waschzwang. Ihre Angst vor Beschmutzung und Zwangsgedanken beim Autofahren sind gleich geblieben. Neu hinzugekommen ist die Angst vor AIDS. Bei ihren Arztbesuchen mustert sie immer die anderen Mitpatienten durch, ob diese vielleicht mit AIDS infiziert sein könnten oder zu den in den Zeitungen beschriebenen Risikogruppen gehören. Einmal war vor ihr ein junger Mann mit einem kleinen Ohrring beim Arzt. Aus der Angst heraus, mit AIDS infiziert zu werden, weigerte sie sich, dem Arzt wie üblich zur Begrüßung die Hand zu geben.

*Aktuelle Lebenssituation:* Die Patientin wohnt mit ihrem Ehemann in einer Mietwohnung. Ihre Mutter hat ein Haus in einem nicht weit entfernten kleinen Ort, in dem sie auch aufgewachsen ist. Sie fährt mehrmals in der Woche mit dem Omnibus zu ihrer Mutter, um sie zu besuchen, damit diese sich nicht so allein fühle. „Gerne mache ich es nicht, meist regt es mich innerlich auf, sobald ich dort bin. Aber ich kann nicht anders. Ich fühle mich so verpflichtet und glaube, daß ich mich um meine Mutter kümmern muß." Sie übernachtet dann bei der Mutter und hat noch das Zimmer aus der Zeit ihrer Kindheit. Bei den Besuchen der Mutter kommt es oft zu einem Streit. „Vieles stört mich an ihr, und ich fange an zu meckern. Meine Mutter bestraft mich dann dadurch, daß sie nicht mehr mit mir redet. Das ärgert dann mich wieder, und ich hasse mich, daß ich überhaupt hingefahren bin. Aber trotzdem komme ich nicht los von ihr, ich bin wie an sie gekettet." Manchmal gefällt es ihr auch bei der Mutter. „Dann lasse ich mich verwöhnen und bedienen wie ein kleines Kind. Meine Mutter kocht für mich, und ich kann mich so richtig gehen- und hängenlassen. Meine Mutter macht alles für mich." Momentan ist sie in einem akuten Entscheidungskonflikt. Seit dem Tod ihres Vaters vor einem Jahr lebt jetzt die Mutter allein im Elternhaus. Die Mutter möchte, daß die Tochter zu ihr zieht. Der Mann der Patientin ist ganz positiv zu diesem Vorhaben eingestellt. Er wohnt gerne auf dem Land. In der Stadt hat das Paar nur eine kleine Mietwohnung, während sie sonst das Haus der Mutter erben würden. Die Mutter und die Geschwister beratschlagten schon, ob sie nicht das Haus renovieren sollen, „damit wir es schöner haben". Während der Mann eindeutig für den Einzug in das Haus der Mutter ist, fühlt sie sich schon bei dem Gedanken daran „innerlich ganz zerrissen". Ihre zwischenmenschliche Kommunikation ist ganz auf 2 Beziehungen konzentriert: die Beziehung zu ihrem Ehemann und zu ihrer Mutter. Ansonsten hat sie nur noch zu einer Arbeitskollegin „oberflächlichen Kontakt". An der Arbeitsstelle fühlt sie sich als Außenseiter. „Es ist wie eine Mauer zwischen mir und den anderen. Ich fühle mich zurückgesetzt und ausgeschlossen. Sie erzählen mir nichts, und ich kann ihnen auch nichts anvertrauen."

*Biographischer Hintergrund:* Die Patientin ist als 2. Kind in einem kleinen fränkischen Ort aufgewachsen. Sie hat noch eine 6 Jahre ältere Schwester und einen 2 Jahre jüngeren Bruder. Die Eltern sind „Heimatvertriebene" (Flüchtlinge aus dem Sudetenland). Der Vater hatte in seiner Heimat ein großes Gut und war dann hier nur einfacher Arbeiter. In ihrem 3. Lebensjahr ist er durch einen Arbeitsunfall vollkommen erblindet und war für den Rest seines Lebens Rentner. Vom 3. Lebensjahr an prägte die Blindheit des Vaters ganz das Familienleben: „Der Vater war immer da. Er war immer um mich herum. Ich war nie alleine." Die ständige Präsenz des Vaters führte zu Spannungen zwischen den Eltern. Bei einem kürzlichen Besuch erzählten ihr die Geschwister, wie unerträglich für sie in der Kindheit immer die Spannung zwischen den Eltern gewesen sei. Die Patientin hierzu: „Ich kann mich gar nicht daran erinnern. Das muß ich alles verdrängt haben." Bei Spannungen zwischen den Eltern oder zwischen ihr und der Mutter redete die Mutter tagelang kein Wort mehr. Es war kaltes und spannungsgeladenes Schweigen. „Schweigen war die größte Strafe für mich und ich glaube auch für meinen Vater."

Die Eltern waren sehr verschlossen und lebten ganz abgekapselt. Die Mutter mußte sich nach der Erblindung des Vaters um alles kümmern und wurde zum „Arbeitstier". Sie kannte nur ihre Arbeit. Freude, Genuß und die schönen Seiten des Lebens existierten für sie nicht. Die Mutter hat ebenfalls einen Putzfimmel und einen Waschzwang. Sie wäscht oft tagelang Wäsche und putzt. Sie ist dann überhaupt nicht ansprechbar. Jeder Samstag war in der Kindheit mit Putzen ausgefüllt. Sie haßte diesen Tag. Der Vater beschäftigte sich viel mit ihr, weil er ja den ganzen Tag Zeit hatte. Er erzählte ihr oft Märchen und Geschichten. Später, als sie lesen konnte, hat sie ihm immer die Zeitung und Bücher vorgelesen. In der Beziehung zum Vater waren ihr jedoch

2 Dinge unangenehm, die beide mit körperlicher Berührung zu tun haben. Zum einen konnte sie es als Kind nie mit ansehen, wenn sich die Eltern körperlich berührten oder zärtlich zueinander waren. Dies zu sehen, war ihr äußerst peinlich. Weiterhin hatte ihr blinder Vater die Angewohnheit, sie „abzutasten": „Der Vater hat mich immer berühren und spüren wollen. Er hat oft nach mir gegriffen, um zu schauen, wie groß ich schon bin. Das war mir immer ungeheuer unangenehm." An Zärtlichkeiten mit der Mutter kann sie sich nicht erinnern. Ihr fällt aber zu diesem Thema ein, daß sie es nicht fertigbringt, ihren Mann im Beisein der Mutter zu berühren oder ihm körperlich nahe zu sein. Wenn ihr Mann sie zärtlich berührt und die Mutter kommt zufällig zur Türe herein, dann stößt sie ihn reflexhaft von sich.

*Erotisch-sexuelle Entwicklung:* Die Patientin wurde sexuell nicht aufgeklärt. Noch im 16. Lebensjahr glaubte sie, daß man durch Berührungen oder Küssen schwanger werden kann. Sie hatte panische Angst vor einer Schwangerschaft, weil ihr die Eltern vermittelt hatten, daß das etwas ganz Schlimmes ist. Der erste und bislang einzige Sexualpartner ihres Lebens ist ihr Ehemann. Eine geschlechtliche Vereinigung ist erst seit der psychotherapeutischen Behandlung möglich. Vorher verhinderte ein primärer Vaginismus jeden Geschlechtsverkehr. Auch jetzt bestehen noch ein ausgeprägter Libidomangel und eine Anorgasmie. Sexuelle Lust hat sie selbst bislang nur in einer heimlichen Beziehung erlebt, als sie in einen Arbeitskollegen verliebt war. Selbstbefriedigung erlebte sie sehr schuldhaft und als etwas Verbotenes. In der aktuellen Lebenssituation steht neben der sexuellen Funktionsstörung noch die Ambivalenz bezüglich eines Kinderwunsches im Vordergrund. Sie hatte schon immer panische Angst vor einer Schwangerschaft. Vor der Psychotherapie nahm sie jahrelang die Pille, obwohl es nie zu einem Geschlechtsverkehr kam. Jetzt ist sie zum Kinderwunsch ambivalent. Einerseits möchte sie ein Kind haben, und ihr Mann drängt sie dazu. Sie selbst „lockt" manchmal ihren Mann, indem sie mit ihm Kinderkleider im Schaufenster anguckt und ihm das Gefühl gibt, daß sie sich ein Kind wünscht. Andererseits hat sie aber noch immer Angst vor einer Schwangerschaft und nimmt regelmäßig die Pille.

In ihrem erotisch-sexuellen Erleben existiert ein großer Widerspruch zwischen Phantasie, Wünschen und Sehnsüchten einerseits und der Wirklichkeit andererseits. „Mein Mann ist ein treuer, gutmütiger und verständnisvoller Mensch. Er ist mir fast zu gut und zu brav. Aber ich möchte keinen anderen, weil ich mich auf ihn ganz verlassen kann. Er ist treu und hält immer zu mir." Auch zu Beginn der Ehe, als sie jahrelang den Geschlechtsverkehr ganz verweigerte, war er sehr verständnisvoll und hat dies einfach hingenommen. In ihren Phantasien und sexuellen Wünschen, ja auch in ihren nächtlichen Träumen ist alles ganz anders: „Da stelle ich mir Männer vor, die genau das Gegenteil von meinem Mann sind – lauter Draufgängertypen und Weiberhelden. Aktive, zupackende und forsche Männer, die was riskieren und auch mal heftig sind, die reizen mich und erregen mich sexuell." Solche „Draufgängertypen" stellt sie sich auch bei der Selbstbefriedigung vor, die sie sich seit ihrer psychotherapeutischen Behandlung zugesteht. Der Arbeitskollege, in den sie sich bei Beginn der Zwangssymptomatik heimlich verliebt hatte, ist ebenfalls das Gegenteil ihres Mannes. „Aber leben könnte ich mit so einem Mann nicht. Auf ein sexuelles Abenteuer würde ich mich mit so einem nie einlassen. Deshalb habe ich mit dem Arbeitskollegen nicht geschlafen. Ich muß meinem Mann treu sein, weil ich es auch unbedingt brauche, daß er mir treu ist. Wenn er sich in eine andere verlieben würde, dann wäre ich furchtbar eifersüchtig ... Gott sei Dank ist das bisher in den 12 Jahren nie passiert. Vielleicht ist mein Mann dazu gar nicht fähig."

*Zusammenfassende Darstellung der Patientin:* Es handelt sich um eine 32jährige Frau, die unter vielfältigen Zwangserscheinungen leidet (Kontroll- und Ordnungszwänge, Putz- und Waschzwang, Tötungsimpulse, Zwangsgrübeln, Zwangsbefürchtungen). Lebensgeschichtlich und psychodynamisch stehen die sehr ambivalente und „symbiotische" Bindung an die Mutter (auch während der Ehe noch) sowie die enge Beziehung zum Vater im Vordergrund. Mit dem Kennenlernen des Ehemannes und ersten sexuellen Begegnungen entwickelte sich rasch ein primärer Vaginismus. Eine vierjährige ambulante analytische Psychotherapie besserte die Zwangserscheinungen wesentlich und brachte den Vaginismus zum Verschwinden, wenn auch eine gravierende erotisch-sexuelle Kommunikationseinschränkung blieb (Libidomangel, Anorgasmie). Zu einer akuten Krise kam es 4 Jahre nach Therapieende, kurz nach dem Tod des

Vaters. Die Zwangserscheinungen flackerten in der alten Gestalt wieder auf, und ein Ulcus ventriculi bildete sich. Nach Abheilung des Magengeschwürs kam es zu einem Syndromwandel: das bisherige körperliche Leiden wurde durch schwere Migräneanfälle „ersetzt". Bei Gesamtbetrachtung von Syndromgenese und Syndromwandel im Langzeitverlauf erwiesen sich die Zwangserscheinungen als das „hartnäckigste Syndrom".

*Zum Untersuchungszeitpunkt ergibt sich folgender Symptombefund:* Vielgestaltige Zwangserscheinungen, Anorgasmie, Magenbeschwerden bei einem abgeheilten Ulcus ventriculi, Migräneanfälle, multiple phobische Symptome in enger Verschränkung mit dem Zwangssyndrom (phobisch-anankastisches Syndrom).

*Beschreibung der Kommunikationsstörung in den Kommunikationsstrukturen (nach Wyss):*

1. *Struktur „Lebensraum":* Die Patientin ist eng an den Lebensraum gebunden und lebt in diesem sehr eingeengt und eingeschränkt. Ihre zwischenmenschliche Kommunikation ist auf 2 Beziehungen zentriert (Ehemann und Mutter). Von anderen Menschen fühlt sie sich wie durch eine Mauer getrennt. Durch Angst, Mißtrauen und Rückzug wurde sie zum Außenseiter. Die Beziehungsstruktur zu den beiden ihr nahestehenden Personen ist durch Abhängigkeitsgefühle, „Symbiose" und Ambivalenz geprägt.

2. *Struktur „Orientierung:* Die Patientin orientiert sich an den ihr wichtigsten Beziehungspartnern. Gleichzeitig besteht ein Mangel an eigener innerer Orientierung. Das „Orientierungsdefizit" wird durch Ordnungsstrukturen kompensiert.

3. *Struktur „Ordnung":* Das Überwiegen räumlicher Strukturierung und das Ausbleiben zeitlicher Veränderungen zeigt sich besonders deutlich in der Bindung an Ordnungsstrukturen. Die Patientin ist sehr durch religiöse oder moralische Gebote und Verbote sowie sexuelle Tabus bestimmt und eingeschränkt (psychoanalytisch: rigides Über-Ich). Ordnungsgebende Funktion hat auch die ausgeprägte Zwangssymptomatik in Form von Zwangshandlungen und -ritualen (insbesondere Kontroll- und Ordnungszwänge, Putz- und Waschzwang).

4. *Struktur „Zeit":* Die Existenzweise der Patientin ist weitgehend auf Beharrung, Anpassung und Abwehr von Veränderung und neuen Kommunikationsmöglichkeiten ausgerichtet. Die „alles ermöglichende Zeit", die über Veränderung und Wandlung (Entstehen und Vergehen; „Stirb und Werde") ihre Kommunikation lebendig halten könnte, „schrumpft". Die Patientin würde gerne „die Zeit zurückdrehen", fühlt sich in ihrem Lebensvollzug „immer unter Zeitdruck" und hat das Gefühl, immer „Zeit zu verlieren". Trotz und gerade wegen des Ausbleibens „zeitigender" Veränderung (Werdensstillstand nach v. Gebsattel) ist sie permanent in Zeitthemen verstrickt: Themen wie Schuld, Angst, Verantwortung, Tod, Vertrauen/Mißtrauen und Zweifel nehmen sie gefangen („Erschließen" ihrer Zeitlichkeit, kein zu Bewältigung führendes Auseinandersetzen).

5. *Struktur „Leib":* Die Patientin ist in ihrer leibhaften Kommunikation durch leibfeindliche Einstellungen eingeschränkt. Ihre Lebensgestaltung schließt bestimmte Möglichkeiten des Leib-Seins weitgehend aus, insbesondere die emotionalen und erotisch-sexuellen Kommunikationsmöglichkeiten. In der Struktur „Leib" zeigen sich Krankheitssymptome als Dekompensationserscheinungen: extrem eingeschränkte erotisch-sexuelle Kommunikationsfähigkeiten mit Sexualstörungen, die sich vom primären Vaginismus zu Anorgasmie und Libidoverlust entwickelten; leibhafte Dekompensation in psychosomatischen Symptombildungen (mehr als 15 Jahre funktionelle Magenbeschwerden, schließlich ein Ulcus ventriculi, neuerdings Migräneanfälle).

6. *Struktur „Leistung":* Im Leistungsbereich ist die Patientin nicht beeinträchtigt und kompensiert damit teilweise die ausgeprägten Einschränkungen anderer Kommunikationsstrukturen.

*Beschreibung der Kommunikationsstörungen in den Kommunikationsmodi:* Die Patientin kommuniziert weitgehend im Modus „Erkunden" und ist in ihrem Leben weitgehend auf Anpassung, Ordnung und Pseudoharmonie ausgerichtet. Das „Neue" und „Mögliche" der Kommunikation (Modus „Entdecken") sowie das Erleben von Gegensätzen und Widerstand sind bei der Patientin wenig ausgeprägt. Im Modus „Erschließen" zeigt sich ein Defizit als eingeschränkte Emotionalität sowie fehlendes Erschließen partnerschaftlicher Sinnlichkeit, Erotik und Sexualität. Konflikte und Auseinandersetzungen werden von der Patientin weitgehend vermieden (Mangel im Modus „Auseinandersetzen"). Die ausbleibende Kommunikation in den bisherigen Modi wird durch eine ausgeprägte Hypertrophie im Modus „Binden/Lösen" kompensiert. Hierbei überwiegt das „passive Gebundensein" (enge Bindung an den Lebensraum, symbiotische Beziehungen zu Mutter und Ehemann, enge Bindung an Ordnungsstrukturen). Die Kommunikationsweisen zeigen wenig Fluktuation, Oszillation oder Flexibilität. Es überwiegt die dem Zwang eigentümliche Starrheit und Rigidität. Kommunikatives Bewältigen ist nicht möglich, weil „erschließende Kommunikation" fehlt und Auseinandersetzungen vermieden werden. Ängste und Konflikte bleiben deshalb ebenso unbewältigt wie die „Krankheit" selbst in ihrem langen Verlauf und in den vielgestaltigen Syndromwandlungen.

Die folgende Übersicht faßt die psychischen und somatischen Symptombildungen im Verlauf der Lebensgeschichte zusammen:

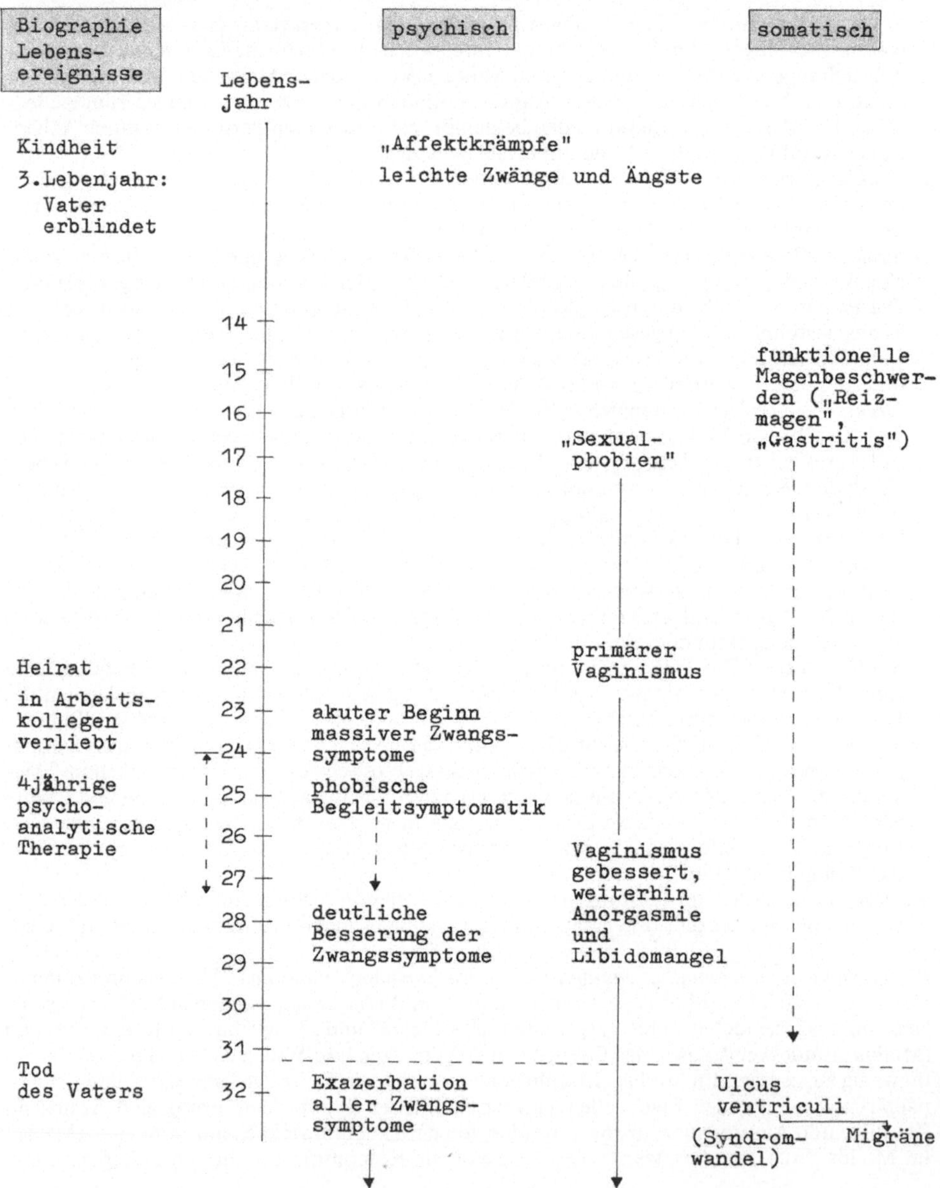

Dieses ausführliche Fallbeispiel wirft eine Fülle grundlegender Fragen auf:

- Welche ätiologische und psychodynamische Bedeutung haben die Primärbeziehungen („symbiotische" und sehr ambivalente Beziehung zur Mutter, konflikthafte Beziehung zum Vater) sowie die Erblindung des Vaters für die Zwangssymptomatik?
- Wie ist das Krankheitsbild im Gesamtverlauf nosologisch einzuordnen? Handelt es sich um eine Zwangsneurose? Wenn ja: gelten für die beträchtlichen psychosomatischen Symptombildungen (funktionelle Magenbeschwerden, Ulcus ventriculi, Migräne, Vaginismus) dieselben psychodynamischen Zusammenhänge?
- Welche Bedeutung haben Lebensereignisse („life events") bei der Krankheitsentstehung (hier: Erblindung des Vaters, Trennung vom Elternhaus durch die Lehre, Heirat, heimliche Verliebtheit, Tod des Vaters)?
- Inwieweit entstehen aus „funktionellen Syndromen" (hier: 15 Jahre lang funktionelle Magenbeschwerden) schließlich psychosomatische Krankheiten mit Organläsion (hier: Ulcus ventriculi)?
- Welche Erfolgsaussichten haben psychoanalytische Behandlungen bei dieser Patientin?
- Lag bei der Patientin eine „zwanghafte Persönlichkeitsstörung" vor? Wenn ja: wie ist der Zusammenhang von „Zwangsstruktur" (zwanghafte Persönlichkeitsstörung, Zwangscharakter) und manifester Zwangssymptomatik (Zwangssyndrom, Zwangsneurose)?
- Ist das Auftreten von erstmaligen Migräneanfällen nach dem Abheilen des Ulcus ventriculi als Syndromwandel zu bewerten? Wenn ja: wie ließe sich dieser erklären oder verstehen?
- Legen wir eine Krankheitsauffassung zugrunde, die die menschliche Kommunikation in den Mittelpunkt rückt, welchen Stellenwert haben dann zwischenmenschliche Beziehungen (Intersubjektivität) für den Krankheitsprozeß oder den therapeutischen Heilungsprozeß?
- Wenn seelische Erlebnisse (hier: Heirat, heimliche Verliebtheit, Tod des Vaters) zu körperlichen Symptomen führen oder diese „mitbedingen" – wie ist dann dieser „geheimnisvolle Sprung von der Seele in den Körper" (S. Freud, Deutsch 1925) zu erklären und welche wissenschaftstheoretische Probleme ergeben sich hieraus für die Psychosomatik (Leib-Seele-Problem)?

Einige dieser Grundfragen sind durch die psychosomatische Medizin weltweit nicht gelöst oder befriedigend beantwortet und sind Anlaß zu weiterer Forschung. Diese Grundfragen werden gleichwohl durch die Thematik der vorliegenden Untersuchung berührt – wenn auch sicherlich nicht gelöst. Ein bescheidenes Teilziel wird darin liegen, aus der empirischen Erfahrung heraus einen phänomenologischen Beitrag zu liefern, mit welchen psychosomatischen Krankheiten Zwangsphänomene verbunden sein können. Wie der innere Zusammenhang von Zwang und psychosomatischer Symptombildung bisher in jahrzehntelanger Forschung beurteilt wurde, soll in einem ersten Schritt dargestellt werden.

# 2 Definition, Klassifikation, Nosologie und methodische Probleme

## 2.1 Zur Definition von Zwang

Die ersten wissenschaftlichen Definitionen der Zwangsphänomene sind mehr als 100 Jahre alt und zeugen von großer psychopathologischer „Weitsicht", da die enthaltenen Beschreibungen auch heute noch weitgehend „gültig" sind. Sie stammen von Krafft-Ebing (1867), Griesinger (1868) und Westphal (1877). Während Krafft-Ebing von einem „objektiven Zwang" sprach und einen weiten Zwangsbegriff faßte, unter dem er auch Ängste oder Phobien verstand, betonte Griesinger das subjektive Erleben des Zwangs. Die Definition von Zwang durch Westphal darf als jene hervorgehoben werden, die im folgenden Jahrhundert die größte Rezeption im psychopathologischen und neurosenpsychologischen Schrifttum gefunden hat. Sie hat folgenden Wortlaut:

> Unter Zwangsvorstellungen verstehe ich solche, welche, bei übrigens intacter Intelligenz und ohne durch einen Gefühls- oder affectartigen Zustand bedingt zu sein, gegen und wider den Willen des betreffenden Menschen in den Vordergrund des Bewußtseins treten, sich nicht verscheuchen lassen, den normalen Ablauf der Vorstellungen hindern und durchkreuzen, welche der Befallene stets als abnorm, ihm fremdartige anerkennt und denen er mit seinem gesunden Bewußtsein gegenübersteht... Sie sind sich des unsinnigen und albernen dieser Vorstellung vollkommen bewußt, glauben nicht an den Inhalt derselben; aber diese kommen und kommen täglich, stündlich, begleiten alles Denken und lassen sich trotz aller Willensanstrengung nicht zurückweisen (Westphal 1877, S. 669).

Stellen wir dieser Erstbeschreibung jene zeitgenössische des DSM-III (1984, S. 246) gegenüber:

> Zwangsgedanken sind rezidivierende, anhaltende Ideen, Gedanken, Vorstellungen oder Impulse, die ich-dyston sind, d. h. sie werden nicht als freiwillig produziert erlebt, sondern als Einfälle, die in das Bewußtsein eindringen und als sinnlos oder störend empfunden werden. Es werden Versuche unternommen, sie zu ignorieren oder sie zu unterdrücken.

Beiden Definitionen ist gemeinsam, daß sie den Widerstreit zweier Tendenzen, Kräfte oder Instanzen beschreiben (Vorstellung oder Impuls versus Bewußtsein oder Willen) und das subjektive Erlebnis des Zwangs (im Gegensatz zu Freiheit oder Freisein) sowie das „Fremdartige" (Ich-dyston im DSM-III) betonen.

Das Gefühl des subjektiven Zwanges und anfänglich das Widerstehen-Wollen sind auch Merkmale der Zwangshandlungen, die vom Betroffenen vordergründig manchmal als zweckmäßig oder angebracht (Rationalisierung!) dargestellt werden (besonders bei Ordnungs- und Kontrollzwängen, die ja auch bei Gesunden relativ weit verbreitet sind). Das DSM-III definiert Zwangshandlungen wie folgt (1984, S. 246):

> Zwangshandlungen sind anscheinend zweckmäßige, wiederkehrende Verhaltensweisen, die nach bestimmten Regeln oder in stereotyper Form ausgeführt werden. Das Verhalten hat nicht per se einen Sinn, sondern ist dazu bestimmt, ein bestimmtes Ereignis oder eine Situation hervorzurufen oder zu verhindern. Jedoch ist die Tätigkeit nicht in realistischer Weise mit dem verbunden, was herbeigeführt oder verhütet werden soll, oder sie ist eindeutig übertrieben. Die Handlung wird mit einem Gefühl des subjektiven Zwangs durchgeführt, gepaart mit dem Wunsch zu widerstehen (mindestens anfänglich). Der Betroffene erkennt im allgemeinen die Sinnlosigkeit seines Verhaltens ... und hat keine Freude an der Ausübung der Tätigkeit, obgleich sie zu einer Spannungsminderung führt.

Zwischen den Definitionen des DSM-III und jener von Westphal aus dem Jahre 1877 liegt eine lebhafte Diskussion zur Definition des Zwanges und seiner Abgrenzung vom Wahn einerseits und seiner Beziehung zu affektiven Störungen andererseits. Das Postulat von Westphal, Zwang sei nicht „durch einen Gefühls- oder affectartigen Zustand bedingt", erfuhr viele Revisionen – noch vor der Jahrhundertwende durch S. Freud. Die Bedeutung des Zusammenhanges von Zwang zu affektiven Störungen hat in der neueren Entwicklung der biologischen Psychiatrie eine weitere Renaissance gefunden, wenn auch in anderer Gestalt als bei Freud.

In der psychiatrischen Entwicklungsgeschichte von Westphal zum DSM-III erscheinen besonders die Arbeiten von Bumke (1906) und Schneider (1950) erwähnenswert (jene von Jaspers und Rümke 1967). Bumke betonte das Merkmal, daß Zwangsvorstellungen „unter dem subjektiven Gefühl des Zwangs in das Bewußtsein treten" und gab damit der von Westphal (1877) und Griesinger (1868/69) vertretenen Auffassung die Präferenz. In der Mitte des 20. Jahrhunderts nahm im deutschen Sprachraum die Psychopathologie von Schneider neben jener von Jaspers (s. unten) großen Einfluß auf die Zwangsforschung. Er definierte Zwang wie folgt:

> Zwang ist, wenn jemand Bewußtseinsinhalte nicht loswerden kann, obschon er sie gleichzeitig als inhaltlich unsinnig oder wenigstens als ohne Grund beherrschend und beharrend beurteilt ... (S. 32).

und:

> Zwang gibt es überall da, wo (mehr oder weniger) ein Lenkbewußtsein besteht, also nicht nur beim Denken, sondern auch auf dem Gebiet des Strebens (der Triebe) und der Gefühle. Niemals kommt Zwang von außen ... Von einwandfreiem Zwangsdenken soll man nur dann sprechen, wenn ein Gedanke nicht verdrängt werden kann, obschon er gleichzeitig als inhaltlich unsinnig oder wenigstens als ohne Grund beherrschend und beharrend beurteilt wird ... Allerdings wachsen die ausgeprägten Zwänge stets auf selbstunsicheren, ängstlichen, übergewissenhaften Persönlichkeiten und sind keine Anzeichen einer Psychose (Schneider 1950, S. 113–114).

Die Zwangsdefinition von Schneider bezieht also explizit das Trieb- und Gefühlsleben mit ein, grenzt den Zwang deutlich von den Psychosen ab und betont die Bedeutung von Selbstunsicherheit und Angst bei der Entstehung von Zwangsphänomenen. Durch diese Auffassung liegen „Brückenschläge" zur psychoanalytischen Konzeption vom Zwang nahe.

Noch vor der Jahrhundertwende kamen durch S. Freud entscheidende neue Einsichten zur Psychodynamik und den Entstehungsbedingungen des Zwangs (genetischer Aspekt) hinzu. In der Arbeit *Die Abwehr-Neuropsychosen* aus dem Jahre 1894 beschreibt er das Zwangsphänomen (Symptom) als Kompromiß zwischen pathogenem Triebimpuls und Abwehrmanövern des Ichs, wobei es zu einer Trennung von Vorstellung und Affekt käme (später in der „Isolierung" als Hauptabwehrmechanismus der Zwangsneurose). In der Psychoanalyse Freuds wird das von Westphal bereits aufgespürte „gegen und wider den Willen" im Schlüsselbegriff der Psychodynamik – dem des *Konflikts* – verankert und ist es bis heute geblieben. Mit der Entwicklung der psychoanalytischen Theoriebildung wurde die Zwangsneurose in den Arbeiten S. Freuds (1898, 1908, 1909, 1912/13, 1913, 1915, 1923, 1926) zunehmend in ihrer Dynamik transparenter. Er entdeckte die pathogenen Triebimpulse ebenso wie ihre konflikterzeugende Gegenkraft in der moralischen und idealbildenden Struktur (Über-Ich) und die Bewältigungsversuche der Ich-Instanz (Abwehrmechanismen), deren Mißlingen bzw. Scheitern in der zwangsneurotischen Symptombildung offenkundig wird. Als Hauptkonflikte ergaben sich in der psychoanalytischen Erforschung der Zwangsneurose Triebkonflikte (z. B. Liebe/Haß), Strukturkonflikte (Es-Wünsche geraten in Konflikt mit Über-Ich-Forderungen) und Konflikte zwischen Autonomiestreben und Abhängigkeitserleben sowie zwischen Selbstsicherheit und Selbstzweifel. Da die Zwangsneurose und deren Psychodynamik aus psychoanalytischer Sicht nicht das Hauptthema der vorliegenden Untersuchung ausmacht, sei nur kurz auf die entscheidenden Weiterentwicklungen zur Genese und Therapie der Zwangsneurose hingewiesen.

 - Bereits zu Lebzeiten S. Freuds wurde durch dessen Mitarbeiter die Psychodynamik der Zwangsneurose aus psychoanalytischer Sicht weiter differenziert. Alexander (1927), Greenacre (1923) und Fenichel (1931, zit. 1982) vertieften die Einsichten in den „klassischen" zwangsneurotischen Konflikt zwischen moralischer Struktur (strenges und „sadistisches" Über-Ich) und abgelehnten Triebwünschen (Es-Impulse). Die grundlegende Antinomie „Trieb gegen Moral" (Konflikt zwischen Es- und Über-Ich) ließ sich bei der Zwangsneurose besonders gut psychodynamisch aufweisen. Federn (1933, 1940) und Glover (1935) beschäftigten sich bevorzugt mit den Abwehrvorgängen. Beide bringen die große Abwehrleistung im Zwang zum Ausdruck. Die Abwehr sei – paradox anmutend – einerseits stark und starr wie ein Bollwerk (vgl. *Die vier Frontgesetze der Zwangsneurose* nach Federn 1933) andererseits elastisch wie eine Gummiwand. Die Zwangsneurose wurde deshalb von Glover (1935) als die „elastischste aller Neurosen" bezeichnet. Bergler (1936) betonte schon frühzeitig die Bedeutung eines möglichen „narzißtischen Lustgewinns" im Zwang – eine Sichtweise, die Jahrzehnte später mit dem Aufschwung der Narzißmustheorie eine Renaissance erlebte. Grinberg (1966) ging vom Selbstgefühl (Selbstunsicherheit) der Zwangskranken aus und wies die Zusammenhänge mit der Depersonalisation auf. Göppert (1960a) aus anthropologischer und Meyer (1968) aus psychiatrischer Sicht erkannten in der Depersonalisation ebenfalls eine dem Zwang psychopathologisch verwandte Störung (Struktur der Ich-Außenwelt-Beziehung). Nacht (1966), Salzmann (1968), Willner (1968), König (1981) und Lang (1985) legten ausführliche Studien vor, die den psychodynamischen Zusammenhang von Zwang, Angst und Phobie verdeutlichen. Gemeinsamkeiten in den Abwehrkonstellationen und im Interaktionsverhalten sowie fließende Übergänge zwischen Zwang und Phobie auf der Symptomebene lassen die enge Verwandtschaft der beiden neurotischen Störungen vermuten. Die genannten psychoanalytischen Arbeiten kommen zu ähnlichen Ergebnissen wie v. Gebsattel (1954, 1959) bei der „anankastischen Phobie" sowie Janzarik (1965) und Petrilowitsch (1964), die von einem strukturpathologischen bzw. strukturdynamischen Zusammenhang von Angst und Zwang ausgehen. Sehr zahlreich sind die psychoanalytischen Beiträge zur analytischen Therapie von Zwangsneurosen. Hier sei besonders auf die Arbeiten von Morgenthaler (1966), Thomä (1972), Benedetti (1972, 1978), Quint (1974, 1976, 1982, 1984), Amitai (1977) und Lang (1985, 1986) hingewiesen, die Therapieerfolge psychoanalytischer Behandlungen bei Zwangsneurosen darlegen und wertvolle „behandlungstechnische" Hinweise geben.

Auf die strukturellen und psychodynamischen Zusammenhänge von Zwangs-*neurose* und psychosomatischen Krankheiten mit Zwangssymptomatik wird in den folgenden Kapiteln immer wieder eingegangen werden, auf eine systematische Darstellung der psychoanalytischen Interpretation der Zwangsphänomene muß im Rahmen dieser Arbeit verzichtet werden (Übersichten finden sich bei A. Freud 1966; Rado 1974; Benedetti 1978; Quint 1976; Nemiah 1980; Hoffmann 1983 a,b,1986).

Neben der psychiatrisch-psychopathologischen Forschungsrichtung und der Psychoanalyse hat sich insbesondere auch die anthropologisch-phänomenologisch orientierte Psychiatrie und Psychotherapie um eine Definition und Erklärung der Zwangsphänomene bemüht und fruchtbare Beiträge geliefert. In dieser Richtung wird nicht das Phänomen des Zwanges in abstracto untersucht, sondern *wie* der Zwangskranke in der Welt steht und lebt, d. h. die Art und Weise seines In-der-Welt-Seins (vgl. Rümke 1967, S. 84). Von diesen Zugangs- und Verständnismöglichkeiten des Zwanges wurden im Jahre 1938 zwei grundlegende Arbeiten publiziert. Sie stammen von den miteinander befreundeten v. Gebsattel und Straus. Bezeichnenderweise trägt die Arbeit v. Gebsattels den Titel *Die Welt des Zwangskranken*. Seine Welt sei eine magische Gegenwelt mit gestaltwidrigen Potenzen und feindlichen Mächten (Bedrohung, Abstoßung, destruktive Tendenzen, Grauen, Entsetzen, aber auch das Häßliche, Unreine, Unkeusche, Ekelhafte – weshalb sich ja gerade Zwangsneurotiker viel mit Fäkalien und Exkrementen, Schmutz und Gift gedanklich-magisch beschäftigen). Die Grundstörung des Zwangskranken liege in einer Werdenshemmung und in einem pathologisch abgewandelten Verhältnis zur Zeit.

Zwangskranke fühlen sich „immer unter Zeitdruck", haben das Gefühl, ihnen gehe Zeit verloren oder die Zeit bleibe stehen. Mit ihren bizarren Ritualen verlieren sie viel Zeit, verfolgen damit aber nicht selten paradoxerweise das Ziel, Zeit zu gewinnen.

In der phänomenologisch-anthropologischen Richtung wird dem Zeiterleben große Bedeutung im Verständnis des Zwanges beigemessen (vgl. Straus 1938; v. Gebsattel 1938, 1959; Lopez-Ibor 1956; Wendt 1964; Walter 1955; Göppert 1960a, b, 1964; Müller-Eckard 1979; Wyss 1973; Csef 1985a).

Die Themen, mit denen sich der Zwangskranke auseinandersetzt, betreffen in besonderer Weise die Zeitlichkeit des Menschseins: Vergänglichkeit und Tod (die Inhalte der Zwangsgedanken sind häufig Tötungsimpulse, Unfälle oder „todbringende Ereignisse", Friedhöfe, Leichen, Gräber usw.), Veränderung (Wandlung) versus Beharrung, Entstehen und Vergehen, im lebensgeschichtlichen Zusammenhang das Haften an der Vergangenheit und der Verlust von Zukunftsperspektiven, der Wunsch, „die persönliche Geschichte umzuwenden" (Straus 1938) oder Geschehenes rückgängig zu machen (ist dem psychoanalytisch für die Zwangsneurose typischen Abwehrmechanismus des „Ungeschehenmachens" sehr verwandt); Gefühle wie Angst und Schuld oder humane Werte wie Verantwortung und Gewissen habe ihre Wurzeln ebenfalls in der Zeitlichkeit oder dem „Sichzeitigen" (Heidegger).

In der daseinsanalytischen Psychotherapie, die wesentlich auf der Existenzialontologie Heideggers aufbaut, wird Angst und Schuld in der Auslegung der Zwangsneurose eine zentrale Bedeutung beigemessen (Boss 1962, Condrau 1976). Dies gilt jedoch in der Daseinsanalyse nicht „spezifisch" für den Zwang, sondern für alle Neurosen. Seine gravierendste Kommunikationseinschränkung entfaltet er nach Condrau in der Mitmenschlichkeit („Mitsein"), phänomenologisch-anthropologisch ausgedrückt in der Intersubjektivität. „Der Zwangsneurotiker ist einem System verfallen, das ihn vor den Ansprüchen echter Menschlichkeit schützen soll" (Condrau 1974, S. 300).

Ein weiterer Grundzug des Zwangs erschließt sich in der Freiheit, die ihm polar entgegengesetzt ist. Die Zwangsphänomene bedingen eine Einschränkung der Freiheit (vgl. einleitendes Motto von v. Gebsattel). Das Nichtfreisein prägt sowohl das Selbstsein als auch das In-Beziehung-Sein des Zwangskranken (Hicklin 1982, 1984). Folglich ist der Zwangsneurotiker nach Condrau (1974, S. 303) „ein Mensch, der in seinem Selbstsein-Können geschwächt und wehrlos ist, weil er in einem bestimmten Weltbezug aufgeht, von diesem überschwemmt wird, ohne über ihn frei verfügen zu können". Sein Sicherungssystem wird zum „lebenserfüllenden Selbstzweck", der alle Möglichkeiten des Existierenkönnens einengt.

Ein wesentlicher neuer Beitrag hierzu erfolgt durch den Entwurf der anthropologisch-integrativen Psychotherapie von Wyss, der für Zwangskranke insbesondere den Zusammenhang räumlicher und zeitlicher Strukturen zueinander in charakteristischen Merkmalen aufwies. Nach Wyss (1973, S. 479 ff.) ist das Kernsymptom des Zwanges – der Zweifel – immer auf mögliche Veränderung (Zeitlichkeit!) bezogen, d. h. es wird entweder gefürchtet, daß eine bestimmte Veränderung eintreten könnte oder es wird gezweifelt und kontrolliert, ob eine eingetretene Veränderung (Handlung) überhaupt vollzogen wurde. Faktisch sei das Dasein des Zwangskranken durch „stillstehende räumliche Konfigurationen" beherrscht (Erstarrung, ausbleibende Veränderung, Werdensstillstand bei v. Gebsattel), er sei „Gefangener des Raumes" und werde von der Angst beherrscht, den Zugang zur verändernden Zeit zu verlieren, die mit der Veränderung „alles ermöglicht" (Wyss 1973, S. 482).

Die Darstellung des Zeiterlebens von Zwangskranken soll deutlich machen, wie in der phänomenologisch-anthropologischen Forschung die Art und Weise des In-der-Welt-Seins, die Daseins- und Existenzweisen (Binswanger 1944) oder die Kommunikationsweisen (Modi) und Kommunikationsstrukturen (Wyss) zum diagnostischen Kriterium werden. Der phänomenologisch-anthropologische Forscher kommt zur Definition der Zwangsphänomene, indem er fragt: Wie lebt dieser Mensch in der Welt? In welcher Art und Weise des In-der-Welt-Seins existiert er? oder – um mit Wyss zu sprechen – Wie kommuniziert er und welche Strukturen kennzeichnen seine Kommunikation?

Psychiater wie Rümke oder Jaspers waren – trotz aller Kritik – dieser Sicht- und Verstehensweise sehr aufgeschlossen und nahe. Rümke erhoffte sich von einer „feineren Phänomenologie des Zwanges" Fortschritte für die Diagnostik und das psychopathologische Verständnis: „Der Zwang ist nicht das Wichtigste des ‚gezwungenen' In-der-Welt-seins, das Wichtigste und das Entscheidende für Diagnostik und Prognostik ist vielmehr die Art und Weise des In-der-Welt-seins" (Rümke 1967, S. 95).

Eine ähnliche Denkweise pflegte Jaspers, dessen Phänomenologie des Zwangs sehr an jene von v. Gebsattel erinnert:

> Den Zwangskranken scheint in der Enge ihres sie bezwingenden magisch-sinnhaften Tuns die Welt mit allen ihren Gehalten bei gesunden Sinnen verlorenzugehen ... Die Welt des Zwangskranken hat also zwei Grundcharaktere. Sie ist die Verwandlung von allem in Bedrohung, Schrecken, Gestaltlosigkeit, Unreinheit, Verwesung und Tod. Sie ist dieses aber nur durch einen magischen Sinn, der der negativ werdende Gehalt des Zwangsphänomens als solchem ist: eine bezwingende, wenn auch als absurd begriffene Magie (Jaspers‚ zit. nach Hoffmann 1983 a, S. 229).

In einem neueren Ansatz einer „interaktionalen Psychopathologie" von Glatzel (1978, 1981) wird das Zwangsphänomen psychopathologisch aus der Interpretation von Interaktion, Situation und kommunikativer Erfahrung bestimmt. Hier wird von der Frage ausgegangen, wie der Zwangskranke dem anderen begegnet und wie sein Partnerbezug phänomenologisch erscheint. Diese Sichtweise ist der anthropologischen Konzeption von Wyss, die sich am „Wie" der Kommunikation orientiert (Strukturen und Modi der Kommunikation) verwandt. Wesentlich erscheint im interaktionalen Ansatz, ob die Beziehung zwischen dem einen und dem anderen in Frage gestellt ist, inwieweit eine gemeinsame Basis der Interaktion besteht und situationsangemessen über ein gemeinsames Thema kommuniziert wird. So wird in einer „Phänomenologie der Intersubjektivität" (vgl. Kisker 1969; Glatzel 1978, 1981; Wyss 1973, 1980) die Kommunikationsstörung des Zwangskranken evident:

> Gerade diese intensive Partnerbezogenheit vermißt man im Umgang mit dem Ananka-sten. Die Zwangsphänomene ... drehen den Zwanghaften heraus aus der Beziehung, gefährden die Interaktion und sprengen das Interaktionsbündnis schließlich. Befragt nach dem Warum seines Tuns antwortet der mit dem Zwang Behaftete zum einen mit dem Hinweis auf die unerträgliche Spannung, die aufbreche, wenn er seinem Zwang nicht folgte; zum anderen aber tritt er sofort der Feststellung des anderen bei, sein Handeln sei doch ohne jeden Sinn und auf kein vernünftiges Ziel gerichtet ... In jedem Falle macht er keine Anstalten, sein erzwungenes Handeln oder Denken in die jeweils aktuelle Beziehung zu integrieren. So wie er selber den Impuls als Fremdkörper empfindet, so strebt er auch danach, ihn aus der Interaktion herauszuhalten ... Der Zwanghafte ist dort, wo er seinem Zwang folgt, in seinem Verhalten nicht auf den Interaktionspartner bezogen. In den Augen des anderen orientiert er sich an einer fiktiven normensetzenden Instanz, die von der gemeinsamen Situationsdefinition erfaßt wird, und über die auch der Leidende keine Angaben zu machen imstande ist (Glatzel 1981, S. 158).

Eben diese fehlende Partnerbezogenheit, die ungenügende Bereitschaft zur Integration in die Beziehung (vgl. S. Freud, der das „Isolieren" als den charakteristischen Abwehrmechanismus des Zwangsneurotikers ansah) und dieses „Heraushalten" befremden den Beziehungspartner. Dieses Rätselhafte und Andersartige des Kommunizierens erweckt schließlich auch beim Arzt den „psychiatrischen Affekt der Verwunderung" (v. Gebsattel 1938), wenn er sich auf die Erlebniswelt und den Kommunikationsstil des Zwangskranken einläßt. Den Verlust des Partnerschaftlichen hatte auch Tellenbach (1963) im Auge, der das „Selbstverhältnis" und „Weltverhältnis" des Zwangskranken als ein Nicht-Partner-sein-Können unter Verlust von „Spielraum" und Freiheit (vgl. v. Gebsattel) apostrophierte: „Auf dem Höhepunkt der Störung verliert der Zwangskranke als letzte der möglichen Partnerschaften die Partnerschaft mit sich selbst" (Tellenbach 1963, S. 137).

## 2.2 Phänomenologie des Zwanges und klinische Erscheinungsbilder

Phänomenologisch-deskriptive Darstellungen von Zwangserscheinungen waren in den Anfängen der Zwangsforschung wesentlich gründlicher und umfangreicher als in der Neuzeit. Heute überwiegen empirisch-statistische Arbeiten, in denen der Forschungsgegenstand selbst gar nicht mehr beschrieben wird. so daß Rasmussen u. Tsuang (1986, S. 317) zurecht von einem „Mangel an phänomenologischen Studien" gesprochen haben. Eine der ersten ausführlichen Beschreibungen der Zwangsphänomenologie findet sich bei Freud (1909) in der Analyse des „Rattenmannes". Als überragende „Monolithen" psychopathologischer Darstellung des Zwanges dürfen die ausführlichen und feinsinnigen Krankengeschichten von Straus (1938) und v. Gebsattel (1938, 1959) gelten.

Die Unterscheidung der Zwangsphänomene in Zwangsgedanken (englisch: „obsessions") und Zwangshandlungen (englisch: „compulsions") ist weltweit anerkannt. Rachman u. Hodgson (1980) unterschieden aufgrund von Clusteranalysen z. B. „checkers" (Kontrollzwänge als Leitsymptom), „cleaners" (Waschzwang), „ruminators" (Zweifler) oder „primary obsessional slowness" (zwanghafte Verlangsamung, Hemmung). Bei den Zwangsgedanken differenzierten Akhtar et al. (1975) 6 Untergruppen: „obsessive doubt" (zwanghaftes Zweifeln), „obsessive thinking" (Zwangsgedanken), „obsessive impulse" (Zwangsimpulse), „obsessive fear" (Zwangsbefürchtung), „obsessive image" (Zwangsbilder) und „miscellaneous forms" (verschiedene Formen). Zwangsbilder werden in der Literatur relativ selten beschrieben, obwohl S. Freud bereits 1916 diesem Zwangsphänomen eine eigene Arbeit gewidmet hatte. Stern u. Cobb (1978) untersuchten die Phänomenologie der Zwangsrituale und geben „cleaning" (Waschzwang), „avoiding" (Zwänge als Vermeidungsritual), „repeating" (Wiederholungszwang) und „checking" (Kontrollzwang) als die 4 dominanten Formen an (vgl. auch Dowson 1977, der zu ähnlichen Ergebnissen kam). Das DSM-III (1984, S. 246) betont die Relevanz folgender klinischer Erscheinungsbilder des Zwanges:

Die häufigsten Zwangsgedanken sind wiederkehrende Vorstellungen von Gewalttätigkeiten (z. B. sein Kind zu töten), Verschmutzung (z. B. sich beim Händeschütteln zu infizieren) und Zweifel (z. B. dauerndes Grübeln, ob man dies oder jenes getan habe, etwa jemanden bei einem Verkehrsunfall verletzt habe). Die häufigsten Zwangshandlungen betreffen Händewaschen, Zählen, Kontrollieren und Berühren.

Der Zweifel wird von vielen Zwangsforschern nicht als „Symptom" sondern als das zentrale innere Strukturmerkmal angesehen, das den meisten Zwangssymptomen zugrundeliegt (vgl. S. Freud 1909; Stekel 1927; v. Gebsattel 1938; Lopez-Ibor 1956; Wyss 1973; Lang 1985). In der phänomenologisch-deskriptiven Psychopathologie spielt die Abgrenzung von Zwang und Wahn eine große Rolle und ist sowohl für die Differentialdiagnose als auch den psychopathologischen Zusammenhang von Zwang und Schizophrenie von großer Bedeutung (Schneider 1925; Müller 1953; Rosen 1957; Stengel 1959; Eggers 1968; Feer 1973; Rümke 1967; Lang 1981, 1985; Golling u. Schmauss 1985; Fenton u. Glashan 1986). Eine ähnliche differentialdiagnostische Fragestellung ergibt sich, wenn eine „krankhafte Eifersucht" das zentrale Zwangssymptom darstellt und es von einem Eifersuchtswahn oder einer Eifersuchtsparanoia abgegrenzt werden muß (vgl. Dietrich 1966; Docherty u. Ellis 1976; Cobb u. Marks 1979).

In der kürzlich von Knölker (1984) vorgelegten Untersuchung an 52 zwangskranken Kindern und Jugendlichen ergab sich folgende Phänomenologie:

*bei den Zwangshandlungen:* 69 % Zwangsrituale, 54 % Waschzwang, 52 % Kontrollzwang, 52 % Wiederholungszwang, 46 % Ordnungszwang, 23 % Rückversicherungszwang, 19 % Berührungszwang, 19 % Zählzwang, 15 % zwanghaftes Überschreiben, 10 % Sammelzwang;

*bei den Zwangsgedanken:* 77 % Zwangsbefürchtungen, 52 % Zwangsvorstellungen, 48 % umschriebene Zwangsgedanken, 23 % Zwangsgelübde, 13 % Zwangsfluchen und -schimpfen (nach Knölker 1984, S. 9).

Die Phänomenologie des Zwanges ist nicht losgelöst von der Angst zu verstehen. Jeder Zwangskranke leidet auch unter vielgestaltigen Ängsten. Zwang und Angst stehen in einem engen psychodynamischen und psychopathologischen Zusammenhang (vgl. Janzarik 1965; Petrilowitsch 1964; Nacht 1966; Salzman 1968; Willner 1968; König 1981; Lang 1985). Im DSM-III kommt dies darin zum Ausdruck, daß die Zwangsneurose unter den Angstsyndromen eingeordnet wurde. Die Grenzen zwischen Zwangsbefürchtung einerseits und Angst bzw. Phobie andererseits sind fließend. Die meisten Zwangsrituale (z. B. Wasch- oder Kontrollzwang) haben einen angstreduzierenden Effekt. Der Versuch, das Ritual zu unterdrücken oder eine äußere Verunmöglichung des Rituals wirken angsterzeugend. Die Phänomenologie der Ängste stellt also einen weiteren Zugang zum Verständnis des Zwangs dar.

Knölker (1984, S. 15) fand in seiner Untersuchung folgende Häufigkeit der Angstsymptome: 96 % allgemeine Ängstlichkeit, 79 % Sozialängste, 67 % Reifungs- und Sexualängste, 56 % Todesangst, 50 % Trennungsängste, 48 % Dunkelangst, 44 % Angst vor Krankheiten, 42 % Bestrafungsängste, 36 % religiöse Ängste und 29 % Veränderungsangst.

Ein Zwangsphänomen soll im folgenden besonders hervorgehoben werden, dem nach der Meinung des Verfassers in Studien zur Phänomenologie des Zwangs viel zu wenig Beachtung geschenkt wird und das gerade für das Thema „Zwang und Psychosomatik" sehr aufschlußreich erscheint, weil es die Dimension des Leibes betrifft. Es wird von Zwangssymptomen die Rede sein, die eine Sonderstellung zwischen Zwangsritualen und Zwangshandlungen haben, weil sich das Symptom ganz im Leiblichen vollzieht. Sie sollen im folgenden „leibhafte Zwangsphänomene" genannt werden.

Einige Beispiele solcher Phänomene, die bei den in Kap. 4 vorgestellten Patienten beobachtet wurden, mögen dies veranschaulichen: ein Mann mit Schreibkrampf und vielen Zwangssymptomen berichtete, daß er sich häufig ganz automatisch und stereotyp mit der Zunge ganz fest gegen den Gaumen drücken müsse oder daß er mehrmals nacheinander ganz fest den Schließmuskel seines Afters zusammenkneifen müsse. Dies geschehe schon „fast wie von selbst" in Situationen innerer Spannung oder wenn er von Zwangsgedanken geplagt werde. Die beiden körperlichen Vorgänge hätten die Funktion, etwas Schlimmes oder Gefürchtetes magisch abzuwenden – „damit nichts passiert". Der Leib ist also organisch in das Zwangsgeschehen eingebaut. Er ist magisch-symbolisches Ausdrucksorgan, „Instrument" und „Ort" des Handelns. Im Unterschied zu anderen Zwangshandlungen (z. B. Papierfetzen aufheben müssen, Türen kontrollieren etc.) spielt sich alles „innen im Leiblichen" ab.

Ein weiterer Zwangskranker erzählt von einem – wie er es nannte – „Bauchdeckenschnalzen" und vielen motorischen Erscheinungen, die er als ein „Rukken und Zucken" bezeichnete und die nicht selten mit stereotyp und zwanghaft begleitenden Lautäußerungen verbunden waren. Die Körperbewegungen erschienen nach außen als Kopfnicken, Schulternheben, ticartiges Augenzwinkern oder als abrupte Bewegungen des Körpers. Diese Zwangsphänomene tauchten immer in Situationen innerer Unruhe und „unbestimmter Angst", Spannung oder Unsicherheit auf. Eine junge Frau mit einem Schiefhals (Torticollis spasticus) teilte mit, daß es bei der Begegnung mit ihr attraktiv erscheinenden Männern dazu komme, daß es ihr zwanghaft „den Kopf herumreißt und dann ein inneres Kopfzittern folgt".

Die genannten „leibhaften Zwangserscheinungen" erinnern sicherlich an jene psychosomatischen Syndrome des Bewegungsapparates, die sehr häufig mit Zwangserscheinungen verbunden sind wie Schreibkrampf, Tic, Stottern, Torticollis spasticus oder das Gilles-de-la-Tourette-Syndrom (vgl. 3.2.9).

Bei psychogenen Eßstörungen wie der Anorexia nervosa und der Bulimie, die ebenfalls häufig von Zwangssymptomen begleitet werden, sind der innere Zwang und das Impulshafte jedoch der Eßstörung selbst immanent. In den bulimischen Formen werden die „Freßanfälle" oder „Heißhungerattacken" als „Eßzwang" erlebt und entsprechend terminologisch eingeordnet (vgl. 3.2.2). Bei der „restriktiven" Form der Anorexia nervosa wird das Abmagern zum Zwang, es ist ein „Zwang zum Nichtessen" bzw. „Zwang zum Hungern" (vgl. Ziolko 1985, S. 241). Der dem gestörten Eßverhalten „immanente Zwang" okkupiert die betroffenen Kranken ganz („präalimentäre Okkupation" nach Ziolko 1985): „Ich kann an gar nichts mehr anderes denken als an Essen und Erbrechen." Sowohl das Denken als auch das Handeln (gestörtes Eßverhalten) sind zwanghaft gestaltet und inhaltlich vom Essen „eingenommen". So ist bei den Eßstörungen ebenfalls der Leib in seinen oralen Bedürfnissen wie den damit verbundenen Konflikten zentral durch diesen „immanenten Zwang" betroffen. Seine Bedürfnisse (Essen) sind Inhalt zwanghaften Denkens, er ist Konfliktquelle, Ausdrucksorgan aber auch Opfer vielgestaltiger Manipulationen, die meist den Charakter zwanghafter Rituale haben (vgl. 3.2.1).

„Leibhafte Zwangsphänomene" tauchen häufig auch in phobisch oder hypochondrisch geprägten Symptomen auf, in denen der Leib von Angst und Sorge „besetzt" ist und zwanghaften Kontrollen unterworfen wird (z. B. Herzphobie, Kanzerophobie, Hypochondrie). Der Leib wird nicht mehr als „tragender Leib" (Zutt 1958) erlebt. In zwanghaft einbrechender Sorge und Befürchtung und ebenso zwanghaft durchgeführten Kontrollen (Selbstkontrollen ebenso wie x-mal wiederholte Untersuchungen bei Ärzten) wird das Mißverhältnis zur eigenen Leiblichkeit offenkundig. Ein 20jähriger Herzphobiker mit Zwangssymptomen aus der unten folgenden empirischen Untersuchung (Kap. 4) kontrollierte mehrmals täglich nicht nur seinen Puls und den Blutdruck mit einem selbstgekauften Gerät, sondern auch seinen Atem. Er fühlte sich „von der fixen Idee besessen" (Zitat des Patienten), „daß ich tot sein könnte, ohne es zu merken. – Ich habe Angst, das Atmen zu vergessen oder daß ich nachts im Schlaf einfach zu atmen aufhöre. Jeden Morgen ist mein erster Gedanke: ‚Atme ich noch? Bin ich noch am Leben?' Mein erster Gang ist dann zum Spiegel. Ich hauche ihn an, um zu sehen ob er beschlägt und mich damit zu vergewissern, daß ich noch atme und noch lebe". Anders als bei den üblichen Kontrollzwängen, bei denen Lichtschalter, Autotüren, Elektroherde oder ähnliches kontrolliert werden, hat hier das leibhafte Zwangsphänomen den Sinn, wegen der in der eigenen Leiblichkeit aufgebrochenen Unsicherheit, Angst und Sorge das „Funktionieren" vitaler Lebensvorgänge zu prüfen und sich zu vergewissern, daß der Leib „doch noch trägt". Auch hier ist der Zweifel das Kernsymptom des Zwangsphänomens. In Zweifel gezogen wird jedoch der eigene Leib selbst. Dieser Zusammenhang ist insbesondere für psychosomatische Symptombildungen von großer Bedeutung.

Daß eben auch der Leib selbst durch Zweifel und Zwang betroffen sein kann – hier besteht eine große psychopathologische Nähe zur Hypochondrie – und daß der Zwang überhaupt sehr „leibnah" ist, darauf haben Zwangsforscher seit Jahrzehnten immer wieder hingewiesen. Diesem Zusammenhang fühlt sich auch die vorliegende Arbeit verpflichtet, indem sie die Bedeutung des Zwangs bei psychosomatischen Krankheiten untersucht.

Bereits 1930 apostrophierte Bürger-Prinz, daß der Ursprung der Zwangserscheinungen in ᾽einer „leibnahen Schicht" liege. Schilder (1938, 1940) forschte nach dem „organischen Hintergrund" des Zwanges und Stutte (1960) nannte den Zwang ein „physiologisches Seinsphänomen". Nach Nissen (1971, S. 53) sind passagere Zwangsphänomene im Kindesalter als „instinktgebundene, entwicklungsbedingte oder phasenspezifische physiologische Verhaltensformen" aufzufassen. Mit Bezug auf Goldstein (1924), der Zwangsphänomene für „positive Symptome organischer Krankheiten" hielt, vermutete deshalb Rümke (1967, S. 87), „daß auch der psychische Zwang ein Primitivgeschehen im Sinne der Entfesselung ist. Das Beharren bei etwas, die Wiederholung liegt tief in uns".

Mit den beschriebenen Zwangsgedanken und Zwangshandlungen ist die klinische Erscheinungsform des Zwanges auf der Symptomebene erfaßt. In der Zwangsforschung hat neben dem Zwangssymptom die „Zwangsstruktur" große Bedeutung. Der Zusammenhang von „Zwangssymptom" und „Zwangsstruktur" ist Thema zahlreicher wissenschaftlicher Untersuchungen und nach Insel (1982) eine der zentralen Grundfragen der zeitgenössischen Zwangsforschung. Hier interessiert in erster Linie, inwieweit Zwangssymptome „auf dem Boden" einer Zwangsstruktur (zwanghafte Persönlichkeitsstörung) entstehen. Im psychoanalytischen Schrifttum werden für letztere die Termini „Zwangscharakter" und/oder „Analcharakter" bevorzugt.

Nach Hoffmann (1983 b, 1986) ist meistens der Zwangscharakter die „Persönlichkeitsbasis der Zwangsneurose". Es gebe aber beides, „eine von der Zwangsneurose unabhängige und eine von ihr abhängige Charakterbildung" (1983 b, S. 243). Die Dynamik des Zwangscharakters und der Zwangsneurose seien aus psychoanalytischer Sicht grundsätzlich gleich: die Triebimpulse und bevorzugten Abwehrmechanismen seien dieselben und die psychischen Substrukturen (Instanzen) haben die gleichen Merkmale (rigides Über-Ich, sthenisches und eingeschränktes Ich). Ingram (1961) und Rosenberg (1967) sprechen ebenfalls von einem „Kontinuum" (fließender Übergang von Zwangscharakter und Zwangssymptom), während z. B. Sandler u. Harzari (1960), Kline (1968) und Insel (1982) sowohl qualitative als auch quantitative Unterschiede postulieren. Im DSM-III (1984) werden in der Intention einer multiaxialen Beurteilung auf der Achse I die „klinischen Syndrome" (hier: Zwangssyndrom bzw. Zwangsneurose) und auf der Achse II die „Persönlichkeitsstörungen" (hier: zwanghafte Persönlichkeitsstörung, die weitgehend dem Zwangscharakter der Psychoanalyse entspricht) eingeordnet. Syndrom (Zwangssymptome) und Struktur (Persönlichkeitsstörung, Charakter) werden hier also unterschieden: „Beim Zwangssyndrom kommen definitionsgemäß Zwangsgedanken und Zwangshandlungen vor, die bei der Zwanghaften Persönlichkeitsstörung nicht bestehen" (DSM-III 1984, S. 340). Ein „Übergang" sei jedoch möglich: Unter den „Komplikationen" der „Zwanghaften Persönlichkeitsstörung" wird das Zwangssyndrom (Zwangsneurose) aufgeführt (S. 340).

Durch welche Merkmale sind „Zwangscharakter" und „zwanghafte Persönlichkeitsstörung" gekennzeichnet?

Die „klassische" Phänomenologie wurde von S. Freud in *Charakter und Analerotik* (1908) beschrieben. Dort werden Ordnungsliebe, Sparsamkeit und Eigensinn als die charakteristischen Merkmale des Analerotikers oder Zwangscharakters beschrieben, die als „anale Trias" in die Geschichte eingegangen sind. Die Charakterzüge im „phänomenalen Bild des Analcharakters" wurden nach Hoffmann (1983 b, S. 241) in der Weiterentwicklung der Psychoanalyse wesentlich erweitert: Beziehung zur Sauberkeit, zur Zeit, zum Besitz, zur Leistung, schließlich auch als „Selbstgenügsamkeit und emotionale Autarkie" und Einstellung zur Autorität.

Der Erfahrungsschatz der Psychoanalyse spiegelt sich weitgehend im DSM-III wider. Es nennt folgende „Diagnostische Kriterien der Zwanghaften Persönlichkeitsstörung" (DSM-III, 1984, S. 340 ff.):

1. eingeschränkte Fähigkeit, warme und zärtliche Gemütsbewegungen auszudrücken, z. B. ist der Betroffene übermäßig konventionell, ernst, förmlich und zurückhaltend;
2. Perfektionismus, der die Fähigkeit, „das Ganze" zu erfassen, stört;
3. Eigensinnigkeit und Hartnäckigkeit wenn es darum geht, daß andere sich ihrer Art und Weise anpassen sollen;
4. übermäßige Bindung an die Arbeit und Produktivität bis zum Ausschluß jeglicher Freude und des Wertes zwischenmenschlicher Beziehungen;
5. Unentschiedenheit (Entscheidungshemmung).

In einer Untersuchung von 500 Patienten des Berliner Zentralinstituts für psychogene Erkrankungen kam Baumeyer (1962) zu dem Ergebnis, daß 24,1 % der Männer und nur 4 % der untersuchten Frauen eine zwangsneurotische Struktur hatten, während bei der hysterischen Struktur die Relation umgekehrt war (0,9 % der Männer und 16,3 % der Frauen). Zu der Geschlechtsverteilung der Zwangssyndrome gibt es jedoch ganz gegensätzliche Auffassungen und Untersuchungsergebnisse: die traditionelle Ansicht (z. B. S. Freud 1926), Bräutigam (1978) und Kringlen (1965) postulieren, daß bevorzugt Männer an einer Zwangsneurose bzw. einem Zwangssyndrom erkranken, während viele andere Autoren eine gegenteilige Meinung vertreten (Übersicht bei Templer 1972; Yaryura-Tobias u. Neziroglu 1983; Hoffmann 1983a).

Die Frage der Geschlechtsverteilung ist für das Thema der vorliegenden Arbeit insofern interessant, als es psychosomatische Krankheiten gibt, die eine deutliche Geschlechtspräferenz aufweisen und gleichzeitig sehr häufig mit Zwangssyndromen oder einer zwanghaften Persönlichkeitsstörung verbunden sind (z. B. sind Tic und das Gilles-de-la-Tourette-Syndrom nach dem DSM-III beim männlichen Geschlecht 3mal häufiger als beim weiblichen); ähnlich ist es nach Bräutigam und Christian 1986 beim Schreibkrampf. Umgekehrt ist die Relation bei der Anorexia nervosa, die überwiegend Frauen betrifft. Die Zwangsstruktur oder zwanghafte Persönlichkeitsstörung ist aus einem 2. Grunde für den Zusammenhang von Zwang und psychosomatischer Krankheit interessant: auch beim psychosomatisch Kranken fordern viele Forscher eine analoge Unterscheidung von „psychosomatischem Symptom", „psychosomatischem Charakter" (vgl. Kutter 1981a, b, 1984) oder „psychosomatischer Struktur" (vgl. Cremerius 1977). Diese Differenzierung hat insbesondere in dem sog. Alexithymiekonzept der Psychosomatik große Bedeutung. Vergleicht man die zwanghafte Persönlichkeit bzw. den Zwangscharakter mit der „psychosomatischen Struktur" hinsichtlich der Persönlichkeitszüge, des Abwehrverhaltens, der Kommunikationsstrukturen und der Interaktionsstile, so wird eine große Gemeinsamkeit zwischen beiden deutlich (vgl. 3.4.7).

## 2.3 Nosologie und Klassifikation der Zwangssyndrome

Zwangssymptome kommen bei nosologisch sehr unterschiedlichen Krankheitsgruppen vor. Folgende Gruppen lassen sich unterscheiden:

1. Zwang als Neurose (Zwangsneurose),
2. Zwang bei Psychosen (sowohl bei der Schizophrenie als auch der manisch-depressiven Erkrankung),

3. Zwangssymptome bei hirnorganischen Syndromen und neurologischen Erkrankungen (z. B. bei der Epilepsie, nach einer Enzephalitis, posttraumatisch bei Schädel-Hirn-Trauma, extrapyramidal-motorische Störungen),
4. Zwang bei psychosomatischen Krankheiten.

Grundsätzlich sind in allen 4 Gruppen sowohl die Zwangssymptome als auch die „zwanghafte Persönlichkeitsstörung" klinisch relevant. Nach dem DSM-III erfolgt die Klassifikation beider Zwangsphänomene getrennt – der multiaxialen Konzeption entsprechend. Auf Achse I erscheint danach das „klinische Syndrom", auf Achse II die „Persönlichkeitsstörung". Von den genannten 4 Gruppen würde nur die „Zwangsneurose" als „Zwangssyndrom" zugeordnet:

> Beim Tourette-Syndrom, bei Schizophrenie, typischer Depression und selten organisch bedingten psychischen Störungen können Zwangsphänomene als Symptome vorkommen, aber auch dann ist die Diagnose Zwangssyndrom nicht gerechtfertigt. Jedoch kann ein Zwangssyndrom der Entwicklung einer typischen Depression vorangehen; dann sollten beide Diagnosen eingesetzt werden (DSM-III 1984, S. 247).

Wie Janzarik im Vorwort zum DSM-III (1984, S. VI) treffend festgestellt hat, ist dieses Klassifikationsschema „atheoretisch und vorurteilsfrei ... Insofern bleibt das DSM-III hinter dem Anspruch des Kraepelinschen Systems und selbst hinter der Systematik K. Schneiders zurück. Es bringt ungleich mehr Daten, vermeidet aber ihre explizite oder implizite Interpretation. So braucht sich der Psychopathologe durch das DSM-III nicht bevormundet fühlen".

Zaworka u. Hand (1981), die versuchten, in experimenteller Diagnostik die „anankastische Persönlichkeitsstruktur" zu bestimmen, kamen nach dem Scheitern ihres Vorhabens unter Bezug auf andere namhafte Zwangsforscher wie Beech (1974), Nagera (1976) und Langen u. Thümler (1974) zum Fazit: „In kaum einem anderen Bereich der Neurosenforschung und der Untersuchung von Grenzen zwischen ‚normal' und ‚pathologisch' herrscht ein solches begriffliches Chaos wie bei der Diagnostik von nichtpsychotischen Patienten mit Zwängen" (Zaworka u. Hand 1981a, S. 50).

Für die vorliegende Arbeit sind besonders die Zwangsneurose und die Zwangssymptome bei psychosomatischen Krankheiten interessant. Da sie sich bevorzugt den psychodynamischen und psychopathologischen Zusammenhängen widmet, haben Klassifikationsfragen und nosologische Zuordnungen untergeordnete Bedeutung. Auf die Grundprobleme jeder Klassifikation und Nosologie, die im Rahmen dieser Arbeit nicht diskutiert werden sollen, sei hingewiesen (vgl. Sadegh-Zadeh 1977; Meyer 1972, 1984; Helmchen, Kielholz, Brooke u. Sartorius 1973; Helmchen u. Rüger 1980; Möller, Pirée u. v. Zerssen 1978; Reimer u. Burzig 1978).

Bei den Untersuchungen an psychoneurotischen und psychosomatischen Patienten ergibt sich die Schwierigkeit, daß ein Großteil der Patienten „ein buntgestreutes Symptombild mit Symptommanifestationen im psychischen, körperlichen und sozialen Bereich" (Stille u. Rudolf 1982, S. 151) zeigen. Welches Klassifikationsschema man auch wählt, sei es das DSM-III, der ICD-9 oder ein anderes – für die meisten Patienten würden mehrere Diagnosen zutreffen. Auch eine Einteilung in „Haupt- und Nebendiagnosen" ist nach Helmchen u. Rüger

(1980) unbefriedigend. Das Überwiegen von vielgestaltigen „Mischbildern" oder „Polypathien", die verschiedenste nosologische Gruppen betreffen, wurde auch von Spiegelberg (1966), Widok (1978) und Wyss (1986) hervorgehoben. Der empirische Teil (Kap. 4) der vorliegenden Arbeit wird hierzu eine Fülle von Beispielen liefern.

Gerade im Bereich von Neurose und psychosomatischer Erkrankung ist nach Helmchen u. Rüger (1980, S. 211) zusätzlich folgendes Problem im Auge zu behalten: „Psychosomatische Erkrankungen entstehen nie willkürlich bei beliebigen neurotischen Konflikten; vielmehr bestehen spezifische Affinitäten zwischen bestimmten Neurosestrukturen, zugehörigen Konflikten und der psychosomatischen Symptomatik."

Eben hierzu soll im folgenden ein wesentlicher Beitrag geleistet werden, indem phänomenologisch erarbeitet wird, welche psychosomatische Symptombildungen bei Zwangsneurotikern bzw. Zwangskranken auftauchen und in welchem inneren – auch lebensgeschichtlich-biographischen – Zusammenhang beide zu verstehen sind. Insofern überwiegt die idiographische Zugangsweise hier die nomothetische (vgl. Blankenburg 1978, 1981a).


## 2.4 Methodische Probleme bei der Untersuchung des Zusammenhanges von Zwangserscheinungen und psychosomatischen Krankheiten

Bereits die vorhergehenden Abschnitte über die Phänomenologie, die Nosologie und Klassifikation der Zwangssyndrome geben einen Eindruck, wie komplex und vielschichtig die Thematik ist. Wird nun das Zwangsphänomen mit einem noch komplexeren Gegenstand in Beziehung gesetzt, erhöht sich auch der Schwierigkeitsgrad methodischer Anforderungen. Sie seien deshalb kurz zusammengefaßt:

1. Da Zwang und psychosomatische Symptome sowohl bei „Gesunden" als auch bei „Kranken" vorkommen, stellt sich die Frage nach dem „fließenden Übergang", nach den Kriterien, wann die Phänomene als „krank" einzuschätzen sind und wie der Schweregrad der Störung eingeschätzt wird [vgl. z. B. der „Neurosenschwerescore" bei Schepank 1971; *Der psychische und sozialkommunikative Befund* (PSKB) von Rudolf 1979; der Schweregrad psychosozialer Belastungsfaktoren oder die Stufe sozialer Anpassung im DSM-III].
2. In der Untersuchungsmethodik unterscheiden sich idiographische und nomothetische Zugangsweisen zum Phänomen in ihren Möglichkeiten und Grenzen wesentlich (vgl. Helmchen u. Rüger 1980; Blankenburg 1978a, 1981a). Während die ersteren das subjektiv Einmalige, das Individuelle und Biographisch-Geschichtliche zur Geltung kommen lassen, bemühen sich die letzteren um Objektivierung, Validität und Reliabilität.
3. Klassifikatorische und nosologische Probleme (vgl. 2.3).
4. Die wissenschaftliche Erforschung von Zwangsphänomenen wird zusätzlich dadurch erschwert, daß Patienten aus vielfachen Gründen ihre Zwangssymptome verschweigen können (s. unten 2.5).

5. Der Untersuchungsgegenstand wird häufig dadurch wesentlich komplexer, daß Zwangssyndrome nicht monosymptomatisch auftreten, sondern daß „komplexe Mischbilder" und Polypathien überwiegen und zusätzlich fließende Übergänge zu anderen, nosologisch verschiedenen Syndromen bestehen (Kombination mit neurotischen Symptomen, Übergänge zu Psychosen und hirnorganischen oder neurologischen Erkrankungen, gemeinsames Auftreten mit psychosomatischen Krankheiten).

6. In der zeitlichen Dimension der Verlaufsgestalt eines komplexen Krankheitsprozesses zeigt sich ebenfalls häufig ein Syndromwandel oder eine „Symptomverschiebung" (vgl. 2.3). Ein Syndrom kann das andere „ersetzen" oder das eine tritt symptomatisch in den Hintergrund, während ein anderes zum Leitsymptom werden kann. In Kap. 4 (Kasuistiken) werden zahlreiche anschauliche Beispiele zum Syndromwandel zwischen Zwangssyndrom und psychosomatischer Krankheit dargestellt.

7. Werden in der Theoriebildung Begründungs- und Bedingungszusammenhänge zwischen einem psychischen Phänomen (Zwangserleben oder zwanghafte Persönlichkeit) und einer psychosomatischen Krankheit (mit Gewebsläsionen oder Funktionsstörungen) zu erklären oder verstehen versucht, so taucht unweigerlich das *Leib-Seele-Problem* auf. Nach Überzeugung führender Vertreter der psychosomatischen Medizin stellt es das ungelöste Kardinalproblem dieses Fachgebietes dar (vgl. v. Uexküll u. Wesiack 1986; Bräutigam u. Christian 1986; Weiner 1977, 1978, 1980, 1983; v. Bertalanffy 1964; v. Uexküll 1985, 1986; Häuser 1985; vgl. hierzu die neueren anthropologischen Ansätze von Wyss 1980, 1986 Bd. II; Blankenburg 1982, 1983 b).

## 2.5 Intersubjektivität und „anthropologische Haltung" im Umgang mit Zwangskranken – der „diagnostisch-therapeutische Zirkel"

Das im vorhergehenden Abschnitt genannte „methodische Problem" der Zwangsforschung, das seine Wurzel darin hat, daß Zwangskranke eine Tendenz haben, ihre „Symptome" zu verschweigen, ist ein intersubjektives Problem und verdient unsere besondere Beachtung. In der Dialektik „Verbergen/Zeigen" oder „Mitteilen/Verschweigen" tritt ganz die Beziehung zwischen Untersucher und dem Zwangskranken in den Mittelpunkt. Die wechselseitige Beeinflussung von Arzt und Kranken, von Forscher und „Forschungsobjekt" und das Anliegen der „Einführung des Subjektes in die Medizin" waren schon immer ein Grundanliegen anthropologisch orientierter Wissenschaftler zur Forschungsmethodik gewesen (vgl. V. v. Weizsäcker 1940 im „Gestaltkreis", Christian 1952; Wyss 1982; s. auch Devereux 1967). Das Thema „ein Patient verschweigt seine Zwangssymptome" soll uns wegen der klinischen Relevanz und der Forschungsmethodik noch eingehender beschäftigen.

Die Neigung zum Verschweigen der Zwangssymptome scheint besonders dann gegeben zu sein, wenn es sich um Tötungsimpulse, obszöne Inhalte oder ausgeprägte bizarre Zwangsrituale handelt, die dem Kranken selbst sehr unsinnig oder gar „verrückt" erscheinen. Die Mitteilung solcher Zwangssymptome ist oft mit großen Angst-, Schuld- und Schamgefühlen verbunden. Fichter (1985) und Yaryura-Tobias u. Neziroglu (1983) haben ausdrücklich auf dieses Problem der Zwangsforschung hingewiesen und sind der Meinung, daß Zwangssymptome „von Krankheitswert" im klinischen Alltag wesentlich häufiger seien, als dies den in der Literatur genannten Zahlen entspricht. Rudolf u. Stille (1982, S. 142) teilten hierzu die interessante Erfahrung mit, daß bei ihren Untersuchungen der gleichen Patientengruppe die Häufigkeitsangaben für Zwangssyndrome extrem schwankten und von der Art und Weise der Befunderhebung abhingen. Sie berichten über 7 % Zwangssyndrome bei „frei formulierten Krankengeschichten" – jedoch 66 % Zwangssyndrome (davon 27 % in klinischer Ausprägung), wenn eine standardisierte Untersuchungsmethode angewandt wurde. „Die hohe Rate der Zwangssyndrome läßt sich am ehesten durch die standardisierte Befunderhebung erklären, die den Untersucher auffordert, das Merkmal in jedem Fall zu bedenken und falls vorhanden, zu registrieren, auch wenn es nur ein Begleitsyndrom und nicht das vorherrschende Krankheitszeichen ist" (Rudolf u. Stille 1982, S. 142).

Gerade im „freien" psychoanalytischen Verfahren der Befunderhebung hängt es entscheidend von der Vertrauensbeziehung des Untersuchers zum Patienten ab, ob er ihm selbst äußerst peinliche Zwangssymptome mitteilt. Dem Verfasser selbst sind mehrere psychosomatisch Kranke bekannt, die zusätzlich ganz massive Zwangssymptome von erheblichem Beeinträchtigungscharakter hatten, sich in den Vorgesprächen ganz auf die körperlichen Symptome konzentrierten und auch bei Nachfragen nach psychischen Symptomen diese verschwiegen. Erst im Laufe der Behandlung berichteten sie ihre Zwangssymptome, die sie bis dahin wie ein großes Geheimnis gehütet hatten. Diese Neigung zum Verschweigen – gerade bei bizarren Zwangssymptomen – ist jener bei „perversen" Symptomen oder sexuellen Störungen vergleichbar. Mißtrauen dem noch unbekannten Untersucher gegenüber, große Ängste (z. B. in eine psychiatrische Anstalt zwangseingewiesen zu werden bei Tötungsimpulsen), massive Schamgefühle (z. B. bei obszönen Zwangsinhalten) oder Schuldgefühle (Magie des „Aussprechens": jetzt ist es gesagt, jetzt „wirkt es" – insbesondere wenn nahestehende Angehörige in den Zwang einbezogen sind) bilden den Motivhintergrund des Verschweigens.

Die Tendenz, Zwangssymptome nicht mitzuteilen, ist nach eigenen Erfahrungen weniger bei „stilreinen" Zwangsneurosen vorzufinden, sondern in besonderer Weise bei psychosomatisch Kranken mit Zwangssyndromen. Vor allem die sog. alexithymen Patienten sind im Gesprächsverhalten ziemlich passiv-zurückhaltend, geben wenig Einblick in ihre Erlebniswelt und sind im Ausdruck von Emotionen im Vergleich zu Neurotikern wesentlich „reduziert" (vgl. 3.4.7). Zwanghaft strukturierte Patienten sind häufig mißtrauisch und kontrolliert. Diese Haltung erschwert zusätzlich das Mitteilen von Zwangssymptomen, falls solche vorhanden sind.

Es sei hier an die in der Einleitung dargestellte Patientin erinnert. In ihren spontanen Äußerungen erwähnte sie weder ihre Zwangssymptome noch die Tatsache, daß sie bereits eine vierjährige psychoanalytische Einzelbehandlung hinter sich hatte. Im Gespräch nahm die Schilderung körperlicher Beschwerden (Ulkus, Magenschmerzen, Migräne) ganz den Raum ein. Solch ein „Krankheitsangebot" bzw. dieser Stil der Arzt-Patient-Interaktion wird meist „Somatisierungstendenz" genannt. Verhängnisvoll kann sich auswirken, wenn ein derartiger Patient auf einen Arzt trifft, der ebenfalls eine große Tendenz zur „Somatisierung" hat, d. h. sich auf körperliche Symptome zentriert und „alles andere ausblendet".

Es ist insofern auch nicht ungewöhnlich, daß diese Patientin eben gerade diese beiden „aufschlußreichen" Informationen (Zwangssymptome, psychotherapeutische Vorbehandlung) sowohl ihrem langjährigen Hausarzt als auch den Internisten verschwieg. Auch in der tiefenpsychologischen Exploration ging sie in ihren Spontanäußerungen nicht darauf ein. Hier jedoch setzt die „dialektische Gegenbewegung" des Psychotherapeuten ein, der psychische Phänomene in ihrer Ganzheit und den Konfliktmöglichkeiten auslotet und so das Gespräch mitgestaltet. Er tritt damit in die Ambivalenz des Kranken ein, der einerseits hofft, auf einen Arzt zu treffen, mit dem er über alles reden kann, der aber andererseits große innere Widerstände (Angst, Scham, Schuld, Mißtrauen) hat, über alles zu reden.

Diese „Probleme" bei der Erfassung von Zwangssymptomen („Datengewinnung") wurden seit den siebziger Jahren durch Fragebögen, strukturierte Interviews und Testverfahren zu lösen versucht. Im englischsprachigen Raum sind dies die ersten Fragebögen zur Diagnostik der Zwangssyndrome von Sandler u. Harzari (1960), das „Leyton Obsessional Inventory" (LOI) von Cooper (1970), die „Maudsley Obsessional Compulsive Checklist" (MOL) von Hodgson u. Rachman (1977) und schließlich das strukturierte Interview nach Stern u. Cobb (1978), das neben der Zwangssymptomatik auch die durch den Zwang geprägten intrapsychischen Vorgänge und die interaktionellen Prozesse erfassen soll.

Im deutschen Sprachraum ist neben dem Beitrag von Gerhard (1981) v. a. das HZI (Hamburger Zwangsinventar) von Zaworka et al. (1983) bekannt geworden und wird in der Psychodiagnostik der Zwänge häufig eingesetzt. Im HZI wurden insbesondere sog. Prüfskalen entwickelt, um damit auch Simulation und Dissimulation sowie die Tendenz zur Antwort im Sinne der sozialen Erwünschtheit zu erkennen. Bedeutsam erscheint, daß die Durchführung des HZI – da es ein sehr „eindringendes" Selbstratingverfahren darstellt – nach Auffassung der Testautoren bei folgenden Personen kontraindiziert (!) ist: bei schweren Depressionen (sowohl endogene als auch neurotische) und bei ausgeprägten Kontrollzwängen (HZI-Manual, 1983, S. 5–6).

Trotz aller Möglichkeiten dieses Testverfahrens muß doch die grundlegende Kritik von Rudolf zu standardisierten Befunderhebungen im Bereich der Psychotherapie und Psychosomatik im Auge behalten werden:

> Vergessen wir bei allem Wunsch nach Objektivierung nicht, daß es letztlich einzig die Möglichkeit des Patienten ist, der uns den sogenannten objektiven Blick auf seine Störung erlaubt. Bei einem kranken Mensch, der die Zusammenarbeit ablehnt und auf unser spezifisches Interaktionsangebot nicht eingeht, bekommen wir nichts zu sehen, können folglich auch nichts objektivieren. Nur wenn wir dieses subjektive Moment der Arzt/Patient-Beziehung voll akzeptieren und in unser Urteil einbeziehen, dürfen wir objektivierend vorgehen. Wenn wir den subjektiven Faktor beiseite lassen, verfallen wir nur zu leicht in eine objektivierende Pseudogenauigkeit, die wissenschaftlich erscheint, aber nichts aussagt" (Rudolf 1980, S. 161).

Gerade diese intersubjektive Sichtweise – sowohl in der Diagnose als auch in der Therapie (nach Wyss im untrennbaren ganzheitlichen „diagnostisch-therapeutischen Zirkel", 1982) – ist schon immer zentrales Anliegen anthropologischer Psychotherapie und Psychosomatik gewesen. Bereits im ersten Gespräch konstituiert sich dieser Kreisprozeß (vgl. *Der Gestaltkreis* von V. v. Weizsäcker 1940) zwischen „Erkennen und Lieben" (Wyss), d. h. die erste Begegnung führt nicht nur zur Diagnose, sondern löst je nach Art und Weise des „Umgangs" eine erste Beruhigung oder zusätzliche Verunsicherung des Zwangskranken aus, erweckt erstes Vertrauen oder steigert das bisherige Mißtrauen, motiviert ihn für eine Therapie oder läßt ihn beim 2. Gesprächstermin „fernbleiben".

Diesen Zusammenhang ärztlichen Handelns und wissenschaftlicher Forschungsziele hat Christian wie folgt beschrieben und damit die „anthropologische Haltung" (vgl. Wyss 1982, Zacher 1983 b) treffend charakterisiert:

> Der Arzt ist im Verhältnis zum Kranken nicht nur ein wissender und wissenwollender Partner, sondern *zugleich* [Hervorhebung im Original] der anteilnehmende und helfende Mitmensch. Was der *wissende* Forscher durch seine objektivierende, erkennende Bewußtseinshaltung notwendig in die Isolierung, Objektivierung und Abstraktion hineintreibt, muß *derselbe* Arzt als helfender und anteilnehmender Partner aus der Abstraktion wieder zurücknehmen ... Der Weg von der Auffassung der Krankheit als sinnblindes Geschehen im Material der Organe bis zur Eingliederung der Krankheit in den gesamten Lebensbereich des *Menschen* – der Fortschritt als von der *Krankheit* zum *Kranken* – führt durch den biologischen und psychophysischen Personalismus *hindurch* ... zur medizinischen Anthropologie (Christian 1952, S. 8–9).

Wie bereits seine anthropologischen Lehrer v. Krehl, Siebeck und V. v. Weizsäcker, so hat Christian die Bedeutung der Intersubjektivität und eines Methodenpluralismus (Integration psychodynamisch-psychologischer und somatischer „Erkenntnisreihen" vgl. Christian 1975) für die psychosomatische Forschung hervorgehoben. Diesem anthropologisch orientierten Ansatz stehen zahlreiche Vertreter der deutschen Psychosomatik nahe (vgl. Bräutigam u. Christian 1986; Hahn 1983 a, c; v. Rad 1983 b; v. Uexküll u. Wesiack 1986).

Gerade im Umgang mit Zwangskranken – sei dies als Forscher oder Therapeut – sind Beziehung, Kommunikation und Intersubjektivität nicht nur für das Entstehen eines therapeutischen Bündnisses bedeutsam, sondern auch für das Krankheitsbild (d. h. welches „Bild" seines Krankseins er vermittelt), den psychopathologischen Befund und jede Aussage wissenschaftlicher Forschung zum Zwang. Deshalb erscheinen Zugänge zum Kranken und zum Krankheitsverständnis dann als besonders „angemessen", wenn sie der zwischenmenschlichen Kommunikation entspringen und sich an ihr orientieren (vgl. Wyss 1973, 1976, 1982) oder wenn es sich um psychopathologische Konzepte handelt, die von der Begegnungsstruktur und Interaktion ausgehen (vgl. interaktionale Psychopathologie von Glatzel 1978, 1981; v. Baeyer 1955, 1977; Kisker 1969; Janzarik 1983; Tellenbach 1980, 1983; Kraus 1977, 1983 a, b; Blankenburg 1974, 1978 b, 1983 a).

# 3 Literaturübersicht über bisherige Arbeiten zum Zusammenhang von Zwangserscheinungen und psychosomatischen Krankheiten

## 3.1 Grundlagendiskussion: Zwangsneurose mit oder ohne psychosomatische Symptombildungen

Die Grundsatzdiskussion zur Psychosomatik des Zwanges soll zuerst durch einen Blick in die Entwicklungsgeschichte vertieft werden.

In Freuds Werk selbst zeigt sich eine dialektische Bewegung in der Auffassung der Zwangsneurose. Sie führte von biologisch-somatischen Erklärungsversuchen zunehmend zu psychologischen und kulturkritischen Abhandlungen (vgl. Wyss 1977). Die erste umfassendere Studie über die Zwangsneurosen aus dem Jahre 1894 *(Die Abwehr-Neuropsychosen)* steht noch ganz im Banne von „psychischer Erregung" und „somatischer Innervation". Mit der Trennung von Affekt und Vorstellung kam es auch zur Trennung von Psyche und Körper (vgl. Bally 1959, S. 130). Damit trat das Leib-Seele-Problem in die psychoanalytische Diskussion der Zwangsphänomene. Bereits 1894 unterschied S. Freud die Hysterie, bei der es zu einer „Konversion psychischer Erregung in somatische Intervation" käme, von der Zwangsneurose, bei der der Affekt „disloziert oder transponiert" werde. Durch die Transposition des Affektes werde die Vorstellung abgeschwächt und „isoliert". Hiermit war auch der für die Zwangsneurose charakteristische Abwehrmechanismus der „Isolierung" erstmals formuliert.

Mit der Formulierung einer „somatisch fundierten Trieblehre" (Künzler 1980) wurde die Problematik einer Leib-Seele-Dichotomie mehr verschärft als bewältigt. In den späteren Arbeiten Freuds wird das ambivalente Wirkungsgefüge psychischer Kräfte und weniger das Wechselspiel psychischer und somatischer Faktoren zur Erklärung der Zwangsphänomene in den Mittelpunkt gerückt (z. B. Verhältnis der Instanzen Ich und Über-Ich zueinander, Abwehrmechanismen usw.). Die Psychodynamik als „Lehre, wie Psychisches aus dem Psychischen hervorgeht" (Benedetti 1978, S. 2) scheint vordergründig des leib-seelischen Zusammenhangs enthoben. In den späteren psychoanalytischen Arbeiten zum Zwang in psychosomatischen Fragestellungen wird diese Problematik wieder ganz virulent (vgl. Schwidder 1954/55).

S. Freud hatte die Tendenz, die Psychoanalytiker im Terrain des Psychischen zu belassen und „Grenzüberschreitungen" zu psychosomatischen Fragestellungen zu unterbinden. Im Brief an V. v. Weizsäcker vom 16. 10. 1932 (zit. nach V. v. Weizsäcker 1947, S. 6). schrieb er:

Sie zeigen uns dann den feineren Mechanismus der Störung auf, indem sie auf entgegengesetzte Innervationen hinweisen, die einander aufheben oder beirren müssen. Von solchen Untersuchungen mußte ich die Analytiker aus erziehlichen Gründen fernhalten, denn Innervationen, Gefäßerweiterung, Nervenbahnen wären zu gefährliche Versuchungen für sie gewesen, sie hatten zu lernen, sich auf psychologische Denkweisen zu beschränken. Dem Internisten können wir für die Erweiterung unserer Einsicht dankbar sein.

Gleichwohl gab es auch Analytiker, die sich bereits in den ersten Jahrzehnten dieses Jahrhunderts mit psychosomatischen Zusammenhängen beschäftigten [z. B. Abraham (1921) und Ferenczi (1921) zur Psychosomatik des Tics, vgl. 3.2].

Um 1930 vollbrachten 3 Neurologen eine großartige Pionierarbeit für die psychosomatische Sichtweise neurologischer Krankheiten. Sie widmeten sich außerdem ausführlich der organischen Dimension von Zwangsphänomenen. Die Arbeiten von Schilder, Goldstein und V. v. Weizsäcker gewinnen dadurch noch größere Bedeutung, daß sie sich für Psychoanalyse interessierten und sich mit der Freudschen Lehre vom Zwang auseinandersetzten. Das Forschungsinteresse dieser 3 großen Ärzte galt jedoch nicht der Psychodynamik des Zwanges, sondern seinen organischen Bedingungen und deren ganzheitlichen Zusammenhang mit psychischen Phänomenen. Vollkommen zu Unrecht sind diese frühen psychosomatischen Arbeiten zum Zwang in Vergessenheit geraten oder nur ungenügend rezipiert worden.

Das obige Zitat von S. Freud stammt aus dem Briefwechsel zwischen V. v. Weizsäcker und S. Freud wegen einer ausführlichen Studie V. v. Weizsäckers, die eine psychoanalytische Darstellung eines psychosomatisch Kranken mit Zwangsphänomenen enthält. Sie wurde auf Veranlassung Freuds 1933 unter dem Titel „Körpergeschehen und Neurose" in der *Internationalen Zeitschrift für Psychoanalyse"* veröffentlicht.

Aus der Perspektive der vorliegenden Untersuchung zum Zusammenhang von Zwang und psychosomatischen Krankheiten darf sie als „Prototyp" für ein Forschungsanliegen gewürdigt werden, das erst Jahrzehnte später zu einer ersten „Blüte" kam. V. v. Weizsäcker beschreibt darin die von ihm durchgeführte psychoanalytische Behandlung eines jungen Mannes, der am Tage des Todes seines Vaters eine Retentio urinae bekam. Die Miktionshemmung hielt mehr als ein Jahr an, machte zeitweise eine Kathederisierung erforderlich und führte schließlich zur Behandlung. Bereits beim Tode der vor dem Vater verstorbenen Mutter war bei dem Patienten eine vielgestaltige Zwangssymptomatik ausgebrochen (1947, S. 109): Zwangsvorstellungen, Kontrollzwänge, religiös geprägte Zwangsrituale und phobisch-anankastische Symptome.

Goldstein (1878–1965), der von Kütemeyer u. Schultz (1984) zurecht als „Begründer einer psychosomatischen Neurologie" hervorgehoben wurde, nahm die Zwangsvorgänge zum Anlaß einer Untersuchung *Über die gleichartige funktionelle Bedingtheit der Symptome bei organischen und psychischen Krankheiten* (1924). Der Titel kündet bereits an, daß Goldstein eine grundlegende Gemeinsamkeit des Zwangsphänomens bei organisch und psychisch Zwangskranken entdeckte:

In bezug auf den Vorgang des Zwangshaften, auf die Struktur des zwangshaften Ablaufes des Handelns, des Denkens usw. besteht zwischen den psychischen Zwangskranken und unserem Kranken mit organischer striärer Erkrankung eine Übereinstimmung. Diese

> Übereinstimmung rührt daher, daß es sich in Beziehung auf diesen Vorgang um das gleiche physiologische Geschehen handelt, das nur einmal durch die der psychischen Erkrankung entsprechende psycho-physische Umstellung, das andere Mal durch die grob organische Erkrankung bedingt ist. In beiden Fällen handelt es sich um die Wirkung eines an sich physiologischen normalen primitiven Mechanismus, der hier... abnorm stark wirksam wird. Das Hervortreten dieser primitiven Tendenz kommt durch einen Abbau der Funktion zustande, der in gleicher Weise beim organisch wie psychisch Kranken vorliegt (Goldstein 1924, S. 204).

Der Funktionsverlust bestehe darin, daß „die Kraft zur Erfüllung der höheren und der höchsten Aufgaben nachläßt" (S. 202) und sich stattdessen die jedem Zwang innewohnende primitive „Beharrungstendenz" durchsetze. Die „höchste Aufgabe" sei der „Drang zur möglichst günstigen Verwertung aller im Organismus gegebenen Möglichkeiten" (S. 201). Im Psychischen käme dies optimaler Selbstverwirklichung oder den „gelebten kommunikativen Möglichkeiten" (Erfüllung) gleich. Goldstein ist mit seiner Orientierung am „Möglichen", der Situation und dem „Organismus als Ganzen" zeitgenössischen anthropologischen Entwürfen sehr nahe (V. v. Weizsäcker, Wyss). In seinem Hauptwerk *Der Aufbau des Organismus* (1934) kommt die ganzheitsmedizinische und psychosomatische Konzeption Goldsteins noch mehr zur Geltung.

Goldstein arbeitete auch heraus, welche Unterschiede zwischen organischen und psychischen Zwängen bestehe, wenn sie auch funktionell gleich bedingt seien: die Verursachung (Ätiopathogenese), die Einstellung des Kranken zu seinen Zwängen und der Umgang damit und die Gesamtorganisation des Zwanges in der Persönlichkeit seien unterschiedlich.

Er ging von einem fließenden Übergang gesunder und krankhafter Zwangserscheinungen aus. In den letzteren trete der „gleiche physiologisch vorgebildete Vorgang" (Beharrungstendenz) nur abnorm in Erscheinung und verunmögliche damit die „höheren Aufgaben" der Person. Je mehr ein Mensch in der Lage sei, seine Möglichkeiten zu leben, je größer seine „Einstellungsfähigkeit" und Flexibilität sei, desto weniger zwanghaft sei er. Der nicht vom Zwang beherrschte Mensch sei „aktiver, freier, produktiver, lebendiger" (Goldstein 1924, S. 201).

Schilder, ebenfalls Neurologe und Psychoanalytiker – bereits 1923 durch seine Monographie über *Das Körperschema* in die psychosomatische Grundlagenforschung eingetreten – kam ähnlich wie Goldstein über die neurologischen Bewegungsstörungen zum Zwangsphänomen. Er ging von den neurologischen Erfahrungen der Enzephalitisepidemie aus und vermutete, daß auch bei Zwangsneurotikern „motorische Impulse" zentrale Bedeutung bei der Entstehung des Zwanges haben (Schilder 1938, 1940). Weiterhin postulierte er, daß „Wahrnehmung und Bewegung" („perception and motility") das Bewußtsein konstituieren.

Hier deuten sich Gemeinsamkeiten mit der Gestaltkreiskonzeption V. v. Weizsäckers an, mit der sich jedoch Schilder in diesen Arbeiten nicht auseinandersetzte. Bewegung und Motorik seien ebenso bei der Vermittlung Bewußtes/Unbewußtes beteiligt als auch im Triebleben: „All drives finally end in motility" (Schilder 1940, S. 560). Der Freudschen Auffassung vom Zwang sehr verpflichtet, brachte er aggressive und sadistische Impulse als „motor drives" und sekundär Verbote (Über-Ich) und Schuldgefühle in Zusammenhang mit der

Zwangsentstehung. Er postulierte dabei „konstitutionelle und organische Faktoren", die wesentlich mitbestimmen, ob die „Integrität" der Person durch diese Impulse bedroht ist.

Diese frühen psychosomatisch orientierten Arbeiten von Goldstein und Schilder erscheinen bedeutsam, weil motorische Störungen (extrapyramidale Hyperkinesien, z. B. Tic, Schreibkrampf) eine Gruppe psychosomatischer Krankheiten darstellen, die besonders häufig von Zwangssymptomen begleitet sind (vgl. 3.2.9).

Nach dem 2. Weltkrieg kam es zu verstärkter psychosomatischer Forschungstätigkeit (v. Uexküll 1977, 1986). Dieser „Aufschwung" führte auch dazu, psychosomatische Krankheiten im Zusammenhang mit Zwangssymptomen oder einer zwanghaften Persönlichkeitsstruktur zu untersuchen. Hierbei ergab sich – insbesondere in der psychoanalytisch orientierten Psychosomatik – eine sehr kontroverse Diskussion.

Die eine Richtung vertritt die Auffassung, daß die Zwangsneurose relativ selten sei, ohne psychosomatische Symptome – vor allem ohne psychosomatische Krankheiten mit Gewebsläsionen – auftrete und eine spezifische Psychodynamik zeige. Gerade die Psychodynamik (z. B. Konfliktkonstellationen, Verhältnis der Instanzen Ich und Über-Ich zueinander, Abwehrmechanismen) unterscheide die Zwangsneurose von den psychosomatischen Krankheiten, die durch eine ganz andere Psychodynamik und Struktur zu erklären seien. Mit dieser Konzeption der Zwangsneurose ist meist auch die Auffassung verknüpft, daß die zwangsneurotischen Symptome auf dem Boden einer zwanghaften Charakter-Persönlichkeitsstruktur entstehen. Dieser Ansatz wird z. B. von Quint (1976) vertreten, bei dessen Untersuchungen von 41 Zwangsneurotikern keine Organsyndrome festgestellt wurden. Er stellte deshalb die Hypothese auf, daß immer dann, „wenn ausgeprägte konturierte Zwangssymptome aufgebaut worden sind, psychosomatische Symptome nicht zur Entfaltung kommen und umgekehrt" (Quint 1976, S. 96). Auch Beck (1973a) ist der Ansicht, daß manifeste Zwänge bei funktionellen und psychosomatischen Krankheiten selten, Zwangsstrukturen jedoch fast die Regel sind. Er postuliert, „daß bei Patienten mit funktionellen und psychosomatischen Symptomen jene Triebkonflikte, die in anderen Fällen zur Kompromißlösung der manifesten Zwangsneurose führen, auf andere Weise neutralisiert werden: nämlich einerseits werden diese Konflikte *charakterologisch weiterverarbeitet* (Hervorhebung im Original) und führen zum zwangsneurotischen Charakter, andererseits kommt es zur *Symptombildung im Organbereich* (Hervorhebung im Original)" (Beck 1973a, S. 18).

Die Gegenposition hierzu wird z. B. von Schwidder (1954/55, 1972) vertreten. Er fand sehr häufig psychosomatische Symptombildungen bei Zwangsneurotikern und faßte die 4 häufigsten Symptome zu einer für die Zwangsneurose typischen Syndromkonstellation zusammen: funktionelle Herzbeschwerden, Kopfschmerzen, Obstipation und Schlafstörungen. Den Gesamtkomplex nannte er „zwangsneurotisches Organsyndrom". Zauner (1964), Völkel (1954/55), Labhardt (1973), Wyss (1954/55), Benedetti (1972) und Delkeskamp (1965) kamen zu ähnlichen Ergebnissen. Vereinfacht zusammengefaßt ließe sich sagen, daß bei den genannten Autoren funktionelle Herzbeschwerden sowie psychosomatische Magen-Darm-Symptome und funktionelle Störungen der Atmung bei Zwangsneurotikern am häufigsten gefunden wurden.

Die ausführliche Studie von Taschev (1970) verdient für die Erforschung der „Psychosomatik" des Zwangskranken besonderes Interesse, weil ihr eine sehr große Patientengruppe zugrundeliegt (n = 547) und sie sehr differenziert auf körperliche Beschwerden eingeht. Bei den untersuchten 547 Patienten mit manifester Zwangssymptomatik traten psychosomatische Symptombildungen in folgender Häufigkeit auf (Taschev 1970, S. 95 ff.):

- Schlafstörungen bei 58,5 %,
- Appetitlosigkeit bei 49,91 %,
- Schmerz-Syndrome (besonders Kopfschmerzen) bei 41,13 %,
- Tachykardien und Herzbeschwerden bei 23,35 %,
- Schwindel bei 19,81 %.

Die von Taschev erhobenen Befunde stimmen weitgehend mit den Ergebnissen von Schwidder (1954/55; 1972) überein. Diese ersten Einblicke in die Literatur der Zwangsforschung sollen genügen, die grundsätzlichen Positionen darzulegen. Eine ausführliche Literaturübersicht folgt in Abschn. 3.2, in der jene Arbeiten referiert werden, die einen Zusammenhang von Zwang und psychosomatischen Symptombildungen gefunden haben. Es wird zu zeigen sein, daß syndrombezogen eine ungeheure Fülle solcher Publikationen vorliegt. Systematische Untersuchungen zu diesem Thema fehlen bislang, so daß in Kap. 4 in einer eigenen empirischen Untersuchung erstmals an einem größeren Kollektiv von Patienten mit manifesten Zwangssymptomen eine umfassende Phänomenologie begleitender psychosomatischer Krankheiten vorgelegt wird.

## 3.2    Syndrombezogene Arbeiten

### 3.2.1 Zwang und Anorexia nervosa

Der Zusammenhang von Zwang und Anorexia nervosa hat innerhalb der Anorexieforschung eine lange Tradition. Sie beginnt vermutlich bei Janet (1909), der eine obsessive (zwanghafte) von einer hysterischen Untergruppe unterschied. Palmer u. Jones publizierten 1939 4 Fälle, in denen die Gemeinsamkeit von Zwangssymptomatik und Magersucht auffiel. Sie stellten deshalb die Hypothese auf, daß die Anorexia nervosa eine Manifestation der Zwangsneurose sei. Dubois (1949) ging von der zwanghaften Persönlichkeitsstruktur der Anorexiekranken aus und ordnete aufgrund der gemeinsamen Strukturmerkmale von Zwang und Anorexie die letztere den Zwangsneurosen zu („compulsion neurosis with cachexia"). Mit der zunehmenden Anerkennung der Anorexie als psychosomatische Krankheit in der Nachkriegszeit wurde der evidente Zusammenhang von Zwang und Anorexie in folgenden Gesichtspunkten diskutiert:

1. auf der Symptomebene das gleichzeitige Auftreten von Anorexie und manifesten Zwangssymptomen,
2. bei der Untersuchung der Persönlichkeitsstruktur von Anorexiekranken,
3. bei der Differenzierung von Subgruppen oder Subtypen der Anorexia nervosa,

4. in Untersuchungen zum Langzeitverlauf und zur Prognose mit der Fragestellung, inwieweit die Kombination von Anorexie und Zwang einen positiven oder negativen Prädiktor darstellt.

In den vergangenen Jahrzehnten nahm folglich die Zahl wissenschaftlicher Arbeiten, die Anorexie und Zwang in einem psychopathologischen oder psychodynamischen Zusammenhang zu verstehen versuchen, zu (vgl. Übersicht).

Syndromgenetische, psychodynamische und psychopathologische Zusammenhänge von Zwang und Anorexia nervosa

| *Autoren* | *Kriterien* |
|---|---|
| Janet 1909 | Unterscheidung von Subgruppen der Anorexia nervosa nach der Persönlichkeitsstruktur z. B. hysterische und „obsessive" Untergruppe; |
| Dally 1969 | |
| Baba 1976 | Anorexie entwickelt sich aus prämorbider anankastischer Persönlichkeitsstruktur; |
| Meyer 1961, 1971 | |
| Palmer u. Jones 1939 | Anorexie als „Zwangsneurose mit Kachexie"; |
| Dubois 1949 | psychodynamische Gemeinsamkeiten von Anorexie und Zwang; |
| Clancy u. Norris 1961 | |
| Zutt 1948, 1962 | Gemeinsamkeiten im Verlauf (Endstadium) von Zwang und Anorexie: |
| Meyer 1961 | „psychischer Defektzustand" (Zutt); „neurotischer Endzustand" (Meyer); |
| Schütze 1980 | „fließende Übergänge" von Zwangssyndromen und Anorexie (Schütze, Fichter); |
| Mester 1981 a | |
| Böning 1985 | Zwang als eine der typischen Syndrommetamorphosen der Anorexia nervosa (Böning, Mester); |
| Fichter 1985 | |
| Yaryura-Tobias u. Neziroglu 1983 | ordnen Anorexia nervosa den „complex obsessive-compulsive disorders" zu, d. h., zählen sie zu den Zwangssyndromen; differenzieren weiterhin ein „compulsive orectic mutilative syndrome", als „clinical entity", die neben Zwang und Eßstörung eine große Neigung zu Aggressivität und Selbstbeschädigung sowie sexuelle Störungen umfassen soll. |

In den neueren umfassenderen Monographien zum Thema der Magersucht aus der psychiatrischen Forschung von Schütze (1980), Mester (1981a) und Fichter (1985) wird die Auffassung vertreten, daß zwischen Zwangsneurose und Anorexia nervosa fließende Übergänge sowie strukturelle und psychodynamische Gemeinsamkeiten bestehen.

Standen bis zu den 70er Jahren subtile psychopathologische Untersuchungen (vgl. Binswanger 1944; Zutt 1948, 1962) oder die Beobachtung teilweise jahrzehntelanger Verläufe (Cremerius 1965, 1978) im Vordergrund, so trat immer mehr eine empirisch-statistische Forschungsstrategie an deren Stelle. Die im „einmaligen Querschnitt methodisch und statistisch ‚denaturierten Reduktionsergebnisse' von Anorexie-Hundertschaften" (Böning 1985, S. 261) haben in ihrer Aussagekraft andere Möglichkeiten und Grenzen. Zum Zusammenhang von Zwang und Anorexie lieferten die empirischen Untersuchungen in erster Linie Zahlenmaterial über das gemeinsame Auftreten von manifester Zwangssymptomatik und Anorexia nervosa. Tabelle 1 gibt hierüber einen Überblick. Die genannten Untersuchungen haben teilweise den methodischen Mangel, daß nicht zwischen Zwangsstruktur und Zwangssymptomatik unterschieden wird oder die phänomenologische Deskription dessen, was unter Zwang erfaßt wurde, unklar bleibt. Insgesamt macht jedoch die Übersicht deutlich, daß es sich beim diskutierten Zusammenhang von Zwang und Anorexie nicht um ein seltenes, sondern ein häufiges Phänomen handelt. Dabei muß noch – insbesondere, wenn „Häufigkeiten" in Zahlen ausgedrückt werden – die psychiatrisch-psychotherapeutische Erfahrung mit einbezogen werden, daß eine große Tendenz der Anorexiekranken besteht, die Zwangssymptome zu verschweigen. Sie werden nach Fichter (1985, S. 208) „nur ungern und widerstrebend preisgegeben und bisweilen als innerstes Geheimnis gehütet…, so daß die Häufigkeit von Zwangssymptomen bei Magersüchtigen… leicht hätte unterschätzt werden können".

Aus dem Gebiet der Kinder- und Jugendpsychiatrie berichtete Nissen (1965) über die fast 4jährige ambulante Psychotherapie eines 16jährigen Jungen mit einer Magersucht, der zusätzlich unter einem Blinzel- und Schultertic sowie vielgestaltigen Zwangsritualen litt. Bei ihm war die Manifestation der Anorexie in eine Pubertätsaskese eingebettet. Gerade in der Askese wird der innere Zusammenhang von Anorexie und Zwang sehr deutlich.

In einer Untersuchung von 52 Kindern mit Zwangssyndromen durch Knölker (1984) ergab sich, daß 50 % der Patienten zusätzlich unter Eßstörungen litten. Das

**Tabelle 1.** Empirische Untersuchungen zur Anorexia nervosa mit gleichzeitiger manifester Zwangssymptomatik

| Autoren | Gesamtzahl (Anorexiepatienten) | Davon mit Zwangssymptomatik | [%] |
|---|---|---|---|
| Palmer u. Jones 1939 | 4 | 4 | Kasuistik |
| Rahman et al. 1939 | 12 | 6 | 50 |
| Theander 1970 | 94 | 12 | 13 |
| Halmi 1974 | (94) 71 | 43 | 61 |
| Morgan u. Russel 1975 | 41 | 9 | 23 |
| Cantwell et al. 1977 | 33 | 2 | 6 |
| Ben-Tovim et al. 1979 | 21 | 10 | 48 |
| Hsu et al. 1979 | 105 | 22 | 21 |
| Crisp et al. 1980 | 102 | 21 | 21 |
| Suematsu et al. 1985 | 1011 | 455 | 45 |
| Fichter 1985 | 24 | 6 | 25 |

gemeinsame Auftreten von Zwang und Anorexie ist nicht nur im Kindes- und Jugendalter, sondern auch bei Anorexieformen mit Erstmanifestation im Erwachsenenalter beschrieben worden (bei 2 von 20 Anorektikerinnen von Csef, im Druck; vgl. auch Böning 1985).

Die bisher referierten Untersuchungen gingen in ihrem methodischen Ansatz davon aus, das Auftreten von Zwangsstruktur oder Zwangssymptomatik festzustellen, indem Gruppen von Anorexiekranken untersucht wurden. Der umgekehrte Zugang – Zwangskranke danach zu untersuchen, welche zusätzlichen psychiatrischen oder psychosomatischen Krankheitsbilder (hier: Anorexia nervosa) sie aufweisen, ist ebenso möglich. Er wurde von Knölker (1984) gewählt und ist auch das methodische Vorgehen der vorliegenden Untersuchung. Welner et al. (1976) gingen ebenfalls diesen Weg. In ihrer Untersuchung von 150 Patienten mit Zwangssyndromen stellten sie bei 5 (= 3,3 %) zusätzlich die Diagnose einer Anorexia nervosa. In der empirisch orientierten Zwangsforschung finden sich vereinzelt immer wieder Hinweise, daß die Syndromkombination „Zwang/Anorexie" auftaucht (vgl. Insel et al. 1983). Clancy u. Norris (1961) verglichen eine Gruppe von Zwangsneurotikern (n = 12) mit einer Gruppe von Anorexiekranken (n = 8) nach verschiedenen psychopathologischen, biologischen und psychosozialen Merkmalen und setzten diese in Beziehung zu Patienten, die Zwangssyndrom und Anorexia nervosa gleichzeitig aufwiesen.

Aus den bisherigen Ergebnissen wird ein sowohl psychopathologisch evidenter als auch empirisch-statistisch erwiesener Zusammenhang von Anorexia nervosa und Zwang deutlich.

Abschließend erscheint die Frage interessant, welche prognostische Relevanz das gleichzeitige Auftreten von Zwangssymptomatik und Anorexia nervosa darstellt und inwieweit eine ausgeprägte Zwangsstruktur einen positiven oder negativen Prädiktor für den Verlauf der Anorexie darstellt.

Viele Anorexieforscher vertreten die Auffassung, daß das Vorliegen einer ausgeprägten Zwangsstruktur oder eine gleichzeitige Zwangssymptomatik ein prognostisch ungünstiges Zeichen darstellen (vgl. Zutt 1948; Meyer 1968; Kay u. Shapiro 1965; Dally 1969; Pierloot et al. 1975; Stonehill u. Crisp 1976; Fichter 1985; Köhle u. Simons 1986). Anorexiekranke mit einer hysterischen Persönlichkeitsstruktur sollen im Vergleich hierzu eine günstigere Prognose haben (Bräutigam u. Christian 1986).

### 3.2.2 Zwang und Bulimie

Die Bulimie, die erst im letzten Jahrzehnt als eigenständige Krankheit Anerkennung fand (vgl. Russel 1979) und 1980 im DSM-III mit entsprechenden psychiatrischen Kriterien klassifikatorisch festgelegt wurde, hat viele innere psychopathologische Gemeinsamkeiten mit den Zwangsphänomenen.

Lange vor ihrer „Etablierung" als Krankheit wurde die Bulimie schon immer „Freßsucht" oder „Eßzwang" genannt. In synonymen Bezeichnungen der Bulimie schlägt sich ihre Nähe zum Zwang nieder: Thorner (1970), Lacey (1982) und Rau u. Green (1975, 1978) fassen sie im Begriff „compulsive eating" und Celerier

(1977) nennt sie „boulimie compulsionelle". Hier legt die Verwendung des international anerkannten Begriffes „compulsion" für Zwangshandlungen nahe, daß in der Bulimie vollzogene Handlungen zwanghafter Natur sind, d. h. zwanghaftes Essen bzw. Eßzwang, zwanghaftes Erbrechen (ggf. auch Mißbrauch von Laxanzien). Doch nicht nur im Handeln der Bulimikerin „waltet der Zwang" – auch ihr Denken ist zwanghaft auf das Essen fixiert. Es kann von aufs Essen bezogenen Zwangsgedanken und Zwangsvorstellungen gesprochen werden, denen nach der „Freßorgie" Zwangsbefürchtungen folgen. Sie befürchtet, zu dick zu werden, an sexueller Attraktivität zu verlieren und sozial weniger beliebt oder anerkannt zu sein. Die Erlebniswelt der Bulimikerin ist auf das Essen, die Folgen und damit verbundenen „Konflikte" eingeschränkt. Im DSM-III (1984, S. 78) wird sie so charakterisiert, „daß ihr Leben von den Konflikten mit dem Essen beherrscht wird". Ziolko (1976, 1985) hat in diesem Zusammenhang den Terminus der „alimentären Präokkupation" geprägt, der das zwanghafte Denken und das „übermäßige Beschäftigtsein" mit Essen, Körpergewicht, Figur und Attraktivität meint. Dem Zwangsneurotiker vergleichbar, der in seinen Zwangsgedanken ganz auf ein Thema fixiert ist, immer daran denken muß und sich in diesen Gedanken selbst quält, davon aber wie „besessen" ist – ebenso ist die Bulimikerin von den Themen Essen und Körpergewicht zwanghaft eingenommen. Ihre Freiheit – der Gegenpol des Zwanges (vgl. v. Gebsattel 1959) – wird dadurch wesentlich eingeschränkt und sie verliert an Spielraum.

Da die Bulimie erst in den letzten Jahren psychiatrisch als Krankheitsbild erforscht wird, liegen noch keine Berichte über begleitende manifeste Zwangssymptomatik (z. B. Waschzwang oder Tötungsimpulse) vor, die zu dem der Bulimie immanenten Zwang hinzukommen können und wie sie für die Anorexia nervosa mannigfaltig beschrieben wurden.

### 3.2.3 Zwang bei psychosomatischen Herz-Kreislauf-Erkrankungen

Literaturberichte oder -hinweise auf Zwangsphänomene bei Herz-Kreislaufkrankheiten liegen für folgende Krankheitsbilder vor: Essentielle Hypertonie, Herzinfarkt, funktionelle Herzbeschwerden bzw. phobische Herzneurosen, hyperkinetisches Herzsyndrom und paroxysmale Tachykardien. Die im folgenden referierten Ergebnisse stammen aus methodisch sehr unterschiedlichen Untersuchungen und sind schwer vergleichbar. Es lassen sich jedoch 2 „Hauptquellen" unterscheiden: Studien zu Zwangssyndromen, in denen über Herz-Kreislauf-Krankheiten berichtet werden, und Untersuchungen zu einzelnen Krankheitsbildern, die vorwiegend das Herz-Kreislauf-System betreffen, und bei denen Zwangsphänomene (Zwangsstruktur oder manifeste Zwangssymptomatik) gefunden wurden.

Die bereits erwähnte Arbeit von Taschev (1970) an 547 Zwangskranken verdient hier besonders Interesse angesichts der hohen Fallzahl. Immerhin 23,35 % seiner Patienten klagten über Tachykardien und Herzbeschwerden. Das gehäufte Auftreten von funktionellen Herzbeschwerden bei Zwangsneurotikern veranlaßte schon früher Schwidder (1954/55; 1972), von einem „zwangsneurotischen

Organsyndrom" zu sprechen, zu dem zusätzlich noch Kopfschmerzen, Obstipation und Schlafstörungen gehören sollen.

Zum gleichen Ergebnis kam Völkel, der „funktionelle Herzstörungen" ebenfalls als „zwangsneurotisches Organsyndrom" auffaßte und bezüglich des dynamischen Zusammenhanges die These aufstellte, daß „auf dem Boden einer zwangsneurotischen Persönlichkeitsstruktur Psycho- und Organsyndrome als äquivalente Symptommanifestationen abwechseln" (Völkel, 1954/55, S. 116). Im selben Jahr erschien die Studie von Wyss, der auf dem theoretischen Hintergrund der „zweiphasigen Verdrängung" von A. Mitscherlich „Zwangserscheinungen bei organisch Erkrankten" (1953/54) untersuchte. An Fallbeispielen von paroxysmalen Tachykardien und Hypertonie beschrieb er das Alternieren der Herz-Kreislauf-Symptome mit manifesten Zwangssymptomen.

Aus dem Gebiet der Zwangsforschung sind noch 2 Studien zu erwähnen, die ähnlich Taschev sog. funktionelle oder psychovegetative Störungen – und hier insbesondere auch Herzbeschwerden – fanden. Skoog stellte bei 70,1 % der untersuchten 251 Zwangskranken zum Zeitpunkt des Beginns der Zwangssymptomatik „florid vegetative symptoms" fest (1965, S. 8). Aufgrund von Langstreckenkatamnesen (durchschnittliche Katamnesendauer von ca. 20 Jahren) an 41 Zwangsneurotikern konnte Delkeskamp (1965) bei immerhin 18 Patienten psychosomatische Symptome nachweisen und nannte an erster Stelle „Herzsensationen".

Die 2. „Quelle", die Ergebnisse zur Bedeutung des Zwangs bei psychosomatischen Herz-Kreislauf-Krankheiten beiträgt, sind Studien über phobische Herzneurosen oder paroxysmale Tachykardien, bei denen Zwangsstrukturen oder manifeste Zwangssymptome gefunden wurden. Baumeyer (1966) untersuchte 100 Patienten mit „psychogenen akuten Herzanfällen", von denen bei 26 auch ein ausführlicher psychoanalytischer Behandlungsverlauf vorlag. Er beschrieb die Charakterstruktur dieser Patientengruppe als „gefügig, bescheiden, unterwürfig, gutmütig und weich" mit großer Ambivalenz aggressiven Impulsen gegenüber sowie einer Tendenz zu aggressiver Hemmung und Vermeiden von Auseinandersetzungen. In den Behandlungsverläufen seien vorwiegend zwangsneurotische Abwehrmechanismen aufgefallen.

Quint u. Ecker (1954/55) kommen in ihrer Studie an 17 Patienten mit paroxysmalen Tachykardien zur Auffassung, daß diese überwiegend unter einer unbewältigten Antinomie von Gefügigkeit und aggressiven Impulsen litten, die damit verbundene Angst aber hinter einer „kompensatorischen Fassade" nicht erlebt wurde und als „Angstäquivalent" die paroxysmalen Tachykardien auftraten. Auch sie postulierten „zwangsneurotische Abwehrmechanismen": „Der Versuch, starre Haltungen zur Abwehr andrängender vitaler Impulse aufzubauen, kann zu mehr oder weniger ausgeprägten Zwangszügen der Persönlichkeit führen" (1954/55, S. 122).

In 3 Untersuchungen widmete sich Zauner (1964, 1965, 1967), der der bereits referierten Konzeption von Schwidder sehr nahe steht, dem Zusammenhang von Zwangserscheinungen und Organsymptomen. Hinsichtlich des Herz-Kreislauf-Systems faßt er seine Ergebnisse folgendermaßen zusammen: „Anläßlich einer Untersuchung über die Zusammenhänge zwischen Zwangsstruktur und Organsymptomatik fand ich, daß 82 % der Patientenauswahl mit zwangsneurotischer Haltungsstruktur über Herzsymptome klagten und zwar in der Hälfte als Leitsymptom. Selbst von 30 % der Kranken mit manifesten Zwangssymptomen wurden Herzsensationen angegeben" (Zauner 1967, S. 228). Das methodische Grundproblem der hier zitierten Arbeiten besteht in einer mangelnden Differenzierung von Zwangsstruktur und Zwangssymptomatik bzw. von „Zwangscharakter" und „Zwangsneurose" (vgl. die Grundsatzdiskussion hierzu in Kap. 2, insbesondere durch Beck, Quint, Ingram, Insel, Hoffmann, Sandler und Hazari).

In einer eigenen Arbeit über Langzeitverläufe und Spätschicksale psychotherapeutisch unbehandelter Herzphobiker (n = 164) ging der Verfasser selbst (Csef 1986) in der Frage des Zusammenhangs von Zwang und Herzphobie nicht von der Zwangsstruktur, sondern vom Vorhandensein manifester Zwangssymptome aus. Bei 19 der 164 untersuchten Herzphobiker (= 11,6 %) war das Herzangstsyndrom von manifesten Zwangssymptomen begleitet (Falldarstellungen hierzu in: Csef, 1985 c).

Im Lehrbuch von Bräutigam u. Christian (1986) werden folgende 3 psychosomatische Krankheitsbilder des Herz-Kreislauf-Systems in engen Zusammenhang mit einer zwanghaften Persönlichkeitsstruktur gebracht: paroxysmale Tachykardien, essentielle Hypertonie und die koronare Herzkrankheit (KHK). Gerade bei der KHK ist das Zusammenwirken biologischer, sozialer und psychischer Faktoren besonders evident. Sie wäre geradezu ein Paradebeispiel für die Problematik des Begriffes der „Psychogenie" und die Bevorzugung „biopsychosozialer" Modelle stattdessen (vgl. v. Uexküll 1986; Engel 1966; Weiner 1977) – insbesondere bei den psychosomatischen Krankheiten im engeren Sinn (mit organischen Veränderungen).

Bei der Unterscheidung des vieldiskutierten Typ-A- und Typ-B-Verhaltens – auf die im Rahmen dieser Arbeit nicht eingegangen werden soll (vgl. hierzu Schmidt et al. 1986, S. 666 f.) – spielen u. a. zwanghafte Persönlichkeitszüge eine große Rolle. Neben Bräutigam u. Christian (1986) haben insbesondere Huebschmann (1964) und Hahn (1971, 1983 d) auf die Relevanz der „Zwangsstruktur" bei KHK und Myokardinfarkt hingewiesen. Die Starrheit und mangelnde „Wandlungsfähigkeit" hinsichtlich des „autodestruktiven" Krankheitsverhaltens z. B. nach dem ersten Herzinfarkt oder ersten Beschwerden wird von diesen Autoren u. a. mit der Rigidität, dem Abwehrverhalten und Inflexibilität der Zwangsstruktur in Zusammenhang gebracht. So führt die „leibhafte Krise" im Angina-pectoris-Anfall oder im ersten Herzinfarkt häufig nicht zu einer „Wandlung", sondern zu einer zwanghaften Fortsetzung des gesundheitsschädlichen Verhaltens, das an der Entstehung der KHK wesentlich mitbeteiligt war. Die Zwangsstruktur und das zwanghafte Verhalten sind nach Huebschmann „Verinnerlichung eines sozialen Zwanges". Die häufigste Umgangsform mit einem Herzinfarkt sei es, „die Todesnähe zu bagatellisieren", nach dem Infarkt möglichst schnell zur Tagesordnung überzugehen und „alles beim Alten zu belassen". Die lebensbedrohliche Krise werde dann nicht selten zum „Infärktchen" heruntergespielt: „Die Angst- und Zwangssymptomatik des Infarktkranken wird damit zu einem Teil der Anthropologie der Infarktkrankheit" (Huebschmann 1964, S. 894).

Interessanterweise wird im DSM-III (1984, S. 340) unter den Komplikationen der „zwanghaften Persönlichkeitsstörung" nur eine organische bzw. psychosomatische Krankheit angeführt: der Myokardinfarkt.

### 3.2.4 Zwang bei psychosomatischen Krankheiten der Atmung

Die psychosomatisch relevanten Krankheitsbilder der Atmung lassen sich in 2 Syndromen zusammenfassen:

1. „funktionelle Atemstörungen" (Schwidder 1956), heute üblicherweise Hyperventilationstetanie genannt, nach Bräutigam u. Christian (1986) auch „nervöses Atemsyndrom";
2. Asthma bronchiale.

Schwidder (1954/55, 1956, 1972) teilte als Ergebnis seiner Untersuchungen an Patienten mit zwangsneurotischer Charakterstruktur mit, daß sie neben dem oben beschriebenen (Abschn. 3.1) „zwangsneurotischen Organsyndrom" sehr häufig funktionelle Atemstörungen oder Asthma bronchiale hatten. Von 164 Patienten mit Zwangsstruktur hatten lediglich 20 manifeste Zwangssymptome, 144 jedoch körperliche Beschwerden; 39 dieser 144 psychosomatisch Kranken äußerten Atembeschwerden. Davon litten 14 unter einem typischen Bronchialasthma (Schwidder 1956, S. 100).

Zauner (1964) bestätigte diese Aussage. Mit Bezug auf Schultz-Hencke forschte er nach Organsymptomen bei zwangsstrukturierten Patienten, und zwar unterschieden nach „Haltungsstrukturen" und „Gehemmtheitsstrukturen". Von 70 Patienten mit zwangsneurotischer Haltungsstruktur litten 24 unter Atemfunktionsstörungen.

Die Annahmen von Schwidder stellen innerhalb der psychosomatischen Forschung zur Atmung eine Ausnahme dar. Sie wurden durch andere Autoren nicht bestätigt. Bei der Hyperventilationstetanie (Herrmann et al. 1986) wird übereinstimmend ein Zusammenhang mit der Angst beschrieben. Sie wird deshalb auch als „somatisierte Angst" oder „endogenes Angstsyndrom" benannt. Beim Asthma bronchiale ist die psychosomatische Theoriebildung wesentlich komplexer. In aktuellen Übersichtsartikeln (Schüffel et al. 1986; Bräutigam u. Christian 1986) wird jedoch keinerlei Zusammenhang mit Zwangsphänomenen angenommen.

### 3.2.5 Zwang bei psychosomatischen Erkrankungen des Magen-Darm-Traktes

Aus den Arbeiten über Zwangssyndrome wird wenig über Magen-Darm-Symptome bei Zwangskranken bekannt. Selbst die ausführlichen Studien von Taschev (1970), Skoog (1965) oder Yaryura-Tobias und Neziroglu (1983), die sich der Symptomatologie körperlicher Beschwerden ausführlicher widmeten, berichten nicht darüber. Allenfalls Schwidder (1954/55, 1972), Delkeskamp (1965) und Labhardt (1973) berichten über Obstipation bei Zwangsneurotikern.

Ganz anders stellt sich die Situation dar, wenn wir die Erforschung der psychosomatischen Erkrankungen im engeren Sinn (mit Gewebsläsionen) dahingehend befragen, inwieweit eine zwangsneurotische bzw. zwanghafte Persönlichkeitsstruktur als bedeutsam für das Krankheitsgeschehen angesehen wird. Hier fällt eine „Zweiteilung" des Verdauungssystems auf: psychosomatische Krankheiten des oberen Verdauungstraktes (Ulcus ventriculi und Ulcus duodeni) werden nicht mit einer Zwangsstruktur in Zusammenhang gebracht. Hier werden meist „oral-aggressiv zerstörerische" und „passiv-orale" Haltungen – meist im Zusammenhang mit einer depressiven Persönlichkeitsstruktur – postuliert (vgl. Quint 1972; Bräutigam u. Christian 1986; Schüffel u. v. Uexküll 1986). Es werden dabei meist 2 Gruppen unterschieden, die gemeinsam einen „Abhängigkeits-/Unabhängigkeitskonflikt" haben, mit diesem aber unterschiedlich umgehen. Die eine Gruppe sei „pseudounabhängig" mit unbewußten Abhängigkeitswünschen und abgewehrten unterschwelligen aggressiven Impulsen. Die andere Gruppe sei „manifest abhängig" und neige zu „aggressivem Agieren". Auf die Kritik solcher „Konstrukte" sei hingewiesen (vgl. Weiß u. Zacher 1986; Zacher u. Weiß 1985; Wyss 1982; 1986).

Bei den psychosomatischen Erkrankungen des unteren Verdauungstraktes – Colica (Colitis) mucosa, Colitis ulcerosa und M. Crohn (Ileitis terminalis, Enteritis regionalis) – begegnet uns hingegen eine außerordentlich große Fülle psychosomatischer Arbeiten, die eine Zwangsstruktur bei diesen Krankheiten annehmen. Wilson (1934), White, Cobb u. Jones (1939) und Alexander (1971) fanden bei Colitis-mucosa-Patienten die typischen Wesensmerkmale einer zwanghaften Persönlichkeitsstruktur: Mißtrauen, Selbstunsicherheit, Abhängigkeit, Übergewissenhaftigkeit, Skrupulosität und Perfektionismus.

Die Colitis ulcerosa darf unter den psychosomatischen Krankheiten im engeren Sinn als jene angesehen werden, bei der übereinstimmend in allen Standardwerken der Psychosomatik zwanghafte Strukturmerkmale hervorgehoben werden (Weiner 1977; Bräutigam u. Christian 1986; Feiereis 1986a). Die Vielzahl der einzelnen Arbeiten, die in den vergangenen Jahrzehnten zwangsneurotische Strukturanteile oder Abwehrmechanismen für die Colitis ulcerosa mitteilen, können im Rahmen dieser Studie nicht alle zitiert werden (Übersichten finden sich bei Quint 1972 und Feiereis 1986a).

Weniger „Einigkeit" hinsichtlich einer möglichen Beziehung zur Zwangsstruktur ist beim M. Crohn festzustellen. Beim M. Crohn ist auch noch – insbesondere unter biologisch orientierten Psychosomatikern – sehr umstritten, ob er „im engeren Sinn" zu den psychosomatischen Krankheiten zu zählen sei (vgl. Weiner 1977, S. 549 ff.).

Ford et al. (1969), Cohn u. Ledermann (1970) sowie Sperling (1960) jedoch berichteten über zwanghafte Persönlichkeitszüge wie Rigidität, Perfektionismus, Selbstunsicherheit, Abhängigkeitsverhalten, Zwangsgrübeln und aggressive Gehemmtheit bei Morbus-Crohn-Patienten. Die zentrale Konfliktthematik – und hierbei besteht wieder größere Übereinstimmung – sei die der Abhängigkeit. Es ergäben sich hinsichtlich prämorbider Persönlichkeitsstruktur, auslösender Situation und den Krankheitsfolgen interessante Gemeinsamkeiten und Unterschiede zwischen Colitis ulcerosa und Morbus-Crohn-Kranken (Gegenüberstellung bei Feiereis 1986b, S. 804). Die grundlegenden Gemeinsamkeiten zwischen Zwangskranken und Patienten mit Colitis ulcerosa bzw. M. Crohn scheinen in der basalen Störung des Selbstwertgefühls, dem Abhängigkeitserleben, der Ambivalenz und Empfindlichkeit in Bindungs-/Trennungssituationen und der konflikthaften Einstellung zur Aggressivität zu liegen. Einen interessanten Beitrag hierzu legten Weiß u. Zacher (1985; 1986) vor, die am Beispiel des

M. Crohn die vielzitierten antinomischen Konfliktstrukturen „Abhängigkeit/Unabhängigkeit" und „Nähe/Distanz" auf dem Hintergrund menschlicher Trennungs- und Abhängigkeitserfahrung aus anthropologischer Sicht darstellten (vgl. auch Csef u. Wyss 1985). In ihren Krankengeschichten „markierte die Erkrankung lebensgeschichtlich bedeutsame Wendepunkte, die mit Bindungs- und Trennungserfahrungen verknüpft waren" oder die Krankheit selbst wurde zum „Aufbrechen einer Orientierungskrise, die sich in ihrem Erleben erstmals konflikthaft darstellt: Bindungsverlangen, Harmoniebedürfnis, Trennungsangst und Schuldgefühle werden in ihrer antinomischen Gestalt erschlossen" (Weiß u. Zacher 1986, S. 80). Eben diese kommunikative Antinomie ist auch bei vielen Zwangskranken evident (s. Kap. 4).

### 3.2.6 Zwang bei funktionellen Sexualstörungen und psychosomatischen Krankheiten der Geschlechtsorgane

Da sich Zwangskranke in ihren Zwangsgedanken und teilweise auch in bizarren Zwangsritualen ausgiebig mit der Sexualität beschäftigen, liegt nahe, daß hier ein wesentliches Konfliktfeld zu erwarten ist. Nach der psychoanalytischen Auffassung sind Sexualität (insbesondere sadomasochistische Triebimpulse der analen Phase) und Aggressivität die bei Zwangsneurotikern ambivalentesten und konflikthaftesten Triebregungen. Schon Griesinger (1868/69), der wohl kaum im Verdacht steht, die Bedeutung der Sexualität für seelische Störungen zu überschätzen, berichtete über den Zusammenhang von Onanieskrupeln und Sexualität. In der Abhandlung von Westphal (1877) findet sich der Hinweis, daß der Inhalt von Zwangssymptomen meist ein „obscöner" sei und er berichtet von einem Zwangskranken, der die Zwangsvorstellung hatte, „er könne seine verstorbene Grossmutter im Sarge gemissbraucht haben". Mit der Psychoanalyse kam die Hypothese zum Zusammenhang von Zwang und Sexualität zur „Blüte", wobei die „Analerotik" lebhaftestes Interesse fand. Doch jeder Forscher, der eine größere Zahl von Zwangskranken persönlich kennt, wird den evidenten Zusammenhang zumindest auf der Symptomebene feststellen. Auch die auslösende Situation für Zwangserkrankungen hat sehr häufig mit Sexualität zu tun: sexuelle Erlebnisse, Verliebtheit und sexuelles Begehren, Schwangerschaften oder Abtreibungen kennzeichnen nicht selten die Situation des Ausbruchs der Zwangssymptomatik. Knölker (1984) berichtete in seiner Untersuchung von 52 zwangsneurotischen Kindern und Jugendlichen, daß sexuelle Erlebnisse (Doktorspiele, „unsittliche Berührungen"), sexuelle Aufklärung und sehr häufig Onanieskrupel den Auslöser der Zwangssymptomatik darstellten (ebenfalls häufig waren Erlebnisse im Zusammenhang mit Krankheit, Tod, Trennung, Religion).

Die in der vorliegenden Arbeit diskutierte psychosomatische Thematik wirft in erster Linie zur Sexualität die Frage auf, inwieweit funktionelle Sexualstörungen (Vaginismus, Frigidität, Anorgasmie, Erektionsstörungen, Ejaculatio praecox, Ejaculatio retarda) bei Zwangsneurotikern vorkommen.

Yaryura-Tobias u. Neziroglu (1983, S. 9) fanden bei 34 % der von ihnen untersuchten 100 Zwangskranken funktionelle Sexualstörungen. In der Follow-up-

Studie von Kringlen (1965, S. 717) hatten 18 von 84 (= 21,4 %) Patienten mit Zwangssyndromen zusätzlich auch sexuelle Störungen.

Bei den empirisch-statistischen Untersuchungen zu den Zwangssyndromen fällt auf, daß die meisten auf das Vorhandensein von funktionellen Sexualstörungen gar nicht eingehen. Selbst sehr ausführliche Studien wie jene von Taschev (1970) an 547 Patienten oder jene von Skoog (1965) an 251 Zwangskranken, die eine sehr große Zahl einzelner Symptome erfaßten – bis hin zu Druckgefühl im Kopf, Schwindelgefühle usw. – gehen auf den Bereich der Sexualität und mögliche funktionelle Sexualstörungen überhaupt nicht ein. Wird psychoanalytisch orientierten Forschern gerne der Vorwurf gemacht, sie würden die Sexualität in ihrer Bedeutung überbewerten und sich zu intensiv damit beschäftigen, so zeigt sich in der Mehrzahl der Arbeiten zu den Zwangssyndromen, daß die Sexualität auf der Symptomebene gerade in empirischen Arbeiten vollkommen „übersehen" wird. Die Studie von Yaryura-Tobias u. Neziroglu (1983) bildet hier eine große Ausnahme.

Sehr interessant erscheinen deshalb die beiden Arbeiten von Mester (1981 c, d), in denen er auf die Ehen von Zwangskranken eingeht. In seiner Untersuchung von 28 zwangskranken Frauen und deren Partner (1981 c) kam er zu folgendem Ergebnis: „In den untersuchten Ehen entwickelte sich ausnahmslos erhebliche sexuelle Problematik, doch litten nicht alle Patientinnen unter einer Anorgasmie ... Die Phantasien während des Geschlechtsverkehrs trugen häufig unverhüllt sadomasochistische Züge. Von 28 Ehen (25 %) wurden 7 monate- oder jahrelang nicht vollzogen. In 4 Fällen erfolgte ein gynäkologisch-operativer Versuch, den bei diesen Frauen eingetretenen Vaginismus zu beheben" (Mester 1981 c, S. 384). Bei 10 dieser 28 zwangsneurotischen Frauen habe sich die Zwangssymptomatik während der Schwangerschaft manifestiert. Die Ehemänner seien schon bei der Partnerwahl „schwachpotent" gewesen, hätten sich mit der Entwicklung der sexuellen Probleme zurückgezogen und weitgehend auf jegliche Sexualität verzichtet. Einige hätten auch Potenzstörungen entwickelt.

Bei männlichen Zwangsneurotikern ist der Zusammenhang von Zwang und Homosexualität sowie Perversionen von Bedeutung. Er soll hier kurz Erwähnung finden, da anthropologisch orientierte Sexualwissenschaftler (vgl. Bräutigam 1958, 1972, 1979; v. Gebsattel 1954; Kunz 1942; Giese 1959) von einer tiefen „leibhaften Verankerung" der Perversionen ausgehen. Die Beziehungen von Zwang, Perversion und psychosomatischen Symptombildungen stehen bei komplexen Störungen in einem engen dynamischen Zusammenhang (vgl. hierzu die Kasuistiken von Schorsch et al. 1985).

Innerhalb der Psychoanalyse nimmt der Zusammenhang von Zwang, Homosexualität und Perversion einen großen Raum ein. Diese Thematik soll im Rahmen der vorliegenden Arbeit nicht weiter erörtert werden. Es sei jedoch auf Fenichel (1980, 1982) hingewiesen, der sich ausführlich mit dem Zusammenhang von Zwang und Perversion auseinandersetzte. Er beschrieb beide hinsichtlich der Ich-Syntonizität als Antipoden. Zwischen den beiden Polen gäbe es jedoch viele Übergänge.

Aufgrund der psychoanalytischen Metapsychologie zum Zwang, in der die „Analerotik" und analsadistische Triebregungen hervorgehoben werden, wäre – wenn wir die Sexualität zwangsneurotischer Männer hinsichtlich möglicher

Störungen betrachten – mit Homosexualität und sadomasochistischen Perversionen zu rechnen. In der Literatur zur Zwangs- und Perversionsforschung finden sich hierfür viele Beispiele und Hinweise, die hier nicht alle aufgeführt werden sollen. Welner et al. (1976) fanden in ihrer Untersuchung von 150 Zwangskranken 3 Männer mit Perversionen, Delkeskamp (1965) stellte bei seiner katamnestischen Studie an 41 Zwangsneurotikern bei 2 Männern Homosexualität und bei 2 Patienten ausgeprägte sadomasochistische Neigungen fest. Der Sadomasochismus wird nicht nur als perverses Symptom, sondern auch in den Untersuchungen zur Ehe von Zwangskranken („sadomasochistische Kollusion", Willi 1975) als klinisch und psychopathologisch relevantes Phänomen immer wieder betont, weil sich in ihr eine starke, den anderen „nichtende" destruktive Tendenz zeigt. Diese Ehen seien nach außen sehr stabil, die Partner seien „wie aneinander gekettet", nach innen entfalte sich die ganze Aggressivität und Destruktivität, in der es in erster Linie um Siegen und Besiegtwerden, Dominanz und Machtkampf gehe (vgl. Mester 1981a, b; Willi 1975; Benedetti 1978; Delkeskamp u. Meyer 1967). Die Bedeutung der Homosexualität beim Zwang wurde aus psychoanalytischer Sicht nicht so sehr als Symptom, sondern in ihrer psychodynamischen Bedeutung bei der Entstehung von Zwangssymptomen untersucht. Insbesondere sollen Zwangsrituale die Funktion haben, latente Homosexualität abzuwehren und im Ritual zu bannen (S. Freud, Fenichel 1980, 1982; Veszy-Wagner 1967).

Eine Sonderstellung nehmen jene Zwangsphänomene ein, die mit einer Selbstschädigung des Leibes verbunden sind. Der Leib kann Opfer von Zwangshandlungen werden, insbesondere wenn bestimmte Organe mit leibfeindlichen Einstellungen besetzt sind. Bei Zwangsneurotikern kommt es dann im Rahmen ihrer höchst ambivalenten Einstellung zur Sexualität – einer „Nähe von Askese und Ekstase" nach Mester (1981c) – zu einer Ablehnung des Leibes in seiner Geschlechtlichkeit, des „Geschlechtsleibes" nach v. Gebsattel (1952/53). Die Geschlechtsorgane werden dann manchmal als „besonders schmutzig" oder ekelerregend erlebt und ausgeprägten rituellen Reinigungszeremonien unterworfen. Eicher berichtete über Fälle von zwangsneurotischen Frauen, die z. B. durch Sagrotanspülungen der Scheide sekundär gynäkologische Erkrankungen bei sich selbst verursachten (Eicher 1977, 1980). Man könnte hier von einer Extremform des Waschzwangs sprechen, der einen anderen – direkt die Sexualität betreffenden – Symbolgehalt hat als z. B. der wesentlich verbreitetere Waschzwang der Hände.

Über eine Sonderform aktiv-handelnder Selbstschädigung berichten auch Yaryura-Tobias u. Neziroglu (1983, S. 81 ff.). Sie faßten ein komplexes Krankheitsbild als „clinical entity" unter dem Terminus „compulsive orectic mutilative syndrome" zusammen. Die Besonderheit bestehe darin, daß dieses Syndrom regelmäßig mit manifesten Zwangssymptomen verbunden sei. Den Gesamtsymptomkomplex beschreiben die Autoren wie folgt: Zwangssymptome, Eßstörung (primäre Anorexia nervosa), Sexuelle Störungen, Selbstschädigung, aggressives Verhalten, Schlafstörungen, erhöhte Schmerzschwelle. Die Selbstbeschädigungsformen gingen von selbst zugefügten Hautläsionen bis zu selbst zugefügten Verletzungen der Vaginalschleimhaut. Die Autoren ordneten dieses Syndrom unter den „complex obsessive-compulsive disorders" ein und geben im entsprechenden Kapitel eine Reihe ähnlicher klinischer Beobachtungen anderer Autoren als Literaturhinweise an (1983, S. 96 ff.). Bemerkenswert erscheint auch, daß diese komplexe Störung bislang ausschließlich bei Frauen diagnostiziert wurde.

Im Vergleich zu den Sexualstörungen sind Untersuchungen zum Zusammenhang von Zwang und psychosomatischen Symptombildungen der Geschlechts- und Fortpflanzungsorgane relativ selten. Eine Ausnahme bilden einige Untersuchungsergebnisse zu Uterusmyomen und zur chronischen Prostatitis, in denen eine Beziehung zum Zwang hergestellt wurde. Die Untersuchungen von Bjarsch (1971) und Bjarsch u. Stauber (1973) zur *Koincidenz von Zwangssymptomen und Uterusmyomen* sind in mehrfacher Hinsicht erwähnenswert. Zum einen wurde in beiden Studien nach Zwangssymptomen und nicht nach möglicher Zwangsstruktur hin untersucht, zum anderen sind sie methodisch elegant, da sowohl zwangsneurotische Frauen nach dem Vorhandensein von Myomen als auch Myompatientinnen nach Zwangssymptomen untersucht wurden. Bei der Gruppe zwangsneurotischer Frauen wurden bei 52,9 % Myome beschrieben (Bjarsch 1971). In der umgekehrten Fragestellung wurden 30 Myompatientinnen nach Zwangssymptomen untersucht: 93,3 % hatten Zwangssymptome, davon 60 % mit einem ausgeprägten Schweregrad, während in der Kontrollgruppe bei nur 30 % leichte Zwänge und überhaupt keine ausgeprägten Zwänge festgestellt wurden (Bjarsch u. Stauber 1973).

Eine Ausnahmeerscheinung der Beiträge zu Zwangsphänomenen im Bereich der Gynäkologie und Geburtshilfe stellt die Studie von Popella (1967) dar. Zum einen, weil sie von einem Psychiater stammt, zum anderen, weil sie nicht von einer „psychosomatischen" Denkweise ausgeht, sondern von einer „somatoreaktiven Auslösung" von Zwangssyndromen im Zusammenhang mit „weiblichen Generationsvorgängen" (Menarche, Klimakterium, Schwangerschaft, Wochenbett). Mit „somatoreaktiver Auslösung" meint der Autor: „die Manifestation des Zwangs erfolgt jedoch immer erst unter dem Einfluß emotioneller Labilisierung durch endokrine Umstellungen bzw. in einer somatogenen ‚Streß'-Situation". Er zieht Parallelen zu Wochenbettpsychosen und der von Kluge (1965) vertretenen Auffassung der „somatischen Verankerung" der Zwangsphänomene im Rahmen einer Zyklothymie.

Vergleichbare psychosomatische Syndrome im Urogenitalsystem bei Männern wurden bei der chronischen Prostatitis (sog. vegetatives Urogenitalsyndrom) mit Zwang in Beziehung gesetzt. Janssen et al. (1983 a, b) untersuchten 34 Patienten mit chronischer Prostatitis aus psychoanalytischer Sicht und fanden, daß „psychische Störungen auf anal-zwangsneurotischem Niveau" am häufigsten waren. Diederichs u. Kinsky-Krüger (1983) sowie Diedrichs u. Günthert (1986) bestätigten diesen Zusammenhang.


### 3.2.7 Zwang und primär chronische Polyarthritis (PCP)

Nach Quint (1972, S. 635) liegt bei den rheumatischen Erkrankungen aus psychoanalytischer Sicht eine „chronische emotionale Konfliktlage" vor, insbesondere eine „Fehlverarbeitung aggressiver und anal-retentiver Impulse". Bereits Cremerius (1954/55) machte auf eine erhöhte Dauerspannung der quergestreiften

Muskulatur und eine „Hemmung des retentiven Antriebserlebens" aufmerksam. Er bezog sich auf die funktionelle Pathologie v. Bergmanns und die Arbeiten von Straus zu einer Anthropologie der „aufrechten Haltung" und ging von einer „Erkrankung der Muskulatur" (!) bei Rheumatikern aus. Die von ihm untersuchten Rheumatiker zeigten durchwegs zwanghafte Wesenszüge: Ordnungs- und Sauberkeitsliebe, Pedanterie, hohe moralische Prinzipien und eine extreme Opferbereitschaft, die er als „wohltuende Tyrannei" oder „böse Demut" beschrieb. Diese soll ihre Unfähigkeit zur echten menschlichen Hingabe verbergen. Die Rheumatiker seien halsstarrig und „gepanzert", verbissen und ehrgeizig. Die Patientenschilderungen ähneln sehr der Beschreibung von Zwangskranken. Alexander (1971) spricht bei Rheumatikern von einer „psychologischen Zwangsjacke" aus Furcht und Schuld. Der Halsstarrigkeit entspreche die typische Steilstellung der HWS und die Verspannung der Nacken- und Halsmuskulatur.

Cremerius verglich die PCP hinsichtlich ihrer „anal-retentiven" Konfliktthematik mit anderen psychosomatischen Symptombildungen der Muskulatur sowie Stottern und Tic sowie der Colitis ulcerosa. Folgerichtig stellte er dann folgende Frage, die auch für die vorliegende Untersuchung unter dem Aspekt des Zusammenhangs von Zwang und psychosomatischer Krankheit bedeutsam erscheint: „Warum erkrankt hier die Muskulatur und warum entstehen nicht andere Störungen aus dem retentiven Antriebserleben? (Darmerkrankungen oder Zwangsneurosen ohne klinisch manifeste Organsymptome)" (Cremerius 1978, S. 247). Wir finden hier bereits einen psychosomatischen Deutungsversuch für einen dynamischen Zusammenhang von Zwangsneurose, PCP und Darmerkrankung (Colitis ulcerosa) aufgrund derselben Persönlichkeitsmerkmale und gleicher Konfliktthematik (Hemmung im retentiven Antriebserleben).

Bräutigam u. Christian (1986) bestätigen die Annahmen von Cremerius, sowohl hinsichtlich der zwanghaften Strukturmerkmale als auch der Opferhaltung („ein masochistisch-depressiver Zug mit einem starken Bedürfnis an Selbstaufopferung und übertriebenem Helferwillen, verbunden mit übermoralischem Verhalten"). Schon die Mütter der Rheumatiker seien oft „böse Heilige" und entsprechend betrieben sie selbst später eine „wohltuende Tyrannei über andere". Die vor einigen Jahrzehnten noch in weit größerem Umfang vollzogene Zuordnung der PCP zu Persönlichkeitsstrukturen oder seelischen Störungen ist heute einer gewissen Zurückhaltung gewichen, die exemplarisch mit der Zusammenfassung eines aktuellen psychosomatischen Handbuchbeitrages dargestellt sei: „Die Mehrzahl der Studien macht es wahrscheinlich, daß die seelischen Störungen zu einem guten Teil als Reaktion auf die anhaltend schmerzhafte, behindernde und oft auch entstellende Erkrankung anzusehen sind. Die Hypothese einer spezifischen Rheumapersönlichkeit kann in den psychometrischen Untersuchungen, gleichgültig was ihre Ergebnisse sind, keine Stütze finden" (Raspe 1986, S. 821). Die Rheumatologie sei vielmehr – nach Hartmann (1984) – ein charakteristisches Beispiel für einen „Paradigmawechsel" im ärztlichen Denken und Handeln, der einen neuen Umgang mit den immer häufiger werdenden chronischen Krankheiten ermöglicht.

## 3.2.8 Zwang und Migräne

Daß Zwangskranke besonders häufig über Kopfschmerzen klagen, wird von vielen Zwangsforschern beschrieben. Diese klinische Erfahrung bewog auch Schwidder (1954/55; 1972) die Kopfschmerzen zu den 4 charakteristischen körperlichen Symptomen zu zählen, die das „zwangsneurotische Organsyndrom" ausmachen. Schwöbel (1960), Delkeskamp (1965), Benedetti (1972) und Labhardt (1973) machten an Zwangsneurotikern ähnliche Beobachtungen. Von den 547 Zwangskranken aus der Untersuchung von Taschev (1970) hatten 41,13 % Schmerzsyndrome, wobei Kopfschmerzen eindeutig überwogen.

Wolff (1937) war einer der ersten, der systematische Untersuchungen zu den Persönlichkeitsmerkmalen von Migränekranken machte. Er fand typisch zwanghafte Strukturmerkmale wie Perfektionismus, übersteigerten Ehrgeiz, Reizbarkeit, einseitige Leistungsorientierung und aggressive Hemmung. Peters (1983) vertritt ebenfalls die Auffassung, daß Migränekranke eine typische Persönlichkeitsstruktur haben und formulierte den Terminus „Typus migraenicus". Für ihn sollen neben zwanghaften Zügen v. a. auch Passivität und geringe Frustrationstoleranz charakteristisch sein.

Aus psychoanalytischer Sicht betonten den Zusammenhang von Zwangsstruktur und Migräne insbesondere Bräutigam u. Christian (1986) und Larbig (1982).

## 3.2.9 Zwang und motorische Störungen (extrapyramidale Hyperkinesis, insbesondere Torticollis spasticus, Tic und Schreibkrampf)

Von den in diesem Kapitel insgesamt dargestellten psychosomatischen Krankheiten stellen die motorischen Störungen jene Gruppe dar, die am häufigsten mit Zwangsphänomenen in Beziehung gesetzt werden. Sie treten sowohl als zusätzliche Symptome – das Zwangssyndrom begleitend – auf oder sind mit einer Zwangsstruktur verbunden. Hier ist ein Unterschied zu den oben referierten psychosomatischen Krankheiten wie Colitis ulcerosa, M. Crohn, Migräne oder PCP, bei denen eine zugrundeliegende Zwangsstruktur, jedoch keine manifeste Zwangssymptomatik beobachtet und diskutiert wurden. Bei den motorischen Störungen tritt der Zwang vielgestaltig (Struktur und Symptom) in fließenden Übergängen auf.

Die Störungen der Willkürmotorik nehmen auch in der psychosomatischen Erklärung der Symptombildung eine Sonderstellung ein. Sie werden weitgehend als funktionelle Störungen betrachtet, die den „Funktionsgesetzen der extrapyramidalen und pyramidalen Organsysteme" (Bräutigam u. Christian 1986) folgen. Es handelt sich dabei um Bewegungsabläufe, die gehemmt werden oder „entgleisen" können. Bei der extrapyramidalen Hyperkinese führt die Erregungssteigerung zur Symptomentstehung. Der extrapyramidale und pyramidale Funktionsablauf der Bewegung wird dabei durch seelische Faktoren (z. B. Affekte, Stimmungen) und situative Einflüsse (z. B. beobachtet werden) entscheidend modifiziert.

Bei den folgenden Krankheitsbildern werden psychosomatische „Einflüsse" bei der Symptomentstehung motorischer Störungen angenommen: Schiefhals

(Torticollis spasticus bzw. spasmodicus), Tic, Schreibkrampf, Tourette-Syndrom, Stottern – im weiteren Sinne auch beim Morbus Parkinson.

In einem aktuellen Handbuchbeitrag zu einer „psychosomatischen Neurologie" von Schultz u. Kütemeyer (1986) wird der aktuelle Wissensstand wie folgt zusammengefaßt:

> Unter den verschiedenen extrapyramidalen Hyperkinesen wurden bisher vor allem der Tic – einschließlich der Sonderformen Blepharospasmus und Maladie de Gilles de la Tourette –, der Torticollis spasticus und der Schreibkrampf psychosomatisch untersucht. Bei der Chorea minor und major, beim Ballismus und der Athetose lassen nachweisliche Stammgangliendegenerationen den Impuls zu einem biographischen Zugang offenbar schwer aufkommen. Eine Ausnahme macht das Parkinson-Syndrom, das trotz bekannter Schädigung der Substantia nigra psychosomatische Beachtung gefunden hat. Auch beim Tortikollis und Schreibkrampf werden Stammganglienveränderungen vermutet; in der Vorgeschichte findet sich gelegentlich eine Enzephalitis. Das hyperkinetische Syndrom manifestiert sich aber oft erst Jahre nach der Hirnschädigung in biographisch kritischen Situationen, die nach Bräutigam (1964) „wie ein Schlüssel ins Schloß der latenten extrapyramidalen Funktionsstörung passend, die Erkrankung in Gang bringen . . . Die alternative und kausale Zurückführung auf eine entweder organische oder psychogene Ursache wird dabei einer Kritik unterzogen." . . . Hyperkinesen spiegeln aber nicht unmittelbar ein Ausdrucksbedürfnis wider, wie bei der Konversion, sondern folgen den Funktionsgesetzen extrapyramidaler Störungen (Schultz u. Kütemeyer 1986, S. 950–951).

Wie bereits dargestellt wurde (Abschn. 3.1), haben vor mehr als 50 Jahren Neurologen wie Schilder und Goldstein gerade die motorischen Störungen (extrapyramidale Hyperkinesien) als Beispiele für die Erklärung von Zwangsphänomenen herangezogen.

Die Psychoanalytikerin M. Mitscherlich hat in den Jahren 1958–1973 ein DFG-Forschungsprojekt mit dem Thema „Die Psychoanalyse extrapyramidaler Bewegungsstörungen (Hyperkinesen)" geleitet. Sie führte dabei psychotherapeutische Behandlungen mit insgesamt mehr als 15 000 h an Patienten mit Tic, M. Parkinson, Torsionsdystonie, Chorea Huntington, Chorea minor, Schreibkrampf und Torticollis spasticus durch (s. v. Keutz 1983). In ihren Publikationen über die Hyperkinesen berichtet M. Mitscherlich (1961/62, 19623, 1971 a, b, 1973, 1983) immer wieder über das Vorherrschen einer Zwangsstruktur, begleitende Zwangssymptome oder zwanghafte Handlungsimpulse. Ein Grundproblem dieser Patienten sei die Unfähigkeit, sich mit dem anderen auseinanderzusetzen und eine tiefe Ambivalenz bezüglich aggressiver Tendenzen, „die die totale Zerstörung und Vernichtung, die Auslöschung des anderen ausdrückten" (M. Mitscherlich 1971 b, S. 425). Die Patienten mit den genannten motorischen Störungen seien „außerordentlich Ich-schwach" und das Ich habe „seine Herrschaft über einen Teil der Motorik verloren". Analog der „Allmacht der Gedanken" bei der Zwangsneurose (S. Freud) handele es sich bei den extrapyramidalen Hyperkinesen um eine „Allmacht der Gestik" (Ferenczi 1921) oder eine „Allmacht der Bewegung" (M. Mitscherlich).

Erwähnenswert erscheinen die katamnestischen Ergebnisse: von 25 analytisch behandelten Patienten mit Torticollis spasticus waren auch 20 Jahre nach Behandlungsende fast die Hälfte geheilt und ohne Rückfall (v. Keutz 1983, S. 4).

Ein fruchtbarer psychosomatischer Ansatz zum Verständnis motorischer Störungen stammt aus der anthropologischen Medizin und gründet sich in erster

Linie auf den „Gestaltkreis" von V. v. Weizsäcker (1973) sowie die Arbeiten von Buytendijk (1956, 1967) und Merleau-Ponty (1966). Physikalisch-physiologische sowie moderne kybernetische und systemorientierte Aspekte in der Weiterentwicklung des Gestaltkreiskonzeptes wurden insbesondere zur Motorik von Christian (1953), Buytendijk u. Christian (1963) und C. F. v. Weizsäcker (1956, 1977) beigesteuert. Das Fundament dieser Erklärungsmodelle motorischer Störungen bildet der Gestaltkreisgrundsatz der Einheit von Wahrnehmen und Bewegen, nach dem sich Wahrnehmen und Bewegen im biologischen Akt – hier der Motorik – wechselseitig konstituieren und auch einander „vertreten".

Erweitert wurde es durch die Handlungstheorie von Buytendijk, in der zwischen Handlungen, Ausdrucksbewegungen und repräsentativen Bewegungen unterschieden wird. Die Handlung sei zielgerichtet, Ausdrucksbewegungen tragen eine mitgeteilte Bedeutung in sich, während die „repräsentativen Bewegungen" sich auf einen „Sinn" beziehen, „auf den sie verweisen, den sie vertreten, den sie meinen: Gebärde, Sprache, Schreiben, szenisches Verhalten" (Christian 1986, S. 78). Die letzteren seien besonders für das Verständnis des Schreibkrampfes bedeutsam. Die subjektive Bedeutung des Geschriebenen, der situative Kontext und die Beziehung (Intersubjektivität) sind hier besonders relevant. Die klinische Erfahrung lehrt, daß es Schreibkrampfpatienten gibt, bei denen der Schreibkrampf nur in bestimmten „Bedeutungen" (z. B. Kassenanweisungen eines Beamten, Unterschriftsleistungen eines Kassiers) oder in bestimmten zwischenmenschlichen Situationen (z. B. Anwesenheit einer Autoritätsperson, beim Schreiben beobachtet werden) auftritt.

Folgende motorische Störungen wurden auf der Grundlage dieser Konzeption in einer anthropologisch-phänomenologischen Interpretation verständlicher gemacht: der M. Parkinson durch Kraus (1974) und Korten u. Ketterings (1972), der Torticollis spasticus durch Bräutigam (1954) sowie der Schreibkrampf durch Christian (1986).

Eine entscheidende Weiterentwicklung und Neukonzeption dieser medizinisch-anthropologischen Auffassung motorischer Störungen findet sich im neuesten Werk zur Psychosomatik von Wyss (1986, Bd. II: S. 14 ff. zur „sensomotorischen Einheit" und deren Koordination/Integration; S. 131 ff. zum „Bewegungsorganismus").

Im folgenden sollen jene 4 Formen extrapyramidaler Hyperkinesen – bei denen psychosomatische Einflüsse in weitgehender Einigkeit der Experten diskutiert werden (Tic, Torticollis spasticus, Schreibkrampf, Gilles-de-la-Tourette-Syndrom) – auf ihren Zusammenhang mit Zwangsphänomenen aufgrund vorhandener Literaturberichte untersucht werden.

**Zwang und Tic:** Unter Tic werden rezidivierende, unwillkürliche, wiederholte, schnelle und stereotyp ablaufende Bewegungen verstanden. Sie betreffen umschriebene Muskelgruppen und treten bevorzugt im Gesicht auf („Zwinkern", Gesichtstic, Blinzeltic). Es gibt passagere und chronische Verlaufsformen. Häufigstes Manifestationsalter sind Kindheit und frühe Adoleszenz, so daß sich innerhalb der medizinischen Fachdisziplinen besonders die Kinder- und Jugendpsychiatrie dieses psychosomatischen Syndroms annimmt. Nach Nissen (1986, S. 72) liegt bei 80 % das Erkrankungsalter zwischen dem 4. und 7. Lebensjahr.

Der Tic habe oft „Ausdruckscharakter", sei ein Signal und diene der Spannungs-abfuhr. Die betroffenen Kinder seien meist „übergefügig-passiv", aggressiv-gehemmt und lebten wie Außenseiter oder Sonderlinge (Kontaktstörungen; Nissen 1986, S. 72).

Die Konzepte zur Erklärung des Tics faßte Nissen (1956, S. 99) wie folgt zu-sammen: „Die überwiegende Mehrzahl der Autoren in der frühen analytischen und in der neueren Zeit ordnet den Tic aber den Zwangshandlungen und damit dem Formenkreis der Zwangsneurose zu."

In der Untersuchung von Knölker an 52 zwangskranken Kindern und Jugend-lichen war immerhin bei 25 % ein Tic als Begleitsymptom aufgefallen (Knölker 1984, S. 19). Bei erwachsenen Zwangskranken scheint der Tic ebenfalls vorzu-kommen, wenn auch in einer geringeren Häufigkeit (1 % nach Yaryura-Tobias u. Neziroglu 1983).

Interessanterweise gehört der Tic zu jenen psychosomatischen Symptombil-dungen, mit denen sich Psychoanalytiker „ausnahmsweise" (vgl. 3.1) schon in frühen Jahren beschäftigten. Abraham (1921), Ferenczi (1921) und Deutsch (1925) deuteten den Tic als präverbales Ausdrucksgeschehen und betonen die intersub-jektive Komponente als „Objektbezogenheit". Der Tic wurde entsprechend als Konversionssymptom aufgefaßt, jedoch deutlich von der hysterischen Konver-sion unterschieden. Abraham sprach deshalb von einem „Konversionssymptom auf der sadistisch-analen Stufe", betonte die „anale Organisation" der Psychody-namik und die zwanghaften Charakterzüge. Fenichel ordnete einige Jahre später in seiner bekannten Neurosenlehre den Tic – ebenso wie Stottern und Asthma bronchiale – unter den „prägenitalen Konversionsneurosen" ein (Fenichel 1931, zit. 1982):

Eine Gruppe psychogener Tics „waren einst ausgesprochenes Zwangssym-ptom und dienten der Abwehr oder der Ausführung unbewußter feindseliger oder analer Strebungen; sie wurden nur mit der Zeit ‚automatisiert' und immer weiter ausgeführt, ohne daß es dazu einer besonderen Aufmerksamkeitsleistung des Patienten mehr bedurfte. Sie entsprechen einer Regression auf die anal-sadistische Stufe und gehorchen den Gesetzen der Zwangsneurose". Damit war im psychoanalytischen Schrifttum bereits vor über 50 Jahren der Zusammen-hang von psychosomatischer Symptombildung (hier: Tic) und Zwang – und zwar sowohl auf der Struktur- und Symptomebene als auch in der Psychodynamik – formuliert. Wegen dieser Besonderheit – bei keinem anderen psychosomati-schen Symptom wurde der Zusammenhang mit dem Zwang so früh in der psychoanalytischen Theoriebildung fundiert – sei diesem historisch bemerkens-werten Ereignis unsere Aufmerksamkeit gewidmet.

Es würde den Rahmen der vorliegenden Untersuchung sprengen, die weitere Ticdiskussion zu skizzieren, die sich in einer ungeheuren Vielzahl von Arbeiten ausdrückt und in der der Zusammenhang mit Zwangsstruktur und Zwangsneu-rose immer wieder hervorgehoben wurde (vgl. die aktuellen Beiträge zum Tic in psychosomatischen Lehrbüchern, insbesondere bei Schultz u. Kütemeyer 1986, S. 951 und Bräutigam u. Christian 1986).

**Das Gilles-de-la-Tourette-Syndrom:** Die bereits 1885 von De la Tourette be-schriebene Krankheit ist dem Tic sehr verwandt, da vielgestaltige Tics das Leitsymptom bilden. Zu ihm kommen meist gravierende andere Symptome hinzu, um ein sehr komplexes und schweres Krankheitsbild zu gestalten. Es hat nach dem DSM-III (S. 85) eine Prävalenz (über die gesamte Lebenszeit) zwischen 0,1 und 0,5/1000 und ist – ebenso wie die anderen extrapyramidalen Hyperkinesen – beim männlichen Geschlecht wesentlich häufiger (Verhältnis etwa 3:1).

Wie der Tic selbst beginnt das Tourette-Syndrom in der Kindheit und Adoleszenz. Es ist ein chronisches Zustandsbild, „das neben motorischen Tics in verschiedenen Körperregionen oft zusätzliche komplexe und bizarre Bewegungsabläufe, aber v. a. Phonationstics mit einer extrem ungünstigen Prognose aufweist. Es manifestiert sich überwiegend erstmals im Kindesalter. Seine Symptomintensität ist von emotionalen Belastungen abhängig; sie kann manchmal durch Psychotherapie gebessert, aber nicht geheilt werden. Koprolalie wird nur in etwa 50–60 % der Fälle registriert, andere Vokaltics sind Schlucken, Schreien, Bellen, Brüllen, auch Echolalie oder Wortstereotypien. Automutilatio wird in 40 % der Fälle angetroffen". (Nissen 1986, S. 72–73)

Yaryura-Tobias und Neziroglu (1983, S. 83 ff.) geben einen ausführlichen Literaturüberblick, in dem sie das Resümee ziehen, daß beim Tourette-Syndrom Zwangssymptome sehr häufig seien. Sie ordneten das Krankheitsbild deshalb unter den „complex obsessive-compulsive disorders" ein. Mit Bezug auf mehr als 50 Originalarbeiten zum Tourette-Syndrom und großen eigenen klinischen Erfahrungen vertreten die Autoren die Hypothese: „... the presence of obsessive-compulsive symptoms is a major component" (Yaryura-Tobias u. Neziroglu 1983, S. 83). Es handelt sich um ein sehr schweres und komplexes Krankheitsbild, bei dem Störungen im Dopamin- und Serotoninstoffwechsel vorliegen sollen (Nissen 1986, S. 73; Hirschmüller u. Bartels 1982, S. 672).

Nee et al. (1980), die 50 Fälle des Gilles-de-la-Tourette-Syndroms untersuchten und dabei ausführlich auf biochemische und genetische Untersuchungen eingehen, vermuten trotzdem einen Zusammenhang von Tourette-Syndrom und Zwangssyndromen (vgl. auch Bjarsch 1972). Die einzige ausführliche Falldarstellung einer Patientin mit Tourette-Syndrom und ausgeprägten Zwangssymptomen, die einer phänomenologisch-anthropologischen Interpretation unterzogen wurde, ist von Hoefer (1964) publiziert worden. In einer neueren deutschsprachigen „multidimensionalen" Betrachtungsweise, in der organische, biochemische und psychodynamische Faktoren einbezogen wurden, kamen Hirschmüller u. Bartels (1982) zu folgender Auffassung des Tourette-Syndroms: es handelt sich „um eine chronische psychische Erkrankung mit zwar wahrscheinlich organischer Unterlage, aber erheblicher Verflechtung mit psychodynamischen Faktoren" (S. 673). Die der biologischen Psychiatrie zugehörigen Autoren stellten die Hypothese auf, „ein Wegfall der Hemmungsfunktion des Striatum auf das truncothalamische System könnte als pathogenetischer Faktor von Tics und Zwangsphänomenen eine Rolle spielen" (S. 672). Sie rücken das Tourette-Syndrom jedoch ebenfalls in die Nähe des Zwanges.

**Zwang und Torticollis spasticus (Schiefhals):** Der Schiefhals gehört zu den dystonen extrapyramidalen Hyperkinesen. Die Symptomatik besteht aus einer unwillkürlichen Seitwärtsdrehung des Kopfes, der häufig ein „krampfartiges Ziehen" der Hals- und Nackenmuskulatur vorausgeht. Bräutigam u. Christian (1986) gehen davon aus, daß die der Hyperkinese zugrundeliegende Erregung durch zentralnervöse Schädigungen (Striatum, Putamen, Thalamuskerne) mitbedingt sei. Sowohl bei der Auslösung als auch im Verlauf der Krankheit seien jedoch seelische Faktoren entscheidend. Der Schiefhals stelle – ebenso wie Schreibkrampf und Tic – eine Krankheitsform dar, bei der die alternative Betrachtungsweise „organisch" oder „seelisch" besonders fragwürdig sei. Sie seien vielmehr besonders gute Beispiele, wie organische Vorschädigung und seelische Faktoren (auslösende Situation, Verlauf, Konflikte) zusammenwirken. Die „Stellung des Subjektes in der Welt" und die Beziehung zum anderen haben entscheidenden Einfluß auf die Symptomatik.

Rentrop u. Straschill (1986), die 50 Schiefhalspatienten untersuchten, geben eindrucksvolle Beispiele, wie Konfliktsituationen zu einem abrupten Symptombeginn führten: ein Streit mit der Schwiegermutter; aggressive Auseinandersetzung mit dem Ehemann, in der dieser sich zu erschießen droht; plötzliche sexuelle Annäherung eines Fremden an eine Jungfrau; Rivalitätssituationen. Aggressive und sexuelle Konfliktsituationen dominierten eindeutig. Die Autoren fanden bei einem Großteil der Patienten eine zwangsneurotische Struktur, bei 27 (= 54 %) manifeste Zwangssymptome und bei einer Patientin eine ausgeprägte Zwangsneurose.

In ihren ausführlichen Studien zum Torticollis spasticus wies auch M. Mitscherlich (1961/62, 1963, 1971 a, b, 1983) auf die enge Verwandtschaft zur Zwangsneurose hin (anal-sadistische Phantasien, rigides und starres Über-Ich, große Ambivalenz bezüglich aggressiver Affekte, Protest und Auflehnung).

**Zwang und Schreibkrampf:** Der Einfluß seelischer Faktoren wird beim Schreibkrampf als wesentlich größer angenommen als bei den bisher beschriebenen motorischen Störungen (Tic, Tourette-Syndrom, Torticollis spasticus). „Nur selten wird eine hirnorganische Störung (Striatumläsion) nachgewiesen" (Schultz u. Kütemeyer 1986, S. 952). Da der Schreibkrampf häufig gerade bei der Ausführung beruflicher Tätigkeiten auftritt und andere differenzierte Bewegungsformen ungestört bleiben können, wurde der Schreibkrampf früher zu den „Beschäftigungsneurosen" (v. Rodenberg 1962) gerechnet. Aus der klinischen Erfahrung heraus fällt auf, daß vorwiegend Männer betroffen sind, die in ihrem Beruf aufs Schreiben angewiesen sind, oder daß der Schreibkrampf in Situationen auftaucht, in denen die „Festlegung" im Schreiben große Bedeutung hat. Zimmert (1959) berichtete über das Auftreten des Schreibkrampfs in einer Betrugssituation und Bräutigam u. Christian (1986) über einen Polizisten, der einen „Schuldigen aufschreiben" wollte. Christian (1986, S. 82 ff.) erläuterte gerade an diesem Fallbeispiel seine am Gestaltkreis V. v. Weizsäcker (1940) orientierte „moderne Handlungstheorie". Dabei unterstrich er die „Zielstruktur der Handlung", den affektiv besetzten Aufforderungscharakter (im Beisein von Schuldigen und Zeugen den Ertappten „festzuhalten" und die Personalien „festzustellen"), sowie die intersubjektive Situation (Anwesenheit anderer, Beobachtet-Werden). In dieser subjektiv als äußerst bedeutungsvoll erlebten Situation wird nach Christian die Handlung verunmöglicht, da es zu einer „Entdifferenzierung" und einem „Zerfall der Koordination" käme. Die Synthese und

Synergie zur „Mehrfachhandlung in dynamischen Umfeldern" gelingt nicht, es kommt zu einer „Desautomatisierung" im Schreibkrampf.

Bei einem vom Verfasser selbst untersuchten Schreibkrampfkranken, der auch unter vielen Zwangssymptomen litt (vgl. Kap. 4), trat der Schreibkrampf bevorzugt auf, wenn er als Finanzbeamter Kassenanweisungen für Barauszahlungen zu unterschreiben hatte und wenn sein Chef oder ein von ihm „gehaßter" Arbeitskollege anwesend waren. War der Patient zu Hause alleine und schrieb „Belangloses", so war der Schreibakt meistens ungestört. Als er bei der Erstuntersuchung einen Fragenkatalog beantworten sollte, gab er denselben unbeantwortet zurück, weil es ihm durch den Schreibkrampf nicht möglich sei (subjektive Bedeutung, Aufforderungscharakter).

In der Literatur wird nach Schoefer u. Wyss (1979, S. 75) „häufig auf anankastische Züge" hingewiesen. Nowak u. Hinterhuber (1975) untersuchten 19 Schreibkrampfpatienten und stellten folgende Persönlichkeitsmerkmale fest, die der Zwangsstruktur sehr nahekommen: Hyperreflexion, Selbstunsicherheit, perfektionistische Tendenzen, starke Leistungsorientierung, Übererregbarkeit. Ein von Condrau (1960/61) beschriebener Patient wurde als pedantisch-verkrampft, moralisch-rigide, beziehungsunfähig und vereinsamt beschrieben. Bräutigam u. Christian (1986) gehen in ihrem Lehrbuch der Psychosomatik von einer „aufgelockerten Zwangsstruktur" bei Schreibkrampfpatienten aus.

Hauptvertreter der Annahme eines Zusammenhanges von Schreibkrampf und Zwangsstruktur ist Schwidder (1954/55; 1972). Er stellte sogar die Hypothese auf, daß die letztere „stets vorhanden" sei. Die Genese hyperkinetischer Symptome der Motorik erklärt er wie folgt:

> Nach unseren Krankengeschichten ist mit großer Wahrscheinlichkeit anzunehmen, daß mit der Entstehung der Zwangsstruktur – also mit der erheblichen Hemmung der motorischen Expansivität und der Abriegelung der dazugehörigen Emotionalität – körperliche Rückwirkungen über die Großhirnrinde auf die Stammganglien des extrapyramidalen Systems stattfinden, und zwar vermutlich im Sinne einer stärkeren funktionellen Bremswirkung. Die bei Zwangsneurotikern zu beobachtende Steife und Starre der Körperhaltung, die Neigung zu Spannungen und Verkrampfungen scheint in diesem Zusammenhang zu gehören. Es findet offensichtlich eine Änderung der unserer Willkür entzogenen motorischen Gesamtreaktion statt, der „motorischen Stimmung", wie es Schaltenbrand genannt hat ... Es erscheint dabei durchaus möglich, daß die dauernde funktionelle Beanspruchung zentralnervöser Regulationen durch fortwährende Unterdrückung motorisch-aggressiver Impulse mit der Hemmungswirkung der Großhirnrinde in einem längeren Zeitraum auch tiefgreifende Schädigungen in den Stammganglien hervorruft. Unsere Beobachtungen – z. B. die stets vorhandene zwangsneurotische Struktur beim Schreibkrampf – weisen darauf hin, daß auch die mit den Stammganglien eng verbundenen zentralnervösen Zentren betroffen sein können (Schwidder 1954/55, S. 139–140).

Fassen wir die hier referierten Literaturergebnisse der 4 dargestellten motorischen Störungen zusammen, so fallen folgende Zusammenhänge auf:

1. Bezüglich des Erkrankungsalters: Tic und das Tourette-Syndrom sind typische Krankheitsbilder der Kindheit und Adoleszenz, Schreibkrampf und Torticollis spasticus treten meistens im 3.–5. Lebensjahrzehnt auf.
2. Es zeigt sich eine deutliche Geschlechtspräferenz der motorischen Störungen mit einer Bevorzugung des männlichen Geschlechts (Verhältnis etwa 3:1).

Bjarsch (1972) macht dafür die Unterschiede beider Geschlechter im Umgang mit Aggressionen verantwortlich (biologisch-genetische Faktoren).
3. Organläsionen als „Vorbedingung" („somatisches Entgegenkommen" nach S. Freud) werden bei allen 4 genannten motorischen Störungen diskutiert (in erster Linie der Stammganglien: Striatum). Sie scheinen beim Torticollis spasticus und dem Tourette-Syndrom am gravierendsten und beim Schreibkrampf am wenigsten ausgeprägt zu sein. Seelischen Einflüssen kommt bei der Symptomentstehung (auslösende Situation) und im Krankheitsverlauf große Bedeutung zu.
4. Bei allen 4 genannten motorischen Störungen wird eine Zwangsstruktur diskutiert.

### 3.2.10 Zusammenfassung

Ein zusammenfassender Blick auf die rezipierte Literatur zeigt, daß es offensichtlich keine „Spezifität" gibt. Bei fast allen psychosomatischen Krankheiten wurden Zwangssymptome – sowohl Zwangsstruktur als auch manifeste Zwangssymptome – in bisherigen Untersuchungen festgestellt und diskutiert. Es ergaben sich jedoch deutliche Hinweise, daß manche Organsysteme häufiger und andere seltener im Zusammenhang mit einer Zwangssymptomatik „erkranken". Vereinfacht läßt sich aus dem Literaturüberblick folgendes „Profil" hervorheben:

Häufig erscheint der Zusammenhang von Zwang und

1. Anorexia nervosa,
2. extrapyramidalen Bewegungsstörungen (Hyperkinesien) wie z. B. Schreibkrampf, Torticollis spasticus, Tic;
3. psychosomatischen Krankheiten des Magen-Darm-Traktes (funktionelle Magen-Darm-Störungen; Colitis ulcerosa; M. Crohn);
4. psychosomatischen Herz-Kreislauf-Erkrankungen.

Im Vergleich dazu relativ selten ist in der Literatur der Zusammenhang von Zwang und

1. funktionellen Sexualstörungen (z. B. Vaginismus, Ejaculatio praecox, Erektionsstörungen, Frigidität und Anorgasmie);
2. psychosomatischen Symptombildungen des Urogenitalsystems,
3. psychosomatischen Hauterkrankungen (z. B. Neurodermitis),
4. psychosomatischen Erkrankungen der Atmung (z. B. Asthma bronchiale, nervöses Atemsyndrom, Hyperventilationssyndrom).

Diese grob orientierenden „Häufigkeitsverteilungen" bzw. „Schwergewichte" spiegeln sich auch in der Anzahl der wissenschaftlichen Arbeiten und der klinischen Erfahrungsberichte wider (s. Tabelle 2). Ein entscheidend neuer und für die Zukunft richtungsweisender Erklärungsansatz für die klinische Erfahrung,

**Tabelle 2.** Überblick zum Zusammenhang von psychosomatischen Krankheiten und Zwang (nach Zwangssymptomatik und Zwangsstruktur differenziert), wie er sich in der neueren Literatur darstellt

| Psychosomatische Krankheitsbilder | Zwangssymptomatik, Zwangssyndrome | Zwangsstruktur, zwanghafte Persönlichkeit, Zwangscharakter |
|---|---|---|
| Anorexia nervosa | +++ | +++ |
| Bulimie | + | + |
| Funktionelle Herzbeschwerden (einschließlich Herzphobien und paroxysmale Tachykardien) | +++ | ++ |
| Essentielle Hypertonie | + | + |
| Koronare Herzerkrankung und Myokardinfarkt | – | ++ |
| Hyperventilationstetanien (nervöses Atemsyndrom) | – | + |
| Asthma bronchiale | – | – |
| Ulcus ventriculi | – | – |
| Ulcus duodeni | – | – |
| Funktionelle Darmstörungen (Obstipation, Colica mucosa) | ++ | ++ |
| Colitis ulcerosa | + | +++ |
| M. Crohn | – | ++ |
| Funktionelle Sexualstörungen | +++ | + |
| Psychosomatische Syndrome des Urogenitalsystems | + | + |
| Primär chronische Polyarthritis | – | + |
| Migräne, Kopfschmerzen | +++ | ++ |
| Tic | +++ | +++ |
| Gilles-de-la-Tourette-Syndrom | +++ | +++ |
| Torticollis spasticus | +++ | +++ |
| Schreibkrampf | +++ | +++ |
| Hyperthyreose | – | – |
| Neurodermitis | – | – |

+++ weitgehende Übereinstimmung in den Standardwerken der Psychosomatik und/oder sehr häufige Hinweise in Fachpublikationen zu dieser Krankheit
++ häufige Hinweise ⎫
\+ vereinzelte Hinweise ⎬ in der Fachliteratur gefunden
– keine Hinweise ⎭

daß manche Organsysteme häufiger im Zusammenhang mit Zwangssymptomatik auftauchen und andere seltener, findet sich im neuen 3bändigen Werk der Psychosomatik von Wyss (vgl. 5.2).

## 3.3 Organisch-biologische und genetische Bedingungen der Zwangssyndrome

Die im vorherigen Abschnitt (3.2) referierten, äußerst vielgestaltigen Zusammenhänge der Zwangssyndrome mit psychosomatischen Krankheiten verweisen deutlich auf die „somatische Dimension" des Zwanges. Eine Trennung in „somatisch/organisch" und „psychisch" (neurotisch) wird dadurch mehr als fragwürdig – was bereits bei den psychosomatischen Einflüssen der motorischen Störungen (extrapyramidale Hyperkinesen, vgl. 3.2.9) zum Ausdruck kam. Auch die Annahme einer „Psychogenie" wird dadurch sehr problematisch (vgl. Wyss 1982, Bd. I, S. 87 ff. und 1986, Bd. II, S. 260 ff.). Innerhalb der Erforschung der Zwangssyndrome gibt es Richtungen, die sich besonders mit den organisch-biologischen und genetischen Bedingungen befassen:

1. Erforschung hereditärer bzw. genetisch-konstitutioneller Bedingungsfaktoren der Zwangssyndrome (z. B. Zwillingsforschung);
2. neuropsychiatrische Beiträge, die das Auftreten von Zwangsphänomenen bei organisch bedingten neurologischen und psychiatrischen Krankheiten untersuchen, und damit den möglichen organischen Bedingungsfaktor bei der Gesamtbetrachtung der Zwangsentstehung betonen;
3. Beiträge der „Biologischen Psychiatrie" (z. B. EEG- oder CT-Untersuchungen bei Zwangskranken; biochemische Untersuchungen, besonders der Neurotransmitter; Grundlagenforschung zur Wirksamkeit von Psychopharmaka bei Zwangssyndromen).

Die Ergebnisse dieser 3 genannten wissenschaftlichen Zugänge der Zwangsforschung müssen insbesondere bei der Thematik der vorliegenden Untersuchung Beachtung finden, da „psychosomatisch" und „somatopsychisch" grundlegend in einem dynamischen und organismischen Gesamtzusammenhang zu sehen sind (vgl. Wyss 1986, Bd. II, S. 304 ff.).


### 3.3.1 Frühe Arbeiten zur „organischen Dimension" der Zwangssyndrome

Der Versuch, die Zwangsphänomene in ihrer organischen Bedingtheit zu verstehen, begegnet uns bereits in den frühen Arbeiten von Griesinger (1868) und Westphal (1877), die dem bekannten Postulat Griesingers „Geisteskrankheiten sind Gehirnkrankheiten" folgen. Organische Ursachenfaktoren – im Gehirn lokalisiert – sollten den Schlüssel zum Verständnis des Zwanges liefern. Die Arbeiten von Goldstein (1924) und Schilder (1938, 1940) sind zwar ebenfalls dem Grundgedanken der „organischen Dimension" des Zwanges verpflichtet (vgl. 3.1), doch ermöglichen die Begriffe der „Funktion" und des „Organismus" bei Goldstein bereits einen dynamischen Zusammenhang. Er sprach von „funktioneller Bedingtheit" und suchte nach Gemeinsamkeiten und Übereinstimmungen von „psychischen" und „organisch striär bedingten" Zwangserkrankungen. Der Psychiater Bürger-Prinz (1930) anerkannte zwar die „triebmäßig, z. B. sexuelle Ableitung vieler Zwangsneurosen", hielt aber eine „Schwächung des biologischen Bodens, eine Schädigung der Persönlichkeit in ihren biologischen Grundlagen" für den basalen Vorgang bei der Zwangsentstehung. Ihn interessierte am Zwangsphänomen besonders das „Ineinanderspiel von automatischem Geschehen, Triebhaftem und nur biologisch Deutbarem ... bis an die Grenze, wo das Zwangsgeschehen selbst einem psychologischen Zufassen entgleitet" (1930, S. 703). Hierin sind sicherlich Anfänge einer psychosomatischen und organismischen Sichtweise zu erkennen, die in dem Satz gipfelt:

Der Zwang sollte aus dem gesamten Leben des Organismus und der Seele bzw. ihren Störungen abgeleitet werden und gewissermaßen bis in die Tiefen des inneren Getriebes des menschlichen Daseins verfolgt und erst aus ihr heraus fundiert werden. Wir selbst haben hier von der „leibnahen dynamischen Schicht" gesprochen . . . (Bürger-Prinz 1930, S. 698).

Brickner, Rosner u. Munro (1940) haben die Gedanken von Schilder und Bürger-Prinz aufgenommen und weiterentwickelt. Sie fragen „Why may not ‚the psyche' be considered incorporated in the somatic processes?" und kommen zu dem Schluß, Zwang sei „a function of a neural unit, form and body is given to an entity which has existed clinically as a reality, but physiologically only as an abstraction" (1940, S. 382). Von Ditfurth (1953) versuchte über pathologische Stoffwechselbefunde (Blutzuckerregulation, adrenerges System) „diencephale Funktionsanomalien" bei Zwangskranken nachzuweisen. Diese Forschungsstrategie wurde damals nicht wesentlich weiterverfolgt und erlebte erst Jahrzehnte später mit dem Aufschwung der biologischen Psychiatrie und deren Untersuchungen zu den Neurotransmittern entscheidende neue Impulse (vgl. 3.3.4).

### 3.3.2 Hereditäre bzw. genetisch-konstitutionelle Faktoren bei Zwangssyndromen

Die Annahme einer erblichen Komponente bei Zwangssyndromen – insbesondere bei der „Zwangspsychopathie" (ausgeprägten „Zwangscharakteren") oder zwanghaften Persönlichkeiten (nach neuerer Nomenklatur) – hat eine lange Tradition und führte bald zu entsprechenden Untersuchungen. Ein Überblick über erbbiologische Studien der ersten Hälfte dieses Jahrhunderts (z. B. Zwillingsforschung, Arbeiten zu den Konstitutionstypen, Familien- und Angehörigenuntersuchungen) findet sich bei Rüdin, die zugleich eine umfangreiche Analyse der hereditären Beziehungen bei 130 Zwangskranken mitteilte (1953). Sie kam zu folgendem Ergebnis:

> Bei der Zwangsneurose handelt es sich in der Tat um eine Psychoneurose, wobei eine scharfe Unterscheidung zwischen psychopathischer und neurotischer Veranlagung unseres Erachtens weder möglich noch nötig ist. Eine enge Zugehörigkeit zu Schizophrenie und manisch-depressivem Irresein besteht wohl nicht, obgleich beide Psychosen in der Verwandtschaft der Zwangsneurotiker leicht vermehrt vorkommen . . . Im Einzelfall bedarf es zur Entwicklung einer manifesten Zwangserkrankung aber wohl doch noch weiterer Faktoren, die wir jedoch weniger in Erlebnissen und psychischen Traumen (diese wirken wohl mehr pathoplastisch, gelegentlich auch auslösend) als vermutlich in der Zusammensetzung der restlichen Persönlichkeit, der Gesamtkonstitution, zu suchen haben (Rüdin 1953, S. 53).

Die Autorin geht von einer „kontinuierlichen Variation" und einem polygenen Vererbungsmodus aus.

In einer an der Berliner Charité nach den Kriterien von Leonhard (z. B. Persönlichkeit, Temperament, Erziehungsstil) durchgeführten Studie an 32 Zwangsneurotikern und deren Angehörigen (Neumärker 1970) ergab sich, daß „bestimmte Kombinationen von anankastischer Persönlichkeit mit einem begünstigenden (zyklothymen oder subdepressiven) Temperament" für die Entstehung der Zwangsneurose entscheidend seien (1970, S. 189).

Einen bedeutsamen neuen Impuls zur Diskussion von Erbfaktoren bei der Zwangsneurose brachte in den vergangenen 2 Jahrzehnten die Zwillingsforschung, die durch größere internationale Zusammenarbeit und aufwendige Untersuchungen an einer größeren Zahl von Zwillingspaaren belegt wurde (vgl. Heigl-Evers u. Schepank 1980: Untersuchung an 100 + 9 Zwillingspaaren); In einer Sammelkasuistik von 21 Zwillingspaaren mit Zwangsneurosen aus der Weltliteratur kam Schepank (1973), S. 452) zur Auffassung, die Konkordanz-Diskordanz-Verteilung bei EZ und ZZ sei „signifikant für die Erbhypothese". In einem ausführlichen Literaturüberblick zur Zwillingsforschung betont Becker (1980, S. 116 ff.) ebenso die große Bedeutung von Erbanlagen für die Zwangsneurose. Mit Bezug auf Inouye (1965) gibt er folgendes mögliches psychoanalytisches Erklärungsmodell:

> Das Ich oder Über-Ich unterdrücke Impulse, die aus dem Kern einer abnormen Persönlichkeit stammen, und aus diesem Konflikt erwachse die Neurose. Die deviante Persönlichkeitsstruktur könnte erblich bedingt sein (Becker 1980, S. 116).

Von Psychoanalytikern wird als Kritik einer möglichen Überbewertung der Konkordanzraten bei EZ eingewendet, daß die „Paargemeinschaft" und die Interaktion der Zwillingsdyade in ihrem Einfluß genügend berücksichtigt werden müssen (vgl. Heigl-Evers 1981). Von Ihda (1965) und Inouye (1965) stammen bislang die Untersuchungen mit der größten Anzahl von zwangsneurotischen Zwillingspaaren (n = 20 bei Ihda und n = 10 bei Inouye). Rasmussen u. Tsuang (1984) geben einen Überblick über die 10 wichtigsten Studien an monozygoten Zwillingspaaren mit Zwangssyndromen. Sie betonen dabei die großen methodischen Probleme und Unzulänglichkeiten bisheriger Untersuchungen zur Zwillingsforschung. Ihnen erscheinen die bislang vorliegenden Ergebnisse „suspekt" und sie mahnen zu vorsichtiger Zurückhaltung.

Nach Kidd u. Matthyse (1978) sollen jene monozygoten Zwillingspaare, die für eine Krankheit diskordant sind, am aussagekräftigsten sein, weil sie uns erlauben, die Erbhypothese zu verwerfen bzw. das Ausmaß genetischer Determinierung in Frage zu stellen. Diese fundamentale Kritik der Zwillingsforschung gilt auch für die Ergebnisse zu den Zwangssyndromen und sie wird durch die widersprüchlichen Ergebnisse und Interpretationen nur noch verstärkt.

### 3.3.3 Neuropsychiatrische Beiträge zu Zwangsphänomenen bei organisch bedingten neurologischen und psychiatrischen Erkrankungen

Die organisch-biologische bzw. somatische Dimension der Zwangsphänomene wurde seit Beginn des Jahrhunderts in der neurologischen und psychiatrischen Zwangsforschung hervorgehoben. Die klinische Beobachtung zeigte, daß bei verschiedensten organisch-neurologischen Erkrankungen gleichzeitig, im Verlauf oder auch nach Remission der neurologischen Symptomatik Zwangssymptome auftreten. Die Enzephalitisepidemie nach dem 1. Weltkrieg lieferte hierzu einen großen Beitrag klinischer Erfahrung. Zwangssymptome bei Enzephalitiskranken wurden in zahlreichen Arbeiten beschrieben (vgl. 3.1 und 3.2.9). In der neurologisch-psychiatrischen Theoriebildung ging es dann sehr um die Frage, in welchem ätiopathogenetischen Zusammenhang die organische Schädigung (anatomisch-strukturelle Läsion oder funktionelle Störung des ZNS) mit den psychischen Zwangserscheinungen stehen. Auch wenn es sich hier nicht um psychosomatische Krankheiten im engeren Sinn handelt, so ist doch mit der hier vertretenen Fragestellung (Zwang und psychosomatische Symptombildungen) eine wesentliche Gemeinsamkeit zu sehen: die Wechselwirkung von Psyche und Soma, der leibseelische Zusammenhang bzw. die organische und die seelische Dimension in ein und demselben Krankheitsprozeß. Diese Gemeinsamkeit – sicherlich mit einer anderen Ätiöpathogenese – ist bei den motorischen Störungen mit psychosomatischen Einflüssen (vgl. 3.2.9) am größten. Die Frage nach dem leibseelischen Zusammenhang stellt sich jedoch ebenso bei der Verschränkung von Colitis ulcerosa mit Zwang und letztlich bei allen psychosomatischen Krankheiten.

Die Diskussion der Zwangsphänomene bei den organisch-neuropsychiatrischen Krankheitsbildern trägt daher indirekt viel zum Gesamtverständnis der Zwangserscheinungen bei. Zwangssymptome wurden bei den folgenden Krankheitsbildern häufig beschrieben: Encephalitis epidemica, Chorea minor, Epilepsie, multiple Sklerose, progressive Paralyse, Intoxikationen, seniler Demenz, Arteriosklerose, zentraler Neurofibromatose (Benos et al. 1977), hirnatrophischen Prozessen (de Boor et al. 1952) und Schädel-Hirn-Traumen. Es gibt viele Hunderte, wenn nicht Tausende von Publikationen, die auf den Zusammenhang dieser Krankheitsbilder mit Zwangserscheinungen eingehen. Sie können im Rahmen dieser Arbeit nicht referiert werden. Übersichten hierzu finden sich bei de Boor (1949), de Boor et al. (1952), Steiner (1930), Grimshaw (1964) und Yaryura-Tobias u. Neziroglu (1983), S. 108 ff.).

### 3.3.4 Neuere Beiträge der biologischen Psychiatrie zu den Zwangssyndromen

In den beiden letzten Jahrzehnten erfolgten auf dem Gebiet der biologischen Psychiatrie zahlreiche experimentelle und empirische Untersuchungen, die in erster Linie die organische Dimension der Zwangsentstehung aufzuklären versuchen, um damit biologisch-somatische (z. B. Pharmakotherapie, ECT, psychochirurgische Maßnahmen) Therapieansätze zu eröffnen. Ihre wesentlichen Ergebnisse sollen am Beispiel der EEG- und CT-Befunde sowie den biochemischen Untersuchungen (z. B. Neurotransmitter) und der Pharmakotherapie dargestellt werden.

**EEG-Befunde bei Zwangskranken:** Das EEG ist seit etwa 4 Jahrzehnten eine Routineuntersuchung, die Aufschluß über mögliche neurologische und neurophysiologische Faktoren zur Erklärung des Zwangs geben soll.

In der folgenden, von Knölker (1984, S. 29) erstellten Tabelle 3, sind die relevantesten Untersuchungen und deren Ergebnisse zusammengefaßt:

**Tabelle 3.** Zwangssyndrome und EEG-Befund

| Autoren | Jahr | n | Alter (Jahre) | Kontroll-gruppe | Methode | Ergebnisse |
|---|---|---|---|---|---|---|
| Pacella | 1944 | 31 | Erwach-sene | – | EEG-Ableitung | 22 abnorme EEG-Befunde, davon 14 mit Krampfmustern |
| Rockwell u. Simons | 1947 | 24 | 13–45 | – | EEG-Ableitung | Pathologisches EEG (exzessiv vermehrt 5–7/s $\vartheta$-Aktivität) bei allen Patienten mit zusätzlicher „psychopathischer Persönlichkeit" |
| Ingram u. McAdam | 1960 | 30 | Erwach-sene | – | EEG-Ableitung | 1 Patient abnormes EEG, 2 Patienten leichte Dysrhythmie, 27 Patienten Normalbefunde |
| Matousek u. Nesnida-lova | 1964 | 8 | $\bar{x} = 11{,}3$ | – | EEG-Ableitung | 6 Patienten abnormes EEG (biologische Unreife) |
| Bingley u. Persson | 1978 | 35 | 20–59 ($\bar{x} = 40$) | – | EEG-Ableitung vor und nach Operationen | 5 Patienten erhöhte $\vartheta$-Aktivität frontotemporal, 2 Patienten diffuse $\vartheta$-Aktivität, 28 Patienten normales EEG |
| Flor-Henry et al. | 1979 | 10 | $\bar{x} = 37{,}3$ | 23 gesunde | Frequenzana-lyse und neuro-psychologischer Test | Bei Zwangspatienten signifikant vorherrschende links-frontale Dysfunkion |
| Rapoport et al. | 1981 | 9 | 13–17 ($\bar{x}=14{,}2$) | 15 Patienten ($\bar{x} = 13{,}1$) Lern- oder Verhaltens-störung | Schlaf-EEG | Schlaf-EEG ähnelt Patienten mit primär depressiven Störungen Zwangsgruppe mit weniger Linkshemisphärendominanz |
| Shagass et al. | 1981 | 35 (13[a]) | 19–57 ($\bar{x} = 30$) | 35 gesunde $\bar{x} = 31$) | EEG und SEP | Negative Korrelation bei neuro-tischen Patienten, ohne spe-zielle Befunde bei einzelnen Neuroseformen |
| Insel et al. | 1982 | 14 | 18–71 ($\bar{x} = 36$) | 14 gesunde ($\bar{x} = 35$) | Schlaf-EEG | Signifikant erniedrigte Schlaf-dauer und verkürzte REM-Latenz, gehäuftes Erwachen → mögliche biologische Verbin-dung zwischen Zwang und affektiven Psychosen (Depression) |

[a]Zwangsneurosen

Die Untersuchungsergebnisse und deren Interpretation sind sehr widersprüchlich. Der Auffassung, daß Zwangskranke vermehrt pathologische EEG-Befunde im Sinne einer frontotemporalen Dysfunktion aufweisen, stehen Untersuchungsergebnisse gegenüber, die das Gegenteil „beweisen" sollen, nämlich daß Zwangskranke gewöhnlich normale EEG-Befunde haben (ausführliche Erörterung bei Knölker 1984, S. 30). Knölker erstellte bei den von ihm untersuchten 52 zwangskranken Kindern und Jugendlichen die Routine-EEG-Befunde und zusätzlich EEG-Frequenzanalysen, die vorher bei Zwangssyndromen nur von Flor-Henry et al. (1979) durchgeführt worden waren. Er kam zu dem Ergebnis, daß seine hirnorganisch gesunden Patienten vermehrt abnorme EEG-Befunde hatten (vorherrschend frontotemporale $\vartheta$-Aktivität, unzureichend ausgeprägter biokzipitaler $\alpha$-Rhythmus als Ausdruck einer bioelektrischen Reifungsverzögerung). Diese Befunde seien „jedoch nicht spezifisch für Zwangsneurosen, sondern finden sich ebenso bei einer Vergleichsgruppe von Patienten mit anderen neurotischen Störungen … Unsere mit Hilfe der Frequenzanalyse gewonnenen Ergebnisse scheinen sich mit den schon seit langem bekannten Befunden zahlreicher Autoren zu decken, die anhand von Routine-EEG-Ableitungen an Kindern und Jugendlichen belegt haben, daß auch hirnorganisch gesunde neurotische Patienten zu einem hohen Prozentsatz abnorme EEG-Befunde aufweisen (Knölker 1984, S. 40).

**Computertomographische Befunde bei Zwangssyndromen:** Bislang liegen noch nicht viele Studien mit systematischen CT-Untersuchungen bei Zwangskranken vor. Rapoport et al. (1981) fanden bei ihren 9 zwangskranken Kindern normale CT-Befunde. Insel et al. (1983) fertigten bei 10 von 18 Zwangskranken CTs an und konnten keine „signifikanten Unterschiede" zu einer nichtpsychiatrischen Kontrollgruppe erheben. Bei CT-Untersuchungen an 11 Patienten mit Gilles-de-la-Tourette-Syndrom stellten Yaryura-Tobias u. Neziroglu (1983, S. 85) bei 2 Patienten abnorme CT-Befunde fest: der eine zeigte eine kortikale Atrophie, der andere einen vergrößerten linken Seitenventrikel. Von Behar et al. (1984) stammt die erste Studie, die in einem hohen Ausmaß über auffällige CT-Befunde berichtet.

Die durchschnittliche VBR („ventricular brain ratio") war signifikant höher als in der Kontrollgruppe, was auf vergrößerte Ventrikel hinweist. Auch die bei den 16 untersuchten adoleszenten Zwangsneurotikern durchgeführten neuropsychologischen Tests ergaben bei fast allen Zeichen einer „CNS dysfunction", wobei diese zerebrale Funktionsstörung mit einer Störung im serotoninergen System in Verbindung gebracht wurde.

**Biochemische Untersuchungen bei Zwangssyndromen und Erfahrungen der Psychopharmakotherapie:** Die umfangreichen biochemischen Untersuchungen zu Zwangssyndromen ergaben in erster Linie Hinweise auf eine Störung im Serotoninstoffwechsel. Schon 1963 berichtete Tellenbach über erfolgreiche medikamentöse Therapie von Zwangskranken mit Imipramin. Capstick u. Seldrup (1973) sowie J. J. u. J. M. Lopez-Ibor Alino (1974) legten Erfahrungsberichte über die positive Wirkung von Clomipramin (Chlorimipramin) vor. Yaryura-Tobias (1977) widmete eine eigene Arbeit der Serotoninhypothese als biochemischen

Erklärungsversuch der Zwangsphänomene. Insel u. Murphy (1981) verglichen in einem ausführlichen Literaturbericht verschiedene Psychopharmaka hinsichtlich ihrer Wirksamkeit bei Zwangssyndromen. Dabei stellte sich ebenfalls Clomipramin als die Substanz mit den besten Therapieerfolgen heraus. Eine neuere Doppelblindstudie zur Wirksamkeit von Clomipramin bei Zwängen wurde kürzlich von Insel, Murphy et al. (1983) veröffentlicht. Die bisherigen Ergebnisse der Neurotransmitterforschung bei Zwangssyndromen sind ausführlich mit mehr als 100 Literaturhinweisen von Yaryura-Tobias u. Neziroglu (1983, S. 226 ff.) zusammengestellt und diskutiert worden.

Die positive Wirksamkeit von trizyklischen Antidepressiva bei Zwangssyndromen aktualisiert seit Jahrzehnten immer wieder diskutierte Zusammenhänge zwischen Zwang und Zyklothymie bzw. manisch-depressiver Erkrankung (vgl. Lauter 1962; Kluge 1965; Videbech 1975; Gittleson 1966 a, b, c, d; Meyer 1972; Payk 1976).

Die in diesem Kapitel dargestellten neuropsychiatrischen und biologisch-psychiatrischen Ergebnisse und Hypothesen erhöhen den Grad der Komplexität – insbesondere wenn das Zusammenspiel bzw. die Wechselwirkung von organischen und psychischen Faktoren thematisiert wird. Für den Gegenstand der vorliegenden Arbeit jedoch sind diese Ergebnisse unerläßlich, wenn auch vielleicht für psychoanalytisch orientierte Psychosomatiker fremd oder befremdend. Wenn in den folgenden Kapiteln ebenso komplexe Krankheitsbilder wie Anorexia nervosa, Schreibkrampf, Schiefhals oder Colitis ulcerosa mit Zwangsphänomenen in Beziehung gesetzt werden, so ist eben diese Komplexität dem „Gegenstand" angemessen. Gerade die genannten Krankheitsbilder beschäftigen mehrere Fachdisziplinen der Medizin – die innere Medizin, Neurologie, Psychiatrie, Kinder- und Jugendpsychiatrie und deren Grundlagenwissenschaften (z. B. Biochemie, Immunologie, Physiologie) wie auch die Psychosomatik und Psychotherapie. Die Integration der Ergebnisse dieser einzelnen Disziplinen ist sehr schwierig, doch immer wieder eine Herausforderung für interdisziplinäre Zusammenarbeit.

Der aktuellste Beitrag der deutschsprachigen Literatur zu den Zwangssyndromen in der Neuauflage der „Psychiatrie der Gegenwart" faßt die in diesem Kapitel deutlich gewordene Komplexität wie folgt zusammen:

> Ohne daß ein bestimmter Erbgang nachgewiesen wurde, konnte eine *biogenetisch mitbedingte Verursachung* (Hervorhebung im Original) der Zwangsneurose insbesondere durch Zwillingsuntersuchungen wahrscheinlich gemacht werden. Sie ist bei der Zwangsneurose größer als bei jeder anderen Neurose. Am naheliegendsten ist die Annahme einer Ergänzungsreihe von einerseits psychosozialen und andererseits biogenetischen Faktoren (Hoffmann 1986, S. 49).

## 3.4 Psychosomatische Theoriebildung zur Erklärung des Zusammenhanges von Zwang und psychosomatischen Krankheiten

Von der schier unüberschaubaren Fülle von Fachliteratur über die Zwangssyndrome geht nur ein ganz geringer Teil davon auf deren Beziehung zu psychosomatischen Krankheiten ein. Noch kleiner ist die Zahl jener Beiträge, die eine Erklärung des Zusammenhangs in einer entsprechenden theoretischen Konzeption versuchen und nicht auf der Symptomebene „steckenbleiben". Die in Abschn. 3.2 deutlich gewordene häufige und komplexe Verflechtung von Zwangsphänomenen und pschosomatischen Krankheitsbildern läßt erwarten, daß psychosomatischeTheorien hierfür Erklärungsmodelle entwickelten. Da es innerhalb der psychosomatischen Medizin sehr viele heterogene Störungen gibt (vgl. v. Uexküll 1986), sind die theoretischen Konzepte analog vielgestaltig. Im folgenden Abschnitt sollen jene theoretischen psychosomatischen Konzepte dargestellt werden, die speziell einen Erklärungsversuch zur wechselseitigen Bedingung von Zwang und psychosomatischen Krankheiten unternommen haben oder im Grundkonzept einen solchen ermöglichen.

### 3.4.1 Psychoanalytische Konzepte

Folgende psychoanalytische Konzepte psychosomatischer Symptom- und Strukturbildung liegen vor und wurden für Erklärungen herangezogen, wie aus einem seelischen Konflikt ein körperliches Symptom entstehen kann oder wie psychische und organische Symptome ineinander übergehen können:

- das Konversionsmodell (S. Freud 1894, 1898, 1923),
- die vegetative Neurose bzw. Organneurose (Alexander 1927),
- das Modell der De- und Resomatisierung (Schur 1974),
- das Modell der „zweiphasigen Verdrängung" (A. Mitscherlich 1953/54, 1966/67)
- die psychoanalytische Theorie der psychosomatischen Erkrankung von Engel u. Schmale (1969),
- objektpsychologische Ansätze und Alexithymieforschung (s. Abschn. 3.4.6).

Bei der Konversion kommt es nach S. Freud zu einer Umsetzung der Erregungssumme eines seelischen Konfliktes in körperliche Innervation (meist sensorisch oder motorisch). Freud selbst sah den Konversionsvorgang als typisch für die hysterische Symptombildung, jedoch nicht als Modell für psychosomatische Krankheiten im engeren Sinne an. Der Konversionsbegriff hat jedoch in der psychoanalytischen Theorie psychosomatischer Symptombildung Anwendung gefunden und ist erweitert bzw. modifiziert worden (vgl. Hahn 1983b; v. Rad u. Zepf 1986; Adler 1986).

Im Erklärungsmodell der „vegetativen Neurose" (Organneurose) von Alexander (1971) werden die körperlichen Symptome als Folge chronisch unterdrückter emotionaler Spannungen (Störung der Homöostase im vegetativen Nervensystem mit Überwiegen des Sympathicus bei „Bereitstellung" und Überwiegen des Parasympathicus bei „Rückzug") interpretiert. Alexander entwickelte darauf aufbauend ein äußerst fragwürdiges Spezifitätsmodell, nach dem spezifische Konfliktkonstellationen und die damit verbundenen emotionalen Faktoren zu bestimmten psychosomatischen Krankheiten führen sollen (Kritik der Spezifitätshypothese bei Janus 1983; Eichfelder 1973).

In seiner Theorie der De- und Resomatisierung beschreibt Schur (1974) 2 antagonistische Prozesse, die alle psychosomatischen Symptombildungen erklären sollen. Mit Desomatisierung meint er den bei jedem Kind natürlicherweise mit Entwicklungs- und Reifungsvorgängen verbundenen Prozeß, in dem undifferenzierte, „primärprozeßhafte" Erlebnis- und Verhaltensweisen ersetzt werden. Reifung bedeutet letztlich Desomatisierung zugunsten der Ich-Entwicklung – und damit Zunahme an Bewußtheit und Abnahme undifferenzierter oder unbewußt gesteuerter Emotionalität und Affektivität. Resomatisierung ist entsprechend der umgekehrte Vorgang: ein Rückgriff (Regression) auf frühere primärprozeßhafte Verhaltensmuster, wobei die „freie Energie" einer „physiologischen Regression" zu somatischen Symptombildungen führe. Eine kritische Würdigung dieses Konzeptes für die aktuelle Psychosomatik findet sich bei v. Rad (1983b) und v. Rad u. Zepf (1986).

A. Mitscherlich (1953/54; 1966, 1967) geht in seinem Konzept einer zweiphasigen Verdrängung davon aus, daß ein ungelöster Konflikt sowohl seelisch als auch körperlich ausgetragen werden kann. Er nimmt eine Gleichzeitigkeit leiblicher und seelischer Prozesse an und vertritt die Auffassung, daß unbewußte Affekte ebenso somatische Erregungsäquivalente haben wie bewußte Affekte. Diese Hypothese der Wirkung unbewußter Affekte ist vielfach einer grundlegenden Kritik unterzogen worden (vgl. Wyss 1986, Bd. II, S. 312 ff.). Die 1. Phase des Konfliktbewältigungsversuches mobilisiere nach A. Mitscherlich psychische Abwehrprozesse und enge die Möglichkeiten des Ichs ein. Bleibt der Konflikt ungelöst und führe zu einer chronischen Dauerbelastung, käme es in einer 2. Phase zur Verschiebung ins Körperliche und der psychosomatischen Symptombildung.

Eine Auslegung des Konzeptes der zweiphasigen Verdrängung speziell bei der Wechselwirkung organischer Erkrankungen mit Zwangssymptomen stammt von Wyss (1954/55), der sich in seinen weiteren psychosomatischen Arbeiten zugunsten eines anthropologisch-integrativen Konzeptes davon distanziert hat (vgl. Wyss 1982, 1986; und Kap. 5 dieser Arbeit).

Engel u. Schmale (1969) legten eine psychoanalytische Theorie der somatischen Störung vor, die einerseits den bisherigen Konversionsbegriff wesentlich erweiterte und objektpsychologische sowie interaktionelle Aspekte vermehrt einbezog, andererseits sowohl das Spezifitätspostulat (Alexander) als auch die Annahme einer Psychogenie in Frage stellte. Die Autoren sprechen von einer „somatopsychisch-psychosomatischen" Krankheit (1969, S. 250) und betonen, „daß die physiologischen oder biochemischen Prozesse, die mit dem fraglichen psychischen Zustand einhergehen, entweder einen pathogenen Einfluß haben oder den Weg einer solchen somatischen Reaktion in Richtung auf die schließliche Krankheit bahnen. Bis jetzt ist der psychosomatischen Forschung eine solche Leistung jedoch noch an keiner Stelle gelungen, denn bisher sind weder die psychologischen noch die biologischen Variablen der Krankheit so genau bestimmt worden" (1969, S. 250). Engel (1977, dt. 1979) entwickelte aus dieser Theorie ein „biopsychosoziales Modell", das den Konzepten von Weiner (Psychobiologie, 1977) und von v. Uexküll u. Wesiack (1986) sehr nahe steht (s. 3.4.4). Der objektpsychologische Aspekt wird in dem berühmten Komplex von „giving up – given up" (Aufgeben – Aufgegebensein) spürbar, in dem die Bedeutung eines faktischen oder phantasierten Objektverlustes bei der Entstehung von psychosomatischen Krankheiten hervorgehoben wird. Dieser „Komplex" sei mit den Gefühlen der Hilflosigkeit und der Hoffnungslosigkeit verknüpft.

Hilflosigkeit meint einen Verlust an Ich-Autonomie, verbunden mit einem Gefühl von Entbehrung wegen des Verlustes von Befriedigung, die von einem außerhalb des Selbsts vorhandenen Objekt ersehnt wird. Hoffnungslosigkeit dagegen spiegelt einen Autonomieverlust mit einem Gefühl der Verzweiflung wider, das aus dem Gewahrwerden der Unfähigkeit des Selbsts, sich die gewünschte Befriedigung zu verschaffen, herrührt (Engel u. Schmale 1969, S. 252).

Dieser Zusammenhang wird hier ausführlich zitiert, weil zum einen in der psychoanalytischen Psychosomatik dem Objektverlust (z. B. Trennungserlebnis) eine zentrale ätiopathogenetische Bedeutung eingeräumt wird, zum anderen auch bei Zwangskranken Verlust- und Trennungserlebnisse, Abhängigkeit/Unabhängigkeit, Nähe/Distanz, die Thematik des Todes und das Zeiterleben im Mittelpunkt stehen.

Fast alle der in Abschn. 3.2 beschriebenen psychosomatischen Krankheitsbilder, die in ihrer Beziehung zum Zwang dargestellt wurden, haben – soweit sie von psychoanalytisch orientierten Forschern bearbeitet wurden, diese theoretischen Konzepte mehr oder weniger als Grundlage. Das Gemeinsame aller hier diskutierten Erklärungsmodelle besteht darin, daß aus einem ungelösten bzw. unbewältigten Konflikt Symptome entstehen, die psychischer oder somatischer Natur sein können. Auf die grundsätzlichen psychodynamischen Erwägungen des Zusammenhanges von Zwangsstruktur und -symptom einerseits und psychosomatischen Symptombildungen andererseits von Quint (1972), Beck (1973a) und Schwidder (1972) sei hier noch einmal ausdrücklich hingewiesen (s. 3.1).

„Wie ist es nun mit dem Zwang in psychosomatischen Erkrankungen bestellt?" fragte Lang (1985) in einer neueren Arbeit und faßt die bisherigen Ergebnisse zusammen. Er sieht den Zwang als „autoprotektives Gegenregulans" mit dem Sinn, das eigene Leben zu sichern und einen drohenden Integritätsverlust zu kompensieren. Wie Quint (1984) betont er die stabilisierende Funktion des Zwanges „im Dienste der Selbsterhaltung". Nach Lang (1985, S. 74) kann „der Zwang das Organsyndrom ‚ersetzen' und auf diese Weise offensichtlich das gegen den eigenen Körper gerichtete destruktive Potential auf eine psychische Ebene ‚heben' und dergestalt den Körper vor Autodestruktion schützen". Beim Zwangsneurotiker sei im Gegensatz zum psychosomatisch Kranken der unbewältigte Konflikt „nicht somatisch, sondern psychisch gebunden" und grundlegend bestehe die „Möglichkeit der Vertretbarkeit somatischer Symptomatik durch Zwangsphänomene" (Lang 1985, S. 72). Hiermit klingt ebenfalls die Thematik des Syndromwandels an, auf die in Kap. 4 und 5 noch näher eingegangen wird. Der mögliche Beitrag der Alexithymieforschung, die ebenfalls von Psychoanalytikern vertreten wird, soll gesondert besprochen werden (s. unten).

### 3.4.2 Medizinisch-anthropologische und anthropologisch-integrative Konzepte

Anhand der Vorstellung einer 39jährigen Frau mit einer Zwangsneurose fragte V. v. Weizsäcker (1947, S. 61 ff.) nach „der Beziehung zum Organischen" im Zwangssyndrom. Die Patientin litt unter interkurrenten Infektionen, die die Zwangssymptomatik begleiteten oder Rückfälle und Besserungen „ankündigten". Die „Verflechtung von Neurose und Infekt" wurde von ihm als „Stellvertretung" beschrieben: „In Schüben folgen Schweißdrüsenabszeß und Furunkulose, verflochten mit Auflösungen des Zwangssyndroms" (1947, S. 65). Auf die wechselseitige Stellvertretung von Zwang und Infektion hat er mehrfach hingewiesen (vgl. V. v. Weizsäcker 1939, 1946).

Von Rad (1983b) faßt den für unser Thema bedeutsamen Zusammenhang von Zwang und Organsymptom in dem Konzept der „Stellvertretung" wie folgt zusammen:

> Körper und Seele gehen miteinander um, sie stehen in einem Verhältnis zueinander, daß sie sich gegenseitig vertreten können, sich erläutern. „Wir hörten, daß die Darstellungsfunktion gegenseitig ist: der Leib stellt die Seele, die Seele den Leib dar. Das Wichtigste in diesem Wechselspiel ist, daß sie einander vertreten . . ." (v. Weizsäcker 1948b, 122). Dem entspricht auch die alte psychoanalytische Erfahrung: Was aus dem Bewußtsein und dem Erleben verdrängt wird, wird leicht im Körperlichen wirksam. Und umgekehrt: wenn es gelingt, etwas ins Bewußtsein zu heben und erlebbar zu machen, so verliert es an körperlicher Wirksamkeit. Es geht hier also nicht um einen psychophysischen Parallelismus oder ein einseitiges Kausalitätsschema, sondern um die komplementäre Bezogenheit gegenseitiger Vertretung und Darstellung (v. Rad 1983b, S. 191–192).

Das Konzept der Stellvertretung ist bei V. v. Weizsäcker (1951) mit den Grundvorgängen der „Psychisierung und Somatisierung" verbunden. Er stellt damit dem aus der Psychoanalyse stammenden Psychogeniebegriff den der Somatogenie (Somatisierung) gegenüber, der für ihn eine andere Bedeutung hat als jener von Schur (s. oben).

> Wir behalten den Eindruck, mehr ist es nicht, daß aus dem Seelischen Körperliches (und umgekehrt) „hervorgehen" kann; was das ist, bleibt noch verborgen. Wir drücken dieses „Hervorgehen" mit dem Worte *Psychogenie* (Hervorhebung im Original) aus und müssen ihr sogleich die *Somatogenie* zugesellen, weil wir ja beobachteten, daß auch aus körperlichen Zuständen psychische hervorgehen können (V. v. Weizsäcker 1951, S. 87).

Der Zusammenhang von Zwang und psychosomatischer Krankheit läßt sich also bei V. v. Weizsäcker in den Begriffen der Stellvertretung, der Somatisierung und Psychisierung fassen, die durch das „Drehtürprinzip" (Prinzip der Darstellungsfunktion und wechselseitigen Verborgenheit) und das „Grundverhältnis" (Verhältnis zwischen den Dingen statt kausaler Ursache-Wirkungs-Beziehung) ergänzt wird (vgl. v. Rad 1974, 1983c; Zacher 1978, 1983a, 1986).

Die Grundgedanken von V. v. Weizsäcker wurden von Wyss wesentlich weiterentwickelt und im Konzept einer „anthropologisch-integrativen Psychotherapie" neu fundiert (ausführliche Darstellung in Kap. 5).

### 3.4.3 Daseinsanalytische „Psychosomatik"

Die daseinsanalytische „Psychosomatik", die sich ebenso wie die medizinische Anthropologie der phänomenologischen Methode bedient und mit der letzteren wesentliche Gemeinsamkeiten hat (Wyss u. Bühler 1985), vermeidet beim Verständnis psychosomatischer Phänomene die Diskussion kausaler Wirkungszusammenhänge von „Psyche" und „Soma" und damit die Leib-Seele-Dichotomie (Condrau 1975, 1985). Sie deutet nach Boss jedes menschliche Kranksein durch Auslegung folgender „Existentialien": Räumlichsein, Zeitlichsein, Gestimmtsein, Endlichsein und Leiblichsein. „Alle diese Existentialien bilden ein untrennbares Gefüge, das jeden Augenblick jegliches menschliche Verhalten durchwaltet und das sein läßt, was es ist." (Boss 1985, S. 111)

In der daseinsanalytischen Krankheitslehre bedeutet jedes Krank-Sein letztlich Einschränkung von Beziehungsmöglichkeiten. Die Grundfrage lautet nach Condrau (1983, S. 204): „Auf welche Weise ist welche Beziehungsmöglichkeit gegenüber welchem Bereich von Begegnendem gestört?" Jeder kranke Mensch sei mehr oder weniger in allen Daseinsvollzügen beeinträchtigt (Offenständigsein, Freiheit des Daseins, wesensmäßiges Gestimmtsein, Mitsein, Eingeräumtsein, zeitliches In-der-Welt-Sein und Leiblichsein; nach Condrau 1983, S. 204).

Der Zwangsneurotiker sei besonders im Freisein und Offenständigsein eingeschränkt (vgl. v. Gebsattel), jedoch auch im Mitsein (Zwang als Abwehr von echter Mitmenschlichkeit, s. oben 2.1). Das Existential des Leiblichseins oder der Leiblichkeit ist bei „psychosomatischen" Krankheiten besonders betroffen. Jedes Kranksein ist in der Daseinsanalyse „leiblich": „Alles Menschliche ist leiblich, aber dieses Leibliche ist immer das Leiben eines bestimmten Weltbezuges, in welchem wir zu einem gegebenen Augenblick gerade aufgehen" (Condrau 1983, S. 205).

Das Verständnis eines Zwangskranken mit psychosomatischen Symptombildungen erfolgt in der Daseinsanalyse wie bei jeder Krankheit dadurch, daß die Beeinträchtigung in den einzelnen obengenannten Daseinsvollzügen aufgewiesen wird, wobei vermutlich Freisein, Mitsein und Leiblichsein sich als die eingeschränkten „Bereiche" erweisen werden.


### 3.4.4 Systemtheoretische und kybernetische Konzepte

Kybernetische und systemtheoretische Modelle haben in den letzten Jahrzehnten innerhalb der Psychosomatik immer mehr an Bedeutung gewonnen (v. Uexküll u. Wesiack 1986; Urban 1983; Buytendijk u. Christian 1963; Guntern 1980; Häuser 1985). Mit Ausnahme von Bjarsch (1967, 1969) wurde von dieser Forschungsrichtung bislang kein Konzept zur Entstehung der Zwangssyndrome, geschweige denn zum Zusammenhang von Zwang und psychosomatischer Krankheit vorgelegt. Die epistemologische Bedeutung liegt nach Häuser (1985) vielmehr in einer grundlegenden Denkweise und den Konsequenzen für Wissenschaft und Forschung. Die Interaktionsprozesse zwischen Organismus und Umwelt stehen dabei im Mittelpunkt (vgl. Situationskreiskonzept von v. Uexküll u. Wesiack 1986; Gestaltkreis von V. v. Weizsäcker; Organismus als kommunikativer Prozeß bei Wyss 1986, Bd. II). Bezüglich des Zusammenhangs von Zwang und psychosomatischer Erkrankung könnten systemtheoretische Modell für folgende offene Fragen einen Beitrag leisten: zum Verständnis des Organismus als Ganzen in seiner Wechselwirkung mit der Umwelt und letztlich – beim Zwang – zur Bedeutung intersubjektiver (kommunikativer) Prozesse bei der Entstehung von Zwangssyndromen und umgekehrt: den systemischen Folgen des Zwangssyndromes selbst. In der Grundlagenforschung wären das Leib-

Seele-Problem und das Organismuskonzept Schwerpunkte systemischer Betrachtungsweisen. Der Wechsel vom analytisch-dualistischen zum systemischen Denken käme nach Häuser einem „Paradigmawechsel" im Sinne der Wissenschaftstheorie von Kuhn (1979) gleich.

### 3.4.5 „Psychobiologie" und „biopsychosoziales Modell"

Die biopsychosozialen Modelle werden hier gesondert angeführt, weil sie-innerhalb der Psychosomatik eine zukunftsweisende Sonderstellung einnehmen. Es handelt sich um integrative Konzepte, die nicht einer bestimmten „Schule" oder Richtung angehören. Sie folgen z. B. weder der psychoanalytischen noch einer verhaltenstherapeutischen Theoriebildung, noch verwenden sie deren theoretischen Konstrukte. In ihrem Integrationsversuch sollen biologische, psychologische und soziale Faktoren sowohl bei der Krankheitsentstehung als auch bei deren Verlauf (z. B. Chronifizierung oder Heilung) gleichermaßen zur Geltung kommen. Ihr Anliegen ist nach Weiner (1983, S. 18) wie folgt zu verstehen:

> Der integrative Ansatz, der prozeßorientiert und nicht strukturorientiert ist, sucht ebenfalls nach einer Erklärung für das Paradoxon, Symptome zu haben bei gleichzeitiger Anwesenheit oder Abwesenheit anatomischer Läsionen oder physiologischer Abweichungen. Dieser Ansatz betrachtet den Krankheitszustand und die Krankheit als ein Versagen der biologischen Anpassung, die zu anatomischen Läsionen führen kann, aber nicht muß. Das Versagen des Anpassungsmechanismus kann auf vielen Ebenen der biologischen Organisation stattfinden, von der psychologischen bis zur immunologischen Ebene: Er kann viele Formen annehmen und letztendlich die gleiche Krankheit auf ganz verschiedenen Wegen hervorrufen.

Krankheitsprozesse seien nie linear, d. h. es gibt „keine lineare Beziehung zwischen einem einzelnen Faktor auf irgendeiner biologischen Organisationsebene einerseits und dem Krankheitszustand oder der Krankheit andererseits" (1983, S. 29). Krankheiten seien „hochvariable und heterogene Phänomene", die immer multifaktoriell bedingt seien. Weiner interessiert sich in seiner „Psychobiologie" ganz besonders für Anpassungsvorgänge und Regulationsstörungen auf verschiedenen Organisationsebenen des Organismus (z. B. hormonelle, immunologische oder zentralnervöse Regulationsvorgänge). Die „Zukunft der psychosomatischen Medizin" (1984) sieht Weiner in der „Erforschung der Psychobiologie im Rahmen einer Zweipersonenbeziehung sowohl bei Krankheit als auch bei Gesundheit" (S. 176), weil „unterstützende Beziehungen" wie z. B. die Arzt-Patient-Beziehung „das gesamte psychobiologische Funktionieren wiederherstellen und stabilisieren". In seinem umfangreichen Standardwerk der Psychosomatik – *Psychobiology and human disease* – beschreibt er zwar ausführlich alle psychosomatischen Krankheiten im engeren Sinn, geht jedoch auf Zwangsphänomene nicht ein. Dem Konzept von Weiner sehr verwandt sind die integrativen psychosomatischen Modelle von v. Uexküll u. Wesiack (1986) und Engel (1979), die – in terminologischer Übereinstimmung – von einem „biopsychosozialen Modell" sprechen.

Mit den integrativen Konzepten verhält es sich wie mit den systemischen Ansätzen: Beiträge zu Zwangssyndromen liegen noch nicht vor, auch nicht zu Zwangsphänomenen bei psychosomatischen Krankheiten.


### 3.4.6 Lerntheoretische und verhaltensmedizinische Konzepte

Der überwiegende Teil des zeitgenössischen Schrifttums über Zwangssyndrome stammt von verhaltenstherapeutisch orientierten Autoren. War die Verhaltenstherapie früher bevorzugt mit Phobien beschäftigt, so legte sie schon vor Jahrzehnten zu den Zwangssyndromen Konzepte vor und neuerdings auch zu psychosomatischen Krankheiten (vgl. Schwarz 1986; Ferner 1983). Die verhaltenstherapeutische Literatur zu den Zwangssyndromen ist äußerst umfangreich. Ein Großteil der Arbeiten beschäftigt sich mit Verhaltens- und Bedingungsanalysen, therapeutischen Strategien und katamnestischen Ergebnissen bei „reinen" Zwangssyndromen. Studien zum Zusammenhang von Zwangssyndromen und psychosomatischen Symptombildungen sind relativ selten, insbesondere im Vergleich mit psychoanalytischen Zwangsforschern, die sich mit diesem Thema wesentlich früher ausführlich beschäftigt haben (vgl. 3.1 und 3.4.1). Die lerntheoretischen Ansätze basieren nach Strian (1983, S. 231) „auf der Annahme, daß auch Zwänge Ausdruck konditionierter Angstreaktionen sind". Entsprechend interessiere in ihnen besonders der „psychophysiologische Mechanismus der Persistenz von Angstvermeidungen". Nach Birbaumer (1974) wird „Zwangsverhalten" durch „wiederholtes Vermeiden einer aversiven Situation oder Vorstellung gelernt". Der therapeutische Ansatz liegt deshalb prinzipiell immer in einer Verhaltensänderung. Der psychosomatische Beitrag der Verhaltenstherapie besteht vorwiegend in experimenteller Forschung zur Psychophysiologie und in therapeutischen Ansätzen zu einer Verhaltensänderung, die den Heilprozeß einer psychosomatischen Krankheit fördert. Diese „heilsame Veränderung" besteht – vereinfacht – darin, daß krankheitsfördernde Verhalten „verlernt" und gesundheitsförderndes Verhalten neu gelernt wird (z. B. „coping skills", d. h. Bewältigungsstrategien). Basler et al. (1978, S. 8133) haben schon bald erkannt, daß insbesondere bei internistischen und psychosomatischen Krankheiten der verhaltenstherapeutische Ansatz nur dann erfolgversprechend sein kann, wenn der Patient motiviert ist, an seiner Lebensweise (seinem Verhalten) etwas zu ändern, und „wenn der Zusammenhang der Störung mit internen oder externen Verhaltensmustern sowohl dem Therapeuten wie auch dem Patienten deutlich ist".

Jedes Verhalten hat nach Hand (1986) folgende 4 grundlegende Verhaltensvariablen: Kognitionen, Emotionen, Physiologie und Motorik. Insofern ist Verhalten immer „psychosomatisch". In der experimentellen Forschung wird dies in äußerst zahlreichen psychophysiologischen Untersuchungen deutlich, die aber meist im Stadium der Korrelationsforschung bleiben. So läßt sich – im Bereich der Psychosomatik – ein gewisses „Theoriedefizit" feststellen. Die Kontroverse zwischen Theoretikern und „A-Theoretikern" innerhalb der Verhaltenstherapie (VT) hat nach Hand (1986) und Franks (1984) zu einer „Identitätskrise" der VT geführt. Während z. B. bei den Phobien und den „reinen" Zwangsneurosen relativ differenzierte theoretische Konzepte der Verhaltenstherapie vorliegen, fehlen diese in der Psychosomatik noch. Eine „grundlegende psychosomatische Theorie", die aus lerntheoretischer Sicht erklären könnte, wie aus Verhalten psychosomatische Krankheiten oder Organläsionen entstehen, liegt noch nicht vor. Dieses Grundproblem ist auch in den Standardwerken zur „Verhaltensmedizin" (Gentry 1984; Miltner, Birbauer u. Gerber 1986; Schwarz 1986) noch nicht gelöst. Nach Miltner (1986, S. 4) bewegen sich die Erklärungsmodelle der Verhaltensmedizin noch auf der Ebene von „Arbeitshypothesen". Ihre praktisch-relevante Domäne liegt deshalb mehr bei den faßbaren „Verhaltensaspekten" psychosomatischer Erkrankungen (z. B. Umgang mit Schmerz, Veränderung gestörten Eßverhaltens, Modifikation streßverstärkenden Verhaltens, Verbesserung der Compliance). Erklärungsmodelle zur Entstehung psychosomatischer Krankheiten wie z. B. der Colitis ulcerosa oder des Ulcus pepticum müssen in der Verhaltenstherapie erst entwickelt werden (Miltner 1986), wobei der hohe Anspruch besteht, diese aus empirischen und experimentellen Untersuchungen abzuleiten.

In deutschsprachigen (vgl. Gerlinghoff u. Schwarz 1972; Henkel et al. 1972; Süllwold 1973; Zaworka u. Hand 1982) oder englischsprachigen (vgl. Überblick bei Marks 1981) Publikationen über Zwangssyndrome verhaltenstherapeutischer Provenienz finden sich deshalb keine Hinweise auf psychosomatische Krankheiten. Hand et al. (1983) kommt das große Verdienst zu, daß sie diesen Mangel erkannten und in den vergangenen Jahren Forschungsstrategien innerhalb der Verhaltenstherapie entwickelten, um der Komplexität der Zwangssyndrome gerechter zu werden. So schlagen Zaworka et al. (1983) im HZI-Manual vor, Zwänge in Zukunft auch bei psychosomatisch Kranken zu untersuchen (S. 5).

Ein weiterer, äußerst wichtiger Schritt scheint in der von Hand u. Zaworka (1982) entwickelten „multimodalen" und multisymptomatischen Sichtweise zu liegen. Bei der Entwicklung ihres OMMON-Modells („operationalized multisymptomatic model of neuroses") kritisierten Hand u. Zaworka (1982) die bisherige Simplifikation in der Verhaltenstherapie, die darin bestand, daß Zwangssyndrome „unimodal", symptomorientiert erforscht wurden („monosymptom-centred diagnoses") und zusätzliche neurotische Symptome außer acht gelassen wurden. In ihrem OMMON-Modell wurden Phobien, soziale Gehemmtheit und Depressionen mit einbezogen. Psychosomatische Störungen fanden aber leider noch keine Berücksichtigung.

Im aktuellsten Beitrag (im Handbuch *Psychiatrie der Gegenwart*) tritt Hand (1986, S. 278) für einen „patienten-orientierten, multimodalen Ansatz" ein, der „aus der zunehmenden Arbeit mit psychisch und organisch ,schwerer' gestörten Patienten" entstanden sei. Es bleibt zu hoffen, daß viele verhaltenstherapeutisch orientierte Zwangsforscher diesen aussichtsreichen Neuentwürfen folgen, um endlich auch die „organische Dimension" und die psychosomatische Sichtweise der Zwangskranken zu erschließen.


## 3.4.7 Alexithymieforschung

Seit Marty et al. (1963) den Begriff des „pensée opératoire" und Nemiah u. Sifneos (1970) den Terminus „Alexithymie" in die psychosomatische Forschung einführten, ist es in den folgenden 2 Jahrzehnten zur Blüte einer neuen Richtung gekommen. Ihr Zugangsweg zum Verständnis des psychosomatisch Kranken sind die Art und Weise, Gefühle zu erleben (oder: nicht erleben zu können) und damit umzugehen, seine Persönlichkeitsmerkmale und sein Interaktionsverhalten. Die Alexithymieforschung hat eine fast nicht mehr überschaubare Flut von Arbeiten hervorgebracht und ist doch sehr umstritten (vgl. die Übersichtsarbeiten von Lesser 1981; v. Rad 1983a; Ahrens u. Deffner 1985; Kritik der Alexithymieforschung durch Cremerius 1977; Overbeck 1977; Benedetti 1980; Ahrens 1983).

Für den hier diskutierten Zusammenhang von Zwang und psychosomatischer Krankheit liefert die Alexithymieforschung eine sehr interessante Gemeinsamkeit mit der wissenschaftlichen Diskussion der Zwangserscheinungen: Analog der Differenzierung der Zwangsphänomene in Zwangssymptome (Zwangsneurose oder Zwangssyndrom) und Zwangspersönlichkeit (Zwangscharakter, Zwangsstruktur) kam es mit dem Alexithymiekonzept dazu, in der psychosomatischen Medizin ebenfalls von einer einheitlichen Persönlichkeitsstruktur und Charakterbildung auszugehen, wie aus folgender Übersicht zu entnehmen ist.

Die Fülle der Literaturberichte über ein gemeinsames Auftreten von Zwangssyndromen und psychosomatischen Symptombildungen (Abschn. 3.1 und 3.2) macht die Koinzidenz auf der Symptomebene deutlich. Wie verhält es sich in der Dimension des Charakters, der Persönlichkeit oder der Struktur? Liest man die Persönlichkeitsmerkmale, die dem psychosomatisch Kranken in Arbeiten der Alexithymieforschung „zugeschrieben" werden, so sind diese erstaunlicherweise der Phänomenologie des Zwangscharakters (der zwanghaften Persönlichkeit) sehr ähnlich: die Unfähigkeit, Gefühle wahrzunehmen oder auszudrücken; Hemmung der Affektäußerung und Möglichkeit zu durchbruchsartigem (impulshaftem) „Affektausbruch" (z. B. Wutanfälle, Weinkrämpfe, aggressive Handlungen); starke Leistungsbezogenheit (hohes Leistungsideal, Ehrgeiz); Verarmung

Zum möglichen Zusammenhang von Zwang und Psychosomatose auf der Struktur- und Symptomebene

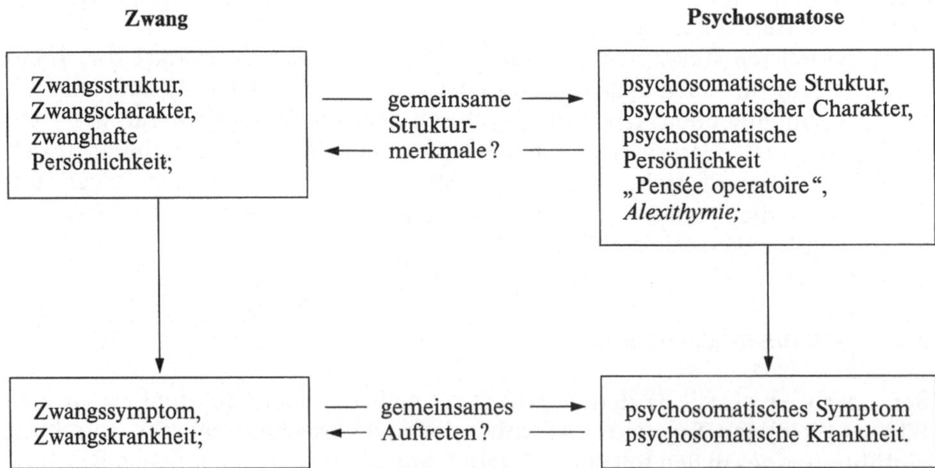

zwischenmenschlicher Beziehungen (Einzelgänger, Außenseiter); im Interaktionsverhalten und Kommunikationsstil zurückhaltend und betont sachlich. Eine Gegenüberstellung der Persönlichkeitsmerkmale von zwanghaften Persönlichkeiten und psychosomatisch Kranken wäre sicherlich eine eigene Untersuchung wert.

Daß derartige Zusammenhänge bestehen, ist seit langem beschrieben, in der wissenschaftlichen Diskussion aber offensichtlich vernachlässigt worden. Lopez-Ibor (1963, S. 112) schrieb bereits vor mehr als 2 Jahrzehnten im Handbuch *Psychiatrie der Gegenwart:* „Die Struktur der psychosomatischen Persönlichkeit ist die gleiche wie die des Zwangskranken." Die grundlegende Gemeinsamkeit sei eine „gewisse Kommunikationsunfähigkeit" und der Rückgriff auf archaische und präverbale Kommunikationsweisen. Die psychosomatisch Kranken seien sich – gleich welches Organsystem nun betroffen sei – im Grunde alle sehr ähnlich: „Der Faktor Unreife, der Abhängigkeit, der Insuffizienz in ihren Beziehungen zur Welt erscheint immer wieder. Eingebettet in die eine oder andere Ausdrucksweise zeigt sich immer das Problem der Angst und ihre Verarbeitung als nach außen oder innen gerichtete Aggressivität sowie das der Abhängigkeitsbeziehung, die daraus entsteht" (Lopez-Ibor 1963, S. 107). Die Auffassung von Lopez-Ibor ist in ihrer Zentrierung auf die Kommunikationsweisen, der Phänomenologie des Leib-Seins und der Thematik der Abhängigkeit (Bindung, Modus Binden/Lösen bei Wyss) der Konzeption der anthropologisch-integrativen Psychotherapie sehr nahe (s. Kap. 5).

Es erscheint bemerkenswert, daß trotz der klinischen Erfahrung der Ähnlichkeit von Zwangskranken und psychosomatisch Kranken im Rahmen der Alexithymieforschung ein möglicher Zusammenhang nicht ausführlicher untersucht wurde. Dies mag darin begründet liegen, daß aus psychoanalytischer Sicht bei der Alexithymie von einem „Defektmodell" (v. Rad 1983a) oder einer „Defizienzerscheinung" (Overbeck 1977) ausgegangen wird, während für die zwangsneurotische Symptom- und Charakterbildung eine dem psychogenetischen Konzept entsprechende Psychodynamik gefordert wird.

Vogt u. Schneider (1985) untersuchten 20 zwangsneurotische und 20 psychosomatische Patienten mit dem Rohrschach-Test und gingen von folgender Überlegung aus: „Wie die klinische Erfahrung zeigt, besteht auf der phänomenologisch-klinischen Ebene eine große Ähnlichkeit zwischen der ‚pensée operatore' und der zwangsneurotischen Charakterstruktur ..." (1985, S. 148). Obwohl den Autoren selbst ihre Untersuchung noch zu „undifferenziert" erscheint, kommen sie zu dem Schluß, daß ihre Rohrschach-Ergebnisse den Eindruck klinischer Beobachtungen bestätigen. Weitere Untersuchungen zu dieser sehr interessanten Fragestellung wären sehr zu wünschen.

### 3.4.8 Zusammenfassung

Der ausführliche Exkurs in die Literatur wissenschaftlicher Erforschung von Zwangssyndromen und psychosomatischen Krankheiten zeigt ein sehr heterogenes und teilweise widersprüchliches Gesamtbild zur Fragestellung der Arbeit. Auf der phänomenologisch-deskriptiven Ebene und nach der klinischen Erfahrung lassen sich ein häufiges gleichzeitiges Auftreten von Zwangserscheinungen und psychosomatischen Symptombildungen und eine große Ähnlichkeit von Zwangs- und psychosomatisch Kranken feststellen. Auf der Ebene der Theoriebildung jedoch zeigt sich eine Diskrepanz. Der Zusammenhang von Zwang und psychosomatischen Krankheiten wird im wesentlichen von 3 Forschergruppen überhaupt wahrgenommen und diskutiert:

1. in der psychiatrischen Zwangsforschung, soweit auf psychosomatische Phänomene eingegangen wurde;
2. von psychoanalytisch orientierten Autoren;
3. bei Vertretern der medizinischen Anthropologie.

Ein bemerkenswerter Kontrast besteht darin, daß der Großteil wissenschaftlicher Publikationen über Zwangssyndrome von verhaltenstherapeutisch orientierten Forschern stammt, in dieser Richtung jedoch bislang psychosomatische Zusammenhänge fast nicht rezipiert und diskutiert wurden.

Im Literaturüberblick von Salzmann u. Thaler (1981) sind 37,3 % der Arbeiten von Verhaltenstherapeuten und vergleichsweise 16,3 % von Psychoanalytikern (es wurden 177 im Index Medicus aufgelistete Arbeiten von 1953–1978 gesichtet). Wie ist diese Diskrepanz möglicherweise zu erklären? Es scheinen folgende methodische und entwicklungsgeschichtliche Hintergründe relevant zu sein:

1. Die Verhaltenstherapie hatte sich bevorzugt mit Phobien und „monosymptomatischen" Zwangsneurosen beschäftigt. Erst in der jüngsten Entwicklung wendet sie sich psychosomatischen Krankheiten zu und entwickelt entsprechende Konzepte. In der Psychoanalyse gibt es vergleichsweise eine mindestens 50jährige Forschungsaktivität über die Zusammenhänge von Neurosen und psychosomatischen Krankheiten.
2. Verhaltenstherapeutische Forscher sind dem „methodischen Behaviorismus" verpflichtet (Ferner 1983, S. 79; Schwarz 1986, S. 268). In ihrer Methode haben Operationalisierbarkeit, experimentelle Überprüfbarkeit und statistische Auswertung Vorrang. Die von V. v. Weizsäcker geforderte „Einführung des Subjektes in die Medizin" wird hier durch die Methode erschwert, wenn nicht verunmöglicht.
3. Auf der phänomenologisch-deskriptiven Ebene herrschen – darin sind sich alle psychosomatischen Forscher weitgehend einig – multisymptomatische komplexe Mischbilder vor. Je mehr klinische Phänomene einbezogen werden, desto schwieriger gestaltet sich die Operationalisierbarkeit, weshalb komplexere Phänomene oft „ausgeblendet" werden. Auf dieses grundlegende Defizit haben weitsichtige Verhaltenstherapeuten selbst hingewiesen (Hand u. Zaworka 1982; Hand 1986).
4. Das biographisch-lebensgeschichtliche Verstehen der Krankheit – ein Hauptanliegen anthropologischer und psychoanalytischer Psychosomatik – findet in der Verhaltenstherapie wenig Raum. Sie ist im Gegensatz dazu gegenwartsbezogen, orientiert sich am aktuellen Problemverhalten und an den Symptomen. Die in der klinischen Praxis sehr häufigen Fälle, in denen es zu einem Syndromwandel (s. unten) kommt, in dem z. B. ein Zwangssyndrom ein psychosomatisches Krankheitsbild „ersetzen" kann, können in einer derartigen Perspektive schwerlich Beachtung erlangen.

Die zunehmende klinische Erfahrung der Verhaltenstherapie mit psychosomatisch Kranken, die Entwicklung differenzierterer Konzepte in der „Verhaltensmedizin" (Schwarz 1986; Miltner, Birbaumer, Gerber 1986), der Vollzug der „kognitiven Wende" (vgl. Dührssen 1985) und vermehrte Einbeziehung des Selbsterlebens der Kranken (Hand 1986) lassen hoffen, daß künftig in der verhaltenstherapeutischen Zwangsforschung die psychosomatische Dimension der Kranken mehr zur Geltung kommt und die subjektive Erlebnisdimension spürbarer wird.

Die systemorientierten, kybernetischen oder „biopsychosozialen" Modelle haben bislang ebenfalls keine eigenen Konzepte zur Erklärung der Zwangssyndrome vorgelegt, ebensowenig über deren Beziehung zu psychosomatischen Krankheiten. Ihr Beitrag zur Psychosomatik liegt mehr in der Grundlagenforschung (allgemeine Psychosomatik). In der „speziellen Psychosomatik" versuchen sie, „methodenintegrativ" die Ergebnisse der Subdisziplinen ihrem Gesamtkonzept entsprechend für einzelne psychosomatische Krankheitsbilder zusammenzufassen (z. B. psychophysiologische und neurochemische Ergebnisse, psychodynamische und soziologisch-epidemiologische Studien). Hahn (1983 c, S. 298) kritisiert das „einfache additive" Verfahren, das keine echte Interdisziplinarität darstelle und warnt – aus wissenschaftstheoretischen Problemen – vor einer „Kontamination psychometrisch erhobener Befunde zu phänomenologisch-tiefenpsychologischen oder psychoanalytisch erhobenen Befunden". Weiner et al. (1957) lieferten ein paradigmatisches Beispiel für Interdisziplinarität mit ihrer Ulkusstudie, in der Forscher verschiedenster Methoden „zusammenarbeiteten", einander begegneten, sich intensiv austauschten und miteinander auseinandersetzten.

> Das spezifische interdisziplinäre Problem der psychosomatischen Medizin stellt sich erst in der Begegnung mit den jeweils anders begründeten wissenschaftstheoretischen Denkweisen und deren Methodik (Hahn 1983 c, S. 298).

# 4 Eigene empirische Untersuchungen

*„Die Distanz, die der psychosomatisch Kranke zwischen dem Ich und dem pathologischen Erleben errichtet, ist die gleiche, die der Zwangskranke errichtet. Die Struktur der psychosomatischen Persönlichkeit ist die gleiche wie die des Zwangskranken."*
(Lopez-Ibor 1963, S. 111–112)

Der Impuls für die folgende empirische Untersuchung entsprang der langjährigen therapeutischen Erfahrung mit Zwangskranken und psychosomatisch Kranken, in der folgende Zusammenhänge evident erschienen:

1. Psychosomatisch Kranke – insbesondere jene, die eine ausgeprägte „Alexithymie" zeigen – haben viele Gemeinsamkeiten mit Zwangskranken, sowohl in der Persönlichkeitsstruktur als auch in der Art und Weise der Kommunikation (insbesondere im Umgang mit Gefühlen und Affekten, im Bezug zum eigenen Leib, in den Beziehungsstrukturen und den „Interaktionsmodi" bis hin zum sog. Abwehrverhalten). Die Dynamik und Struktur der therapeutischen Beziehung (Übertragung) liefert den Schlüssel für die eigenartige Beziehung „zum anderen" ebenso wie für die Art und Weise des Selbst-Seins (Selbsterleben und Selbstpathologie). Aus der Intersubjektivität der Arzt-Patient-Beziehung erschließt sich die Art und Weise der Kommunikationsstörung (vgl. Wyss 1982), in der sich der Zwangskranke und der psychosomatisch Kranke ähnlich sind – insbesondere in den Merkmalen der Alexithymie (vgl. v. Rad 1983a).
2. Das gemeinsame Auftreten von Zwangssymptomen und psychosomatischen Symptombildungen sowie der Syndromwandel des einen Krankheitsbildes in das andere lieferten einen weiteren deutlichen Hinweis auf die klinische Relevanz der eingangs von Lopez-Ibor zitierten Hypothese.

Ziel der nun folgenden Studie ist es, die Evidenz der therapeutischen Erfahrung an einer größeren Gruppe von Patienten zu überprüfen.

## 4.1 Aufgabenstellung und Methode

### 4.1.1 Stichprobe

Aus den Gesamtpatienten des Instituts für Psychotherapie und medizinische Psychologie der Universität Würzburg von Januar 1980 – Juni 1986 wurden all jene Patienten ausgewählt, die eine manifeste Zwangssymptomatik aufwiesen und bei denen das Leiden unter den Zwängen zur Hauptsymptomatik gehörte bzw. der Patient selbst in seinem subjektiven Krankheitserleben die Zwänge als sehr beeinträchtigend erlebte (vgl. Polypathieproblem Kap. 2). Die Auswahl erfolgte ganz bewußt nach der Symptomatik und deren Schweregrad, nicht nach der Persönlichkeitsstruktur („Zwangscharakter"), auch wenn hier sicherlich ein sehr enger und fließender Übergang besteht (vgl. Hoffmann 1983a, b, 1986; Ingram 1961; Rosenberg 1967; Kline 1968; Sandler u. Hazari 1960). Auf die vielschichtigen Zusammenhänge von Zwangsstruktur und Zwangssymptom kann und soll im Rahmen dieser Untersuchung nicht eingegangen werden. Patienten mit einer ausgeprägten Zwangsstruktur, jedoch ohne Zwangssymptome oder ohne Leidensdruck bezüglich der Zwänge wurden in die vorliegende Untersuchung nicht mit einbezogen. Ebenso ausgeklammert wurden Patienten mit Zwangssymptomen, bei denen die Diagnose einer Schizophrenie früher gestellt worden war oder zum Untersuchungszeitpunkt differentialdiagnostisch erwogen wurde. Dasselbe gilt für Zwänge bei festgestellten hirnorganischen Erkrankungen (z. B. Epilepsie, postenzephalitische Zwänge). Da es sich bei allen untersuchten Patienten um Inanspruchnahmepatienten einer psychotherapeutischen Ambulanz handelte, bildeten Kranke der beiden letzten Gruppen die große Ausnahme. Sie werden unter stationär-psychiatrischen Kranken wesentlich größere Häufigkeit und Bedeutung haben, wie die reichhaltige Literatur hierzu vermuten läßt (vgl. Überblick in Kap. 3).

### 4.1.2 Ziel und Aufgabenstellung der Untersuchung

Hauptziel der Untersuchung ist es, den strukturellen und dynamischen Zusammenhang von Zwangssymptomatik und psychosomatischer Krankheit zu erforschen. Im Mittelpunkt des Interesses stehen also die Phänomenologie (klinische Erscheinungsbilder) und der zeitliche Zusammenhang (im Langzeitverlauf) von psychosomatischen Krankheiten bei den untersuchten Patienten mit manifester Zwangssymptomatik. Zusätzliche relevante neurotische oder psychiatrische Kránkheiten wurden ebenso erhoben wie das Krankheitsgeschehen selbst (Primordialsymptomatik, auslösende Situation, Krankheitsverlauf, Therapieverfahren und ggf. katamnestische Ergebnisse). Sowohl ein tiefenpsychologisches (Psychodynamik, Konflikte, Beziehungsstrukturen, Kommunikationseinschränkungen) als auch ein biographisch-lebensgeschichtlich begründetes Verständnis des jeweiligen Zwangskranken werden angestrebt. Entsprechend der Fragestellung wird es 2 Hauptgruppen der untersuchten Zwangspatienten geben: Zwangskranke mit oder ohne psychosomatische Symptombildungen. Diese beiden Hauptgruppen werden entsprechend den Ergebnissen der bisherigen Zwangsforschung unter phänomenologischen Gesichtspunkten in weitere Untergruppen untergliedert und zugeordnet.

Für die vorliegende Studie sind jene Zwangspatienten besonders interessant, die gleichzeitig oder im Syndromwandel zusätzlich psychosomatische Krankheiten im engeren Sinne (z. B. Ulkus, Anorexia nervosa) oder funktionelle Syndrome aufweisen. Die besonders schwer gestörten Zwangspatienten mit einer komplexen Mischstörung (schwere „Polypathien"), in denen zu den Leitsymptomen „Zwang" und „psychosomatische Krankheit" noch weitere schwere Störungen hinzukommen (z. B. psychosenahe Störungen, Borderlinesyndrome, Kombination mit Sucht oder Suizidalität) finden ebenfalls besondere Beachtung. Bei der hohen Komplexität des Untersuchungsgegenstandes sowie der Einbeziehung von Langzeitverläufen und der Biographie erscheint die phänomenologische Methode dem Gegenstand besonders angemessen. Therapieergebnisse und katamnestische Nachuntersuchungen werden bei den ausführlich dargestellten Patienten mit einbezogen. Ihre systematische Erforschung bei allen Patienten ist jedoch nicht Ziel der Untersuchung. Die komplexe Phänomenologie von Zwang und psychosomatischer Krankheit im Gesamtzusammenhang bildet das Hauptanliegen der vorliegenden Arbeit.

## 4.1.3 Methode

Aus den in der zeitgenössischen Wissenschaftstheorie 4 dominanten Forschungsmethoden – empirisch-analytische, phänomenologische, hermeneutische und dialektische (vgl. Vogt 1983; Hahn 1983a, 1985; Thomä u. Kächele 1973; Wesiack 1973; v. Uexküll u. Wesiack 1986) – wurde ein integrativer Ansatz mit Bevorzugung phänomenologischer und hermeneutischer Zugänge gewählt („amplifikatorische Phänomenologie", vgl. Wyss 1980). Für das Verständnis der in die Untersuchung einbezogenen langen Krankheitsverläufe sowie komplexer Mischbilder in ihrem Gestalt- und Syndromwandel und im Gesamtzusammenhang der Lebensgeschichte, hat sich die von V. v. Weizsäcker vertretene „biographische Methode" anthropologischer Prägung besonders bewährt (vgl. v. Rad 1974, 1983a; Hahn 1983a). Das der Untersuchung zugrundeliegende dynamische Krankheitsverständnis bezieht die Möglichkeit eines Syndrom- oder Symptomwandels mit ein (vgl. S. Freud 1919, 1924; Spiegelberg 1966; Condrau 1966; Beck 1973b; Petzold u. Hahn 1974; Moersch 1978; Widok 1978; Cremerius 1978; Mitscherlich 1983). Dies könnte z. B. darin bestehen, daß das psychosomatische Symptom verschwindet und durch eine verstärkte oder neu auftretende Zwangssymptomatik „ersetzt" wird. V. v. Weizsäcker erfaßte dieses Phänomen unter dem Begriff der „Stellvertretung", nach dem sich psychische (z. B. Zwang) und körperliche (psychosomatische Krankheit) Symptome wechselseitig „stellvertreten" können. In der anthropologisch-integrativen Psychotherapie von Wyss (1982; 1986) wird das Phänomen des Syndromwandels durch die Kommunikationsstrukturen und die Möglichkeit der Kompensation der einen Struktur durch die andere erklärbar: ein „chronisch" unbewältigter Partnerkonflikt (Struktur „Lebensraum") kann sich zuspitzen und zu einer psychosomatischen Krankheit (Struktur „Leib") führen. Eine phobische Herzneurose (Dekompensation in den

Strukturen „Orientierung" und „Leib") kann in ein schweres Zwangssyndrom (Dekompensation in den Strukturen „Orientierung/Ordnung" und „Zeit") übergehen, wie dies in mehreren psychosomatischen Arbeiten beschrieben ist (vgl. Wyss 1954/55; Völkel 1954/55; Schwidder 1954/55, 1972; Beck 1973b; Labhardt 1973). Der Syndromwandel und damit die Neugestaltung des Krankheitsprozesses zeigt sich also bei Wyss in dem Verhältnis der Kommunikationsstrukturen zueinander, die sich wechselseitig kompensieren können. Dies bedeutet aber auch – um beim Syndromwandel von Herzphobie zu Zwangssyndrom zu bleiben – daß die mit dem Verschwinden der Herzphobie verbundene „Kompensation" durch die Dekompensation anderer Strukturen im Zwangssyndrom (Orientierung, Ordnung, Zeit) „erkauft" wurde.

Anfänge dieses dynamischen Krankheitsverständnisses, das einen möglichen Syndromwandel mit einbezieht, finden sich bereits bei S. Freud, der 1919 (S. 188) vermutete:

> Unglückliche Ehe und körperliches Siechtum sind die gebräuchlichsten Ablösungen der Neurose. Sie befriedigen insbesondere das Schuldbewußtsein (Strafbedürfnis), welches viele Kranke so zähe an ihrer Neurose festhalten läßt; langes organisches Kranksein nehmen sie als eine Strafe des Schicksals an und verzichten dann häufig auf eine Fortführung der Neurose.

### 4.1.4 Beziehung des Forschers zum Untersuchungsgegenstand

Anthropologische Psychosomatik, wie sie insbesondere in der Nachkriegszeit in Heidelberg in der „Heidelberger psychosomatischen Schule" (vgl. Hahn 1983a) durch V. v. Weizsäcker, seine Mitarbeiter und Nachfolger vertreten wurde und wird, ist mit einer besonderen „inneren Haltung" des Wissenschaftlers verbunden. Sie wurde von V. v. Weizsäcker paradigmatisch im Vorwort zum Gestaltkreis-wie folgt formuliert:

> Um Lebendes zu erforschen, muß man sich am Leben beteiligen. Man kann zwar den Versuch machen, Lebendes aus Nichtlebendem abzuleiten, aber dieses Unternehmen ist bisher mißlungen. Man kann auch anstreben, das eigene Leben in der Wissenschaft zu verleugnen, aber dabei läuft eine Selbsttäuschung unter. Leben finden wir als Lebende vor; es entsteht nicht, sondern es ist schon da, es fängt nicht an, denn es hat schon angefangen. Am Anfang jeder Lebenswissenschaft steht nicht der Anfang des Lebens selbst; sondern die Wissenschaft hat mit dem Erwachen des Fragens mitten im Leben angefangen (V. v. Weizsäcker 1973, S. 3)

„Mitten im Leben" wird – wenn es um ein umfassendes Verständnis des Zwangskranken geht – bedeuten, daß der lebendige Umgang mit dem Kranken von ausschlaggebender Bedeutung ist. Das beinhaltet aus anthropologischer Sicht weiterhin, daß der Kranke „als Subjekt anerkannt" wird und auch die subjektive Dimension der Arzt-Patient-Beziehung mit einbezogen wird (vgl. Christian 1952, 1975; v. Rad 1974, 1983a; Bräutigam 1961, 1980; Bräutigam u. Christian 1986; Wyss 1980, 1982, 1986; Sternberger 1986; Hahn 1986; Tellenbach 1980; Zacher 1983a, b, 1986; Csef 1985b; Schott 1981; Jacob 1978). Die Würdigung des Kranken als erlebendes Subjekt ist am ehesten in einem wissenschaftlichen Zugang der Intersubjektivität möglich (vgl. Kisker 1969; Glatzel 1978, 1981; Wyss;

Janzarik 1976). Ohne sie kann Psychopathologie zum „kommunikationsstörenden Faktor" (v. Baeyer 1977) werden.

Für die vorliegende Untersuchung, die sich einer Phänomenologie der Intersubjektivität verpflichtet weiß, ist der langjährige psychotherapeutische Umgang mit Zwangskranken das empirische Fundament. Intersubjektivität heißt auch, daß die Subjektivität des Arztes und Untersuchers Raum findet und Geltung hat. Der wissenschaftliche Zugang ist daher ein grundlegend anderer als jener der empirisch-analytischen Methode, die zur Objektivierung und einer Tendenz zur Reduktion notwendigerweise führen muß. Die Empirie psychotherapeutischer Erfahrung mit Zwangsneurotikern und psychosomatisch Kranken wird in den folgenden ausführlichen Krankengeschichten und Darstellungen langer und komplexer Krankheitsverläufe unter Einbeziehung psychotherapeutischer Erfolge (s. unten) deutlich.

Alle dargestellten Krankengeschichten und Berichte der Therapieverläufe wurden vom Verfasser persönlich verfaßt. Soweit psychotherapeutische Behandlungen und katamnestische Ergebnisse einbezogen werden, wurden diese vom Verfasser selbst durchgeführt (s. 4.4). Die Ergebnisse der Gesamtgruppe von 108 Patienten mit manifester Zwangssymptomatik bezieht sich auf die Auswertung aller betreffenden Krankengeschichten des Instituts für Psychotherapie und Medizinische Psychologie, für deren Überlassung ich meinen Kolleginnen und Kollegen nochmals ganz herzlich danke.

## 4.2  Merkmale der untersuchten Patientengruppe

### 4.2.1 Alter und Geschlecht

Von den untersuchten 108 Patienten waren 59 männlich (= 54,6 %) und 49 weiblich (= 45,4 %). Das Lebensalter der Zwangskranken zum Zeitpunkt der Untersuchung ist aus der Tabelle 4 zu entnehmen:

**Tabelle 4.** Lebensalter bei der Erstuntersuchung

|              | n   | [%]   |
| ------------ | --- | ----- |
| 18–25 Jahre  | 35  | 32,4  |
| 26–30 Jahre  | 21  | 19,4  |
| 31–35 Jahre  | 22  | 20,4  |
| 36–40 Jahre  | 10  | 9,3   |
| 41–45 Jahre  | 8   | 7,4   |
| 46–50 Jahre  | 7   | 6,5   |
| 51–55 Jahre  | 3   | 2,8   |
| 56–60 Jahre  | 2   | 1,8   |
|              | 108 | 100,0 |

**Tabelle 5.** Dauer der Zwangssymptome

|            | n   | [%]   |
|------------|-----|-------|
| ≦ 1 Jahr   | 16  | 14,8  |
| 2– 4 Jahre | 29  | 26,9  |
| 5–10 Jahre | 30  | 27,8  |
| 11–15 Jahre | 13 | 12,0  |
| 16–20 Jahre | 11 | 10,2  |
| > 20 Jahre | 9   | 8,3   |
|            | 108 | 100,0 |

## 4.2.2 Krankheitsdauer

Da Zwangssyndrome bei einer Vielzahl von Patienten einen chronischen Verlauf nehmen (vgl. S. O. Hoffmann 1983a, 1986) befand sich auch unter den 108 Zwangskranken ein hoher Anteil von Kranken, die schon mehr als 10 Jahre unter Zwangserscheinungen litten. Das Spektrum der Verlaufsformen reicht nach Hoffmann von der „akuten anankastischen Reaktion", die schnell remittieren kann, bis hin zum chronischen Verlauf, der in einen „zwangsneurotischen Endzustand" mündet. Die festgestellte Krankheitsdauer hängt sehr vom „Inanspruchnahmeverhalten" einer psychotherapeutischen Institution gegenüber ab: der eine Zwangskranke sucht schnell psychotherapeutische Hilfe, ein anderer ist mißtrauisch und geht trotz hausärztlicher Überweisung nicht den Weg in die psychotherapeutische Ambulanz. Die Tabelle 5 gibt einen Überblick über die Krankheitsdauer (bezüglich der Zwangssymptomatik) bei den untersuchten 108 Patienten.

## 4.2.3 Psychosomatische Symptombildungen bei den 108 Zwangskranken

Entsprechend der Themenstellung war ein wesentliches Unterscheidungskriterium, ob die Patienten unter psychosomatischen Krankheiten litten oder nicht. Die 2. Frage ist die nach Art und Häufigkeit der Störungen. Von den untersuchten 108 Patienten litten 35 (= 32,4 %) nicht unter psychosomatischen Symptombildungen, während 73 (= 67,6 %) über solche Störungen klagten. Die klinische Phänomenologie dieser im Zusammenhang mit dem Zwangssyndrom aufgetretenen Krankheiten wird in den folgenden Kapiteln ausführlich dargestellt werden.

## 4.3 Klinisch-phänomenologische Einteilung der Patienten in 7 Untergruppen (Übersicht)

Die Gesamtgruppe der 108 untersuchten Patienten wurde nach psychiatrisch-psychopathologischen und psychosomatischen Gesichtspunkten in 7 Untergruppen differenziert. Die Begründung und die jeweiligen Zuordnungskriterien werden bei der ausführlichen Besprechung der einzelnen Untergruppen (Abschn. 4.4) einleitend dargelegt.

Die Gruppe der Zwangskranken ohne psychosomatische Symptombildungen wurde in 4 Untergruppen eingeteilt, denen neurosenpsychologische und psychiatrisch-psychopathologische Kriterien zugrundeliegen: Die „typische" Zwangsneurose wurde von der anankastischen Phobie (phobisch-anankastisches Syndrom) und der anankastischen Depression (depressiv-anankastisches Syndrom) unterschieden. In einer eigenen 4. Gruppe befinden sich Patienten mit Zwangssyndromen bei Störungen im Grenzbereich von Neurose und Psychose, soweit sie ohne psychosomatische Symptombildungen auftraten. Zwangskranke, bei denen das Zwangssyndrom im Rahmen einer schizophrenen Psychose oder einer hirnorganischen Krankheit aufgetreten war, wurden definitionsgemäß bei dieser Untersuchung ausgeschlossen.

Bei den Zwangskranken mit psychosomatischen Symptombildungen wurden 3 Untergruppen unterschieden. Der innerhalb der psychosomatischen Medizin verbreiteten Unterscheidung in „psychosomatische Krankheiten im engeren Sinne" (Definition s. S. 105) und funktionelle Syndrome/Schmerzsyndrome wurden entsprechend die Gruppen V und VI gebildet.

Ebenfalls in einer eigenen Gruppe wurden psychosenahe Mischbilder mit der Leitsymptomatik „Zwangssyndrom plus psychosomatische Symptome plus weitere psychische Störungen" zusammengefaßt.

Die Tabelle 6 gibt einen Überblick über die 7 Untergruppen und die Zuordnung der untersuchten 108 Patienten in dieselben.

Aus der Tabelle 6 werden einige interessante Zusammenhänge deutlich:

1. Beim phobisch-anankastischen Syndrom (anankastische Phobie) überwog deutlich der Anteil der weiblichen Zwangskranken (18,4 % der Frauen im Vergleich zu 8,5 % der Männer).
2. Umgekehrt war das Verhältnis bei den Zwangssyndromen mit funktionellen Syndromen und/oder Schmerzsyndromen. Hier waren 44 % der Männer und nur 16,3 % der Frauen betroffen (Diskussion s. 5.1).
3. Die „typische" Zwangsneurose ohne zusätzliche neurotische oder psychosomatische Störungen war relativ selten (13 von 108 Patienten, was 12,0 % entspricht). Dies gibt einen ersten Hinweis, daß bei den untersuchten Patienten multisymptomatische Mischbilder („Polypathien") überwogen.
4. Der Anteil jener Patienten, bei denen das Zwangssyndrom im Rahmen eines psychosenahen Mischbildes auftrat, war relativ hoch (Gruppe IV und VII mit insgesamt 16 Patienten; das entspricht 14,8 %).

**Tabelle 6.** Differenzierung der 108 Patienten in 7 Untergruppen

|  | Männliche Zwangskranke (n = 59) | | Weibliche Zwangskranke (n = 49) | | Gesamtzahl (n = 108) | |
|---|---|---|---|---|---|---|
|  | n | [%] | n | [%] | n | [%] |
| I. Zwangssyndrome *ohne* psychosomatische Symptome | | | | | | |
| 1. „Typische" Zwangsneurose (Gruppe I) | 8 | 13,6 | 5 | 10,2 | 13 | 12,0 |
| 2. Phobisch-anankastisches Syndrom (anankastische Phobie) (Gruppe II) | 5 | 8,5 | 9 | 18,4 | 14 | 13,0 |
| 3. Depressiv-anankastisches Syndrom (anankastische Depression) (Gruppe III) | 1 | 1,7 | 2 | 4,1 | 3 | 2,8 |
| 4. Zwangssyndrome bei psychischen Störungen im Grenzbereich von Neurose und Psychose (Gruppe IV) | 2 | 3,4 | 3 | 6,1 | 5 | 4,6 |
| II. Zwangssyndrome *mit* psychosomatischen Symptomen | | | | | | |
| 1. Zwangssyndrome bei psychosomatischen Krankheiten im engeren Sinne (Gruppe V) | 14 | 23,7 | 14 | 28,6 | 28 | 25,9 |
| 2. Zwangssyndrome mit funktionellen Syndromen und Schmerzsyndromen (Gruppe VI) | 26 | 44,0 | 8 | 16,3 | 34 | 31,5 |
| 3. Psychosenahe Mischbilder mit Zwangssyndrom und psychosomatischen Symptomen als Leitsymptomatik (Gruppe VII) | 3 | 5,1 | 8 | 16,3 | 11 | 10,2 |
|  | 59 | 100,0 | 49 | 100,0 | 108 | 100,0 |

## 4.4  Darstellung der untersuchten Patienten nach Untergruppen (mit Falldarstellungen)

### *4.4.1 Zwangssyndrome ohne psychosomatische Symptombildungen*

**Die „typische" Zwangsneurose (Gruppe I):** Von den 108 untersuchten Patienten wurden 13 als „typische" Zwangsneurose eingeordnet. Es handelte sich hierbei um Patienten, die fast ausschließlich unter Zwangssymptomen litten. Wie bereits erwähnt, sind Zwangsneurosen fast immer mit Ängsten, depressiven Verstimmungen und phobischem Vermeidungsverhalten (z. B. bei den Zwangsbefürchtungen) verbunden. Gravierend sind auch immer die intersubjektiven Beeinträchtigungen in der zwischenmenschlichen Kommunikation. Wenn hier von „typischen" oder stilreinen Zwangsneurosen gesprochen wird, so soll dadurch zum Ausdruck kommen, daß die Neurose nicht mit anderen neurotischen, psychosomatischen oder psychosenahen Störungen verbunden war. Aus der Gesamtgruppe aller Patienten stellen diese Patienten jene Form des Zwangssyndroms dar, die monosymptomatisch auftritt und bei der alle Krankheitssymptome aus der Struktur und Dynamik des Zwangs verstehbar sind. Die Kennzeichnung als Zwangsneurose soll darüber hinaus betonen, daß die in Kap. 2 und 3 aufgezeigten Merkmale der Zwangsneurose nach der psychoanalytischen Neuroselehre vorhanden waren (z.. B. Konflikterleben, auslösende Situation, Psychodynamik, Abwehrverhalten, Kommunikationsstil, Beziehungsstrukturen). Eine dieser 13 Patienten sei durch eine ausführliche Krankengeschichte und eine psychodynamisch-konfliktbezogene Interpretation beispielhaft vorgestellt:

**Patientin A:** 24 Jahre alt, weiblich, Studentin, ledig (verlobt).

*Auftreten und Erscheinung:* 24 Jahre alte Patientin, schlank, mittelgroß, deutlicher Leidensdruck, wirkte depressiv verstimmt, sprach mit sehr gepreßter Stimme; bezüglich einer möglichen Behandlung sehr fordernd, wollte sich mit der üblichen Wartezeit nicht abfinden.

*Anlaß der Untersuchung/Symptomatik:* Die Patientin klagte über Zwangsgedanken, Zwangshandlungen und einen ausgeprägten Waschzwang (seit etwa 10 Jahren!). Die Zwangssymptomatik begann im 12. Lebensjahr mit Bet- und Beichtzwängen. Sie mußte aus einem inneren Zwang heraus sehr häufig zur Beichte und bezichtigte sich dabei selbst zahlloser Verfehlungen und Sünden. Besonders oft betete sie, daß ihrem 8 Jahre jüngeren Bruder nichts passieren soll. Dieser Bruder hatte im 1. Lebensjahr eine Enzephalitis, ist seither körperbehindert und leidet unter epileptischen Anfällen.

Sie mußte sehr häufig zwanghaft denken, daß sie am Leiden ihres Bruders schuld sei und daß sie vielleicht sogar seine Behinderung verursacht hätte ohne es zu wissen. Dieser Zweifel nagte besonders hartnäckig an ihr. In selbstquälerischen Ritualen kniete sie sich auf den Boden, betete für den Bruder und beschuldigte sich selbst. „Selbstkasteiung" nennt sie dieses zwanghaft sich wiederholende Verhalten. Kurze Zeit später kam es zu ersten „sexuellen Spielereien" mit einem etwas jüngeren Cousin, der wegen Verhaltensauffälligkeiten (Diebstähle, Aggressivität, Alkohol) von den Eltern der Patientin ebenso abgelehnt wurde wie dessen zerrüttetes Elternhaus. Nun wurde die Sexualität zum Hauptinhalt von Zwangsgedanken, Selbstvorwürfen und Geständniszwängen. Obwohl sie es als äußerst peinlich und erniedrigend erlebte, mußte sie immer wieder zwanghaft den Eltern von den heimlichen Spielereien mit dem verpönten Cousin berichten und „ein Geständnis ablegen".

Im 14. Lebensjahr schloß sie sich einer „Clique" an, die sich meistens in einer Blockhütte traf. Dort habe es „viel sexuelle Spielereien und Schmusereien" gegeben und einige Mitglieder hätten gestohlen, geraucht, viel Alkohol getrunken und Drogen genommen. Diese Clique war für sie etwas ganz Verbotenes. Sie habe es den Eltern deshalb verheimlicht. Es war für sie eine „Gegenwelt" zu ihrem sonstigen Leben, das vorwiegend aus Bravsein, hohen Leistungsansprüchen und extremem Ehrgeiz in der Schule bestand. Durch eine Polizeiaktion erfuhr ihr Vater, daß sie mit dieser Clique Kontakt hatte und machte „einen Riesenaufstand": „Es hagelte lange Zeit nur schwere Vorwürfe. Er sagte immer wieder, daß ich ihn sehr enttäuscht und etwas ganz Schlimmes und Verbotenes getan habe." Da sich die Patientin bislang als „Liebling" des Vaters gefühlt hatte, ließen sie die Anschuldigungen des Vaters nicht mehr los, obwohl sie bei den „verbotenen Sachen" (Alkohol, Drogen, Diebstähle) gar nicht mitgemacht hatte und auch in der Clique eher zu den Ängstlichen gehörte und sich „nicht traute".

Nach diesem „Bruch" hat sie sich abrupt vollkommen von dieser Clique „gelöst". Sie versuchte krampfhaft, keine Kleider mehr zu tragen, die sie früher in der Clique trug. Das Vermeidungsverhalten bezog sich dann auf immer mehr Gegenstände. Sie durfte nichts mehr berühren, was sie an diese Zeit erinnerte. Nun begann auch der Waschzwang, der vom 14. Lebensjahr bis heute anhielt und sich während des Abiturs wesentlich verstärkte.

Im Verlauf der folgenden 10 Jahre weitete sich die Zwangssymptomatik immer weiter aus. Sie mußte sich in ihren Gedanken viel mit Leichenhallen, Toten, Gräbern und Friedhöfen beschäftigen.

Als die von ihr sehr geliebte Großmutter starb, kaufte sie ihr „nur Nelken" und hatte das Gefühl, das sei zu wenig. Als sie die Blumen in das offene Grab auf den Sarg warf, schoß ihr der Gedanke durch den Kopf: „Die ist ja nicht mehr wert!" Diesen Satz gedacht zu haben, löste in ihr eine neue Flut von Selbstvorwürfen und Schuldgefühlen aus.

Sie war immer eine ehrgeizige und sehr gute Schülerin. Bis zur 10. Klasse war sie die Klassenbeste. In der Oberstufe war sie durch die Zwangssymptome zunehmend beeinträchtigt und in ihrer Leistungsfähigkeit eingeschränkt. In der Zeit des Abiturs steigerte sich der Waschzwang exzessiv, so daß sie unter größtem Leidensdruck das Abitur hinter sich brachte (trotzdem mit gutem Notendurchschnitt).

Nach dem Abitur besserte sich die Zwangssymptomatik insgesamt etwas, verstärkte sich aber mit den ehrgeizigen Leistungsansprüchen im Studium wieder. Da sie im Jurastudium insbesondere im Strafgesetzbuch immer wieder auf Worte stieß, die Zwangsgedanken bei ihr auslösten, steigerte sich der Zwang für sie immer mehr ins Groteske. Las sie z. B. das Wort „Knochensplitter", mußte sie denken: „Ja, ich habe vielleicht meinen Bruder zu heftig mit dem Kinderwagen gefahren, er ist umgestürzt und mein Bruder hat sich am Kopf verletzt. Ein Stück vom Schädelknochen ist vielleicht abgesplittert und hat eine innere Blutung ausgelöst. Sie war vielleicht die Ursache für seine Behinderung und nicht die Enzephalitis, wie die Ärzte immer sagen." Die Qual wurde immer größer. Nun kam ein Zählzwang hinzu: sie mußte immer bis zu einer bestimmten Zahl zählen, damit nichts passiert oder sie nicht an bestimmte Dinge denken mußte. Bestimmte Worte mußte sie jetzt ganz vermeiden oder „überlesen". Ihre „Tabuwörter" waren solche, die sie an den Bruder, an mögliche Schuld oder an den Tod erinnern könnten, Worte wie „wahrscheinlich", „vielleicht", „liegen", „tragen", „fallen".

In der Gegenwart läßt sich die Zwangssymptomatik folgendermaßen zusammenfassen:
1. schwerer Waschzwang,
2. Zwangsgedanken (Hauptinhalte: Schuld am Leiden des Bruders zu sein; sexuell obszöne Inhalte; Todesvorstellungen);
3. Zwangsrituale und Zwangsbefürchtungen mit phobischem Vermeidungsverhalten (z. B. Türklinken nicht anfassen, Schmutzphobie, Gegenstände nicht vom Boden aufheben können, Zählzwang, „Worte vermeiden").

Die Patientin hat keinerlei körperliche Beschwerden und war in ihrem bisherigen Leben „nie ernsthaft körperlich krank".

*Aktuelle Lebenssituation:* Die Patientin studiert Jura (kurz vor dem Examen), ist verlobt und wohnt mit ihrem Verlobten in einer gemeinsamen Wohnung. Die Beziehung zu ihm stellt sie selbst „problemlos" dar. Aufgrund der krisenhaft zugespitzten Lebenssituation mit ihrem extremen Ehrgeiz und hohen Leistungsansprüchen einerseits und der Zunahme der Zwangssymptomatik andererseits fühlt sie sich zunehmend überfordert, erschöpft, ausgelaugt und depressiv verstimmt.

*Biographischer Hintergrund:* Die Patientin ist mit 2 Brüdern bei den Eltern aufgewachsen. Der 4 Jahre ältere Bruder war für sie immer Vorbild. Im Leistungsbereich hat sie mit ihm rivalisiert. Die Gefühlsbeziehung zu ihm schildert sie als „sehr intensiv". Der ältere Bruder war in der Schule ebenfalls sehr gut, studierte Medizin und ist jetzt Arzt. Der 8 Jahre jüngere Bruder ist nach einer Enzephalitis körperbehindert. Die Ausgestaltung ihrer Zwangsgedanken konzentrierte sich von Anfang an stark auf die Person und Krankheit dieses Bruders. Seine Behinderung hatte zur Folge, daß sich die Mutter verstärkt um ihn kümmerte. Die Rivalisierung mit dem älteren Bruder im Leistungsbereich ist der Patientin bewußter als die sicherlich bedeutsame affektgeladene Rivalität mit dem jüngeren Bruder um die Zuneigung und Fürsorge der Mutter.

Der Vater ist jetzt 54 Jahre alt, gesund und von Beruf Maurer. Er arbeitete eine Zeitlang viel auswärts. Er hat immer viel Alkohol getrunken. Deshalb gab es oft Streit zwischen der Mutter und dem Vater. Die Patientin wurde vom Vater „sehr verwöhnt" und sie fühlte sich als „sein Liebling". Ihr gegenüber war er sehr großzügig und gewährend. Er forderte sie auch immer wieder auf, die Schule nicht so ernst zu nehmen und sich nicht „mit der vielen Lernerei verrückt zu machen".

Die Mutter ist 51 Jahre alt und Hausfrau. In der Elternehe ist sie eindeutig die Dominierende. Sie versucht, alles möglichst gut und es jedem recht zu machen. Sie ist sehr leistungsorientiert und wird von der Patientin als „Arbeitstier" beschrieben. Sie stellt immer heraus, daß sie „für andere alles tut", selbst auf vieles verzichtet und zu kurz kommt (Opferhaltung). Sie war immer dagegen, daß die Patientin das Gymnasium besucht, was deren Ehrgeiz zusätzlich angestachelt hat. In der emotionalen Zuwendung war sie nach dem Erleben der Patientin mehr auf die Söhne bezogen (der größere Bruder als „Star der Familie" wurde stolz gelobt; der behinderte jüngere Bruder wurde besonders fürsorglich behandelt). Dadurch bestand „nach beiden Seiten" ein intensives Konkurrenz- und Rivalitätsverhältnis.

*Erotisch-sexuelle Entwicklung:* Sexualität war für sie von den ersten „Spielereien" an immer mit Verboten, Tabus und Schuldgefühlen verbunden. Zwangsgedanken mit sexuellen Inhalten prägten auch seit der Pubertät die Ausgestaltung der Zwangsneurose. Die lustvolle, sinnliche und spielerische Seite der Erotik ist ihr „fremd". Die Schuldthematik und im partnerschaftlichen Vollzug „Sexualität als Leistung" stehen im Vordergrund. Die sexuelle Beziehung zum Verlobten wird trotzdem als „problemlos" beschrieben.

*Diagnose:* Zwangsneurose (Waschzwang, Zwangsgedanken, Zwangshandlungen). Schwere Kommunikationseinschränkung mit extremer Leistungsorientierung.
Zunehmende Dekompensation als Erschöpfungssyndrom mit depressiven Verstimmungen.
Keinerlei körperliche Beschwerden.

*Psychodynamische Aspekte und Hauptkonflikte:* Der Erziehungsstil und die Familienatmosphäre wurde von der Patientin als freizügig und gewährend erlebt. Dies steht im Gegensatz zur weitverbreiteten psychoanalytischen Annahme eines restriktiven, rigiden und autoritäten Elternhauses bei Zwangsneurotikern.
Die enge, gefühlsbetonte Beziehung zum Vater fällt ebenso auf wie die intensive Rivalität mit beiden Brüdern, während die tiefergehende Störung in der Beziehung zur Mutter der Patientin „noch verborgen ist" und nicht konflikthaft erschlossen wird.
Im Konflikterleben stehen „unspezifische" anthropologische Grundthemen im Vordergrund: sexuelles Erkunden in der Pubertät in konflikthaftem Gegensatz zu normativen Verboten und Tabus; Auseinandersetzung mit der Möglichkeit des Schuldig-Werdens im Gegensatz Gut/Böse und in der Auflehnung gegen „Ordnung" (Verstoß gegen Normen); Konfrontation mit Krankheit und Tod (z. B. epileptische Anfälle des Bruders, Tod der Großmutter).

Die ersten Zwangssymptome (Bet- und Beichtzwang, Zwangsgedanken) im 12. Lebensjahr entstanden in einer Zeit, in der sich die Mutter vermehrt um den behinderten Bruder kümmerte. Die Zwangsphänomene haben als Gemeinsamkeit das Thema, daß dem Bruder etwas passieren könnte, und verweisen auf ihren aggressiven Gehalt. Die gedankliche Vorstellung des möglichen Todes des Bruders läßt Todeswünsche gegen den von der Mutter bevorzugten Bruder vermuten.

Eine Verschärfung der Konflikthaftigkeit ihrer Existenz und die Ausbreitung weiterer Zwangssymptome erfolgte in der natürlicherweise schon krisenhaften Phase der Pubertät. Erste sexuelle Erlebnisse und Auflehnung gegen Ordnung standen dabei im Vordergrund.

Normen, Verbote und die Möglichkeit, gegen diese zu verstoßen, waren bei unserer Patientin schon früh Thema innerer Auseinandersetzung (Rebellion gegen Ordnungsstrukturen, Autoritätsproblematik – der Zwangsneurotiker als „gehemmter Rebell" nach Lang 1986 oder als „ständig untätiger Täter" nach Walter 1955). Sie war von einer „Gegenwelt" (Clique) fasziniert, die durch Verwahrlosung, Chaos und Kriminalität gefährdet war, und die zu ihrem eigenen geordneten braven und leistungsbetonten Leben einen starken Kontrast bildete. Während die Patientin in ihrer Ambivalenz als Pubertierende hin- und hergerissen war, traten die Polizei und der geliebte Vater als „ordnendes Prinzip" auf den Plan und wirkten als Gegenkräfte zur Tendenz nach Verwahrlosung und Gesetzesübertretung. Hier scheint die Gefühlsbeziehung zum Vater und der drohende Liebesverlust von großer Bedeutung zu sein. Der gefürchtete Bruch mit dem Vater traf sie in der vulnerablen Phase der Pubertät. Der Konflikt spitzte sich zur Krise zu. Ihre „Antwort" war ein abrupter „äußerer" Wandel (radikale Abwendung von der Clique). Der vorher außen gelebte Konflikt wurde zunehmend „verinnerlicht". Der Kompensationsversuch (abrupte Abwendung, Anpassung an die Vorstellungen des Vaters) brachte die zwangsneurotische Symptombildung mit sich (Waschzwang und viele andere Zwangssymptome).

Der Zwang erscheint hier als Bollwerk gegen den drohenden Gestaltzerfall (Auflösung der „Lebensgestalt" nach Wyss 1973; Gestaltverfall nach v. Gebsattel 1954) und gegen die ordnungsauflösenden Mächte (vgl. Liesenfeld 1971; Lang 1985, 1986; Beck 1985). Es scheint evident, daß die Patientin in einer verschärften Antinomie zwischen ordnungsstiftenden und ordnungszerstörenden Tendenzen lebt (Konflikte, Ambivalenz). Dies stetzt jedoch eine innere normgebende Instanz voraus, die psychoanalytisch dem Über-Ich entspricht.

Es wäre hier sicherlich weiter zu fragen, wie unsere Patientin bei ihrer gewährenden und freizügigen Erziehung zu einem „strengen, rigiden Über-Ich" kommen soll. Der Vater war ja gerade das Gegenteil: selbst „Alkoholiker", der dominierenden Ehefrau unterlegen, weich und wenig durchsetzungsfähig, selbst in Gefahr, innere und äußere Ordnung zu verlieren und in Chaos oder Verwahrlosung zu scheitern. War die eigene verstärkte Normbildung unserer Patientin bereits eine kompensatorisch-antagonistische Gegenbewegung („Antwort") zum „haltlosen" Vater? Welche Bedeutung hat möglicherweise eine Identifikation mit der Mutter (Ambivalenz von Dominanz und Opferhaltung)?

Wie auch immer, das komplexe antinominisch verschränkte Wechselspiel der Primärbeziehungen (Patientin – Vater – Mutter) bildet die Grundlage der relevanten Konfliktdimension von Ordnung/Chaos, Macht/Ohnmacht, Stärke/Schwäche, Gesetz/„Kriminalität", Sexualität/Tabu, Triebhaftigkeit/Moral.

Aus der Perspektive der Biographie der Patientin erscheint die spätere Studienfachwahl aufschlußreich (Jura). Sie vertieft die Auseinandersetzung mit den unbewältigten Themen von Gesetz, Ordnung, Normen, Schuld und Strafe.

Betrachten wir die „auslösende Situation" für die zwangsneurotische Symptomatik, so lassen sich im 12jährigen Krankheitsverlauf folgende Zusammenhänge für Erstmanifestation oder Verschlechterung der Zwangsphänomene aufweisen:

| **Situation** | **Zwang** |
| --- | --- |
| 12. Lebensjahr, Bevorzugung des behinderten Bruders durch die Mutter; | Bet- und Beichtzwang, Zwangsgedanken (Todesvorstellungen, aggressive Inhalte); |
| sexuelle Erlebnisse mit Cousin, | „Geständniszwang", |
| Clique: sexuelle Versuchungs- und Konfliktsituationen | schwerer Waschzwang, |
| 14. Lebensjahr, Verstoß gegen Normen und Gesetze (Ordnung) | sukzessive Entstehung weiterer Zwangssymptome, |
| emotionaler Konflikt mit dem Vater | (Zwangsgedanken, Zwangsgrübeln, Zwangsbefürchtungen). |
| 18. Lebensjahr, Abitur, extreme Leistungsüberforderung; | exzessive Steigerung des Waschzwanges (Symptomverschlechterung), |

| 24. Lebensjahr, kurz vor Examen, schwer lebbare Partnerbeziehung (Verlobung, Partnerkonflikt), zunehmender Leistungsdruck „Psychotherapieverlangen". | Waschzwang mittlerweile gebessert, ausgeprägte Zwangsgedanken (wieder sehr auf den Bruder bezogen), Zwangsrituale. |

Alle 13 Patienten der Gruppe I ließen sich vergleichbar in ihrer Psychodynamik und den Konfliktkonstellationen analog darstellen. Die Tabelle 7 soll einen Überblick über die Gruppe I geben.

**Tabelle 7.** Patienten mit einer „typischen" Zwangsneurose ohne psychosomatische Symptombildungen (n = 13), Gruppe I

| Alter (Jahre) | Geschlecht | Dauer der Zwangssymptome (Jahre) | Art der Zwangssymptome | Auslösende Situation und Hauptkonflikte |
|---|---|---|---|---|
| 24 | w | 12 | Zwangsgedanken (Themen: Schuld, Sexualität, Tötung), Waschzwang (Zwangshandlungen), (Patientin A) | Bevorzugung des Bruders, sexuelle Erlebnisse, Auflehnung gegen Ordnung (Übertretung von Verboten) |
| 25 | m | 5 | Zwangsrituale, Zählzwang, Zwangsgedanken (aggressive Inhalte) | Auszug von zu Hause (enge Bindung zur Mutter), gemeinsame Wohnung mit Freundin (Nähe-Distanz- und Binden/Lösen-Konflikt) |
| 21 | w | 12 | Zwangsgedanken (Themen: Krankheiten, Vergiftung) schwere Zwangsrituale, Waschzwang | Im 9. Lebensjahr aggressive Auseinandersetzungen mit der Mutter |
| 28 | w | 1 | Schwere Kontrollzwänge | 2 Fehlgeburten nacheinander |
| 36 | m | 6 | Zwangsgrübeln, Zwangsgedanken | Leistungsversagen (Prüfung) |
| 24 | m | 4 | Zwangsgedanken (Themen: Religion, Aggressivität, Töten) | Eintritt ins Berufsleben (Lehrer), schwere Kontaktprobleme |
| 26 | m | 16 | Zwangshandlungen | Schwere Krankheit des Vaters |
| 26 | w | 18 | Putz- und Ordnungszwang | Tod der Mutter im 8. Lebensjahr |
| 31 | m | 10 | Zwangsgedanken | Leistungsversagen (Prüfung) |
| 26 | m | 1 | Zwangsgedanken (aggressive Inhalte) Kontrollzwänge | Ende des Studiums, keine Stelle, Orientierungskrise |
| 30 | w | 4 | Kontroll- und Ordnungszwänge, Zwangsgrübeln | Ehekrise |
| 47 | m | 22 | Schwerer Waschzwang, jahrzehntelange zwanghafte Eifersucht | chronischer Partnerkonflikt (Machtkampf, Dominanzproblematik) |
| 34 | m | 1 | Zwangsgedanken (Themen: Katastrophen, Aggressivität) Ordnungs- und Kontrollzwang | Geburt des 1. Kindes (fühlt sich Verantwortung nicht gewachsen) |

**Phobisch-anankastisches Syndrom, anankastische Phobie (Gruppe II):** 14 der untersuchten 108 Patienten wurden dieser Diagnosegruppe zugeordnet. Die anankastische Phobie kann unter den insgesamt hier unterschiedenen 7 Gruppen als jenes Zwangssyndrom aufgefaßt werden, das der klassischen Zwangsneurose nosologisch am nächsten kommt. Bei der Gruppe II handelt es sich – und hier bestehen die grundlegenden Gemeinsamkeiten – ebenfalls um eine relativ „symptomarme" neurotische Störung ohne psychosomatische Symptombildungen. Es wurde oben wiederholt darauf hingewiesen, daß phobische Strukturmerkmale in jeder Zwangsneurose enthalten sind. Dies kommt besonders in der Zwangsbefürchtung und dem häufig ausgeprägten phobischen Vermeidungsverhalten von Zwangsneurotikern zum Ausdruck. Darüber hinaus entstehen bei Zwangskranken massive Ängste, wenn sie von außen an der Durchführung ihrer Zwangshandlungen (z. B. Wasch- oder Kontrollzwang) oder an ihren Zwangsritualen gehindert werden. Psychoanalytische (Nacht 1966; Salzman 1968; Willner 1968; König 1981; Lang 1985), psychiatrische (Janzarik 1965; Petrilowitsch 1964) und anthropologische (v. Gebsattel 1954, 1959) Zwangsforscher haben diese psychodynamischen und strukturpathologischen Zusammenhänge von Zwang, Angst und Phobie ausführlich beschrieben. Weshalb wurde dann trotzdem die „anankastische Phobie" in der vorliegenden Untersuchung als eigene Untergruppe differenziert?

In die Untergruppe II wurden jene Zwangskranken eingeteilt, die über die der Zwangsneurose immanente Struktur hinaus noch über andere ausgeprägte phobische Symptome klagten. Es handelte sich beispielsweise um Agora- und Klaustrophobien, Erythrophobien, Tierphobien, vielgestaltige psychosoziale Ängste, die mit einem phobischen Vermeidungsverhalten verbunden waren, oder um organbezogene Ängste (z. B. Kanzerophobie, hypochondrische Ängste). Derartige Phobien gehören nicht typischerweise zur Zwangsneurose (vgl. Patientin A), begleiten diese aber häufig.

Organbezogene Ängste bzw. „somatisierte Ängste", die im Rahmen von ausgeprägten psychovegetativen Störungen oder Funktionellen Syndromen auftraten (z. B. phobische Herzneurosen, Hyperventilationstetanien), wurden – wenn zusätzlich bei den untersuchten Zwangskranken diagnostiziert – der Gruppe VI (s. S. 120) zugeordnet.

Die folgende Krankengeschichte einer Patientin, die unter einer Zwangsneurose mit zahlreichen phobischen Begleitsymptomen (anankastische Phobie) litt, soll stellvertretend die Gruppe II charakterisieren. Dieses Fallbeispiel hat zusätzlichen Aussagewert dadurch, daß die Patientin dem Verfasser aus der Erstuntersuchung, einer dreijährigen analytischen Gruppentherapie und der katamnestischen Nachuntersuchung bekannt ist.

**Patientin B:** 26 Jahre alt, weiblich, Lehrerin, ledig.

*Auftreten und Erscheinung:* Die Patientin wurde von einem Nervenarzt an das Institut überwiesen: Sie erscheint zum ersten Gespräch „alternativ" und lässig gekleidet, trägt ein Kleid aus kleingeblümtem Stoff und weißem Kragen, wirkt darin recht „brav", sie benimmt sich zurückhaltend und schüchtern, setzt sich langsam, sitzt ganz aufrecht, legt die Hände gefaltet in den Schoß und verharrt auch während des langen Gespräches weitgehend in dieser Körperhaltung. Im Gespräch wirkt sie mitteilsam, dabei aber sehr „sachlich", wenig gefühlsbetont, überhaupt nicht klagsam.

*Anlaß der Untersuchung/Symptomatik:* Die Patientin berichtet über „viele Ängste", Probleme mit sich selbst und dem Partner, Schlafstörungen, zeitweise „Herzstechen" (keine Herzphobie mit sympathicovasalen Anfällen). Im Umgang mit anderen Menschen fühlt sie sich sehr unsicher und hat Minderwertigkeitsgefühle, fürchtet oft, von den anderen abgelehnt, kritisiert oder ausgelacht zu werden und errötet schnell (Erythrophobie). Sie hat sich deshalb immer mehr zurückgezogen und zunehmend isoliert. Die Ängste haben sich im Laufe der letzten 3 Jahre immer mehr gesteigert und „sind immer komischer geworden, daß ich manchmal Angst habe, ich drehe bald durch und werde verrückt, so daß ich noch in der Nervenklinik lande".

Hypochondrische Ängste sind dazu gekommen: sie stellt sich alle möglichen Krankheiten vor und konsultiert immer mehr Fachärzte, ohne daß bislang ein krankhafter Organbefund festgestellt wurde. In letzter Zeit hat sie starke Vergiftungsängste – von Nahrungsmitteln, Umweltverschmutzung bis hin zu Zimmerpflanzen. „Kürzlich habe ich gelesen, daß es auch giftige Zimmerpflanzen gibt. Seither traue ich mir meine vielen Pflanzen gar nicht mehr berühren aus Angst vor Vergiftung." Außerdem besteht eine ausgeprägte Tierphobie. Schon als Kind hatte sie große Angst vor Hunden und „allen großen Tieren". In der Gegenwart bezieht sich die Hauptangst auf Vögel und Hunde, wobei sie sich besonders davor fürchtet, angesteckt zu werden und Tollwut zu bekommen. Wenn ihr in der Stadt einmal ein Hund zu nahe kommt oder gar an ihr hochzuspringen versucht und an ihr schnuppert, muß sie gleich nach Hause gehen und sich gründlich waschen. Ihre Kleidung hat sie einige Male dann gleich wegen ihrer Angst vor Tollwut in die Reinigung gegeben.

Auf weiteres Befragen gibt sie an, im Haushalt sehr ordentlich und penibel zu sein, besonders im Umgang mit Lebensmitteln. Oft muß sie etwas wegwerfen, weil sie fürchtet, es könnte schon verdorben sein. Was Reinlichkeit anbelangt, hält sie sich für „sehr sauber, aber Putzfimmel habe ich keinen". Sie berichtet auch über verschiedene Kontrollzwänge (ob alle Türen und Fenster verschlossen sind; manchmal unters Bett schauen müssen, ob keiner drunterliegt; Kontrolle von Öfen und elektrischen Geräten).

Unter diesen Zwangsphänomenen leidet sie eigentlich nicht so sehr – sie halte die meisten Zwangshandlungen „für berechtigt" (Rationalisierung!) und zitiert – recht intellektuell und dozierend – zahlreiche Bücher, in denen sie Hinweise gefunden hat, daß ihre Befürchtungen angebracht sind. In letzter Zeit hat sie deshalb auch ihre Ernährungsweise umgestellt und lebt jetzt ganz vegetarisch. Das gibt wiederum große Probleme mit dem Lebenspartner, mit dem sie zusammenwohnt, weil dieser gerne Fleisch ißt und sich nicht ändern will. Sie kocht jetzt „aus Trotz" nicht mehr für ihn – „jeder muß sein eigenes Essen machen".

- Im Verlauf der Exploration – ebenfalls nicht spontan, sondern nach entsprechenden Fragen, die ihr peinlich sind, berichtet sie zögernd über Zwangsgedanken. Sie beziehen sich entweder auf ihre Befürchtungen und Phobien (Tollwut, Vergiftetwerden, Einbrecher) oder sind aggressiver Natur. Sie hat Angst vor Messern und mußte sich schon öfter vorstellen, ihren Freund zu erstechen. Dabei erlebt sie auch Ängste dem Untersucher gegenüber, dieser könnte sie für „verrückt oder gemeingefährlich halten" und sie gegen ihren Willen in die Nervenklinik „abtransportieren lassen". Deshalb habe sie bisher von sich aus nicht über diese Gedanken gesprochen. „Bereits in der Kindheit hatte ich so komische Gedanken. Ich habe mir manchmal vorgestellt, meine Mutter einen Berg oder Abgrund hinunterzustoßen oder sie mit einem Messer zu erstechen."

Diese Zwangsvorstellungen der Kindheit seien „von selbst wieder verschwunden". Auch die Zwangsgedanken der Gegenwart beziehen sich manchmal auf die eigene Mutter. Jetzt ist es nicht mehr das Töten, sondern die Vorstellung, die Mutter sadistisch zu quälen: „Ich stelle mir dann vor, daß sie sich am Boden windet und mich um Vergebung anflehen muß." Ihrer Mutter gegenüber erlebt sie starke Rachegefühle und Vergeltungswünsche.

Aggressive Impulse verspürt sie auch beim Autofahren. „Wenn ich an einer Ampel oder in einer Schlange warten muß, stelle ich mir vor, einfach auf die Autos vor mir draufzufahren. Oder wenn ich ganz schnell fahre und mir kommt ein Auto entgegen, schießt mir plötzlich der Geanke durch den Kopf, das Lenkrad rumzureißen und voll in das Auto reinzufahren."

*Entwicklung der Symptomatik:* Unter den passageren Zwangssymptomen der Kindheit und der ausgeprägten zwanghaften Persönlichkeitsstruktur mit entsprechendem Verhalten und Erleben hat die Patientin bis vor 3 Jahren nicht gelitten. Vor 3 Jahren hat sich ihr erster Freund wegen einer anderen Frau von ihr getrennt. Schon vor der Trennung hat es viel Streit gegeben, weil sie furchtbar eifersüchtig war.

Nach der Trennung hat sie sich zurückgezogen, mied die bisherigen gemeinsamen Bekannten und hielt sich als Frau für „minderwertig und nicht begehrenswert". Damals studierte sie noch. Auf andere zugehen konnte sie nicht und wartete darauf, daß die anderen den ersten Schritt tun sollten. Die Ängste bezogen sich zuerst auf zwischenmenschliche Situationen (ausgelacht, abgelehnt, kritisiert oder zurückgewiesen werden, Erythrophobie). Die Tierphobie, Angst vor Tollwut und die Vergiftungsängste kamen erst vor einem halben Jahr verstärkt hinzu und führten sie erstmals zu einem Nervenarzt. Dieser gab ihr Tabletten und „Beruhigungsspritzen" (Imap). Nach einigen Monaten wechselte sie den Nervenarzt, „weil ich ihm nicht so recht getraut habe". Von ihren Zwangsgedanken habe sie ihm auch nichts erzählt. Der neue Nervenarzt schließlich hat sie nach einigen ausführlichen Gesprächen an unser Institut überwiesen.

*Aktuelle Lebenssituation:* Die Patientin arbeitet als Volksschullehrerin, ist sei 1 1/2 Jahren mit einem Gymnasiallehrer befreundet und wohnt sei 9 Monaten mit ihm zusammen. Mit ihrer Herkunftsfamilie hat sie nur noch wenig Kontakt. Durch ihre Ängste und Zwänge lebt sie isolierter als vor 4 Jahren in ihrer Studiumszeit und der Beziehung mit dem ersten Freund. Die jetzige Partnerbeziehung schildert sie als sehr konfliktreich: „Wir sind sehr unterschiedlich. Es gibt oft Streit. Jeder von uns beiden hat seinen Dickkopf und keiner will nachgeben." Hauptkonfliktbereiche sind die Sexualität („er will häufiger als ich, außerdem will er Dinge, die mir eklig sind" – oralgenitale Sexualität), das Essen (sie ißt streng vegetarisch, ihm schmeckt das nicht; er schimpft, wenn sie Lebensmittel wegwirft) sowie Ordnung und Sauberkeit („Er ist mir einfach zu schlampig"). Reibereien gibt es auch, weil ihr Partner nicht so pünktlich ist, wie sie es gerne hätte. Ihren Freund beschreibt sie als „verwöhntes Muttersöhnchen". Insgesamt fühlt sie sich ihm jedoch überlegen: „Wenn es hart auf hart kommt, gibt doch er meistens nach." Manchmal redet sie längere Zeit nicht mit ihm, „um ihn zu bestrafen", dann lenkt er meistens ein.

*Biographischer Hintergrund:* Die Patientin ist in Würzburg als Älteste in einer Familie mit 3 Kindern aufgewachsen (eine 4 Jahre jüngere Schwester und ein 7 Jahre jüngerer Bruder). Die Beziehung zur Mutter schildert sie als „oberflächlich und schlecht": „Ich war als Kind oft alleine und konnte mit meiner Mutter nicht über meine Probleme reden. Ich habe mich nie richtig verstanden und geborgen gefühlt." Der jüngere Bruder sei der Liebling der Mutter. Auf ihn war sie zeitweise eifersüchtig. Das Wesen der Mutter beschrieb sie wie folgt:

„So wie meine Mutter wollte ich nie werden. Einige ihrer Züge sind mir völlig zuwider. Sie ist so weich und nachgiebig. Meinem Vater hat sie sich vollkommen untergeordnet. Ohne ihn wäre sie vollkommen hilflos. Sie hat mir immer das Gefühl gegeben, daß sie sich für uns Kinder aufopfert und daß sie mit mir unzufrieden ist."

Der jetzt 51jährige Vater ist von Beruf Elektriker. Zu ihm hatte sie eine intensive Beziehung: „Er liebt mich unheimlich und ich ihn auch. Aber keiner zeigts dem anderen. Für mich hat immer nur der Vater gezählt und die Mutter gar nicht." Den Vater erlebte sie aber auch als sehr autoritär, rechthaberisch und streng. „Er hat mich oft übers Knie gelegt und geschlagen. Dann habe ich ihn innerlich richtig gehaßt. Ich habe versucht, ihm nicht zu zeigen, wie weh es mir tut. Ich habe nicht geweint." Manchmal habe dann der Vater zu ihr gesagt, sie sei „trotzig und verstockt". Sie fühlte sich dann sehr unverstanden und ungerecht behandelt. „Wenn ich aber seine liebe und brave Tochter war, war er großzügig und nett zu mir."

Gefühle, körperliche Nähe und Zärtlichkeit konnte ihr aber auch der Vater nicht vermitteln. Die Zuwendung bestand aus Süßigkeiten und Geschenken oder darin, daß er ihr als „seiner Ältesten" etwas erlaubte, was die anderen nicht durften. Die Gefühlsbeziehung war jedoch sowohl zum Vater als auch zur Mutter sehr eingeschränkt und im Sinne eines primären Mangels „defizitär". „Gefühle zeigen konnten alle in meiner Familie nicht."

*Selbsterleben und Selbstbild:* Die Patientin selbst erlebt sich als sehr „zwiespältig" und innerlich oft zerrissen. „Ich habe 2 Seiten in mir, die ich nicht miteinander vereinbaren kann. Ich fühle mich einerseits sehr weich, natürlich, naiv, gutmütig, romantisch und verträumt. Und dann kann ich wieder sehr hart und kaltschnäuzig oder aggressiv und wütend sein, so daß ich selbst über mich erschrecke." Sie fühlt sich in ihrer Identität als Frau gestört.

„Ich schwanke zwischen romantischer Verliebtheit und dem starken Wunsch, mich gegenüber Männern durchzusetzen. Einmal bin ich wie ein Kind, das Geborgenheit und Zärtlichkeit will, und dann kann ich auch wie eine Furie sein." Sie habe oft Angst, von einem Mann abhängig oder ihm unterlegen zu sein. „Auf keinen Fall will ich so weich und nachgiebig sein wie meine Mutter."

*Erotisch-sexuelle Entwicklung:* Sexualität war in ihrer Familie ein Tabuthema, über das nie gesprochen wurde. Sie kann sich nicht erinnern, ihre Eltern je nackt gesehen zu haben. Zur Aufklärung drückte ihr die Mutter – „mit einem Satz" – ein Buch in die Hand und kam nie darauf zu sprechen. Die erste Regelblutung erlebte sie als sehr peinlich. Mit dem ersten Freund war sie 5 Jahre lang zusammen. Er war sehr zärtlich und „erleichterte mir alles". Mit ihm war der Geschlechtsverkehr angenehmer als mit dem jetzigen Partner. Der jetzige Freund (Gymnasiallehrer) wird von ihr als sehr bedrängend, fordernd und zu wenig zärtlich erlebt. Große Differenzen gibt es hinsichtlich der Häufigkeit des Geschlechtsverkehrs und der vom Partner gewünschten Sexualpraktiken. Seinen Wunsch nach oralgenitalen Variationen wehrt sie als „pervers" ab.

*Diagnose:* Zwangssyndrom mit Zwangshandlungen und Zwangsgedanken. Multiple Phobien und Ängste (Erythrophobie, soziale Ängste und Kontaktstörung, Tierphobie, leibbezogene hypochondrische Ängste, Vergiftungsängste).
    Gesamtdiagnose: phobisch-anankastisches Syndrom (anankastische Phobie).

*Therapieverlauf:* Die Patientin wurde in Form einer 3jährigen analytischen Gruppentherapie behandelt. In der Anfangsphase war sie sehr zurückhaltend und schweigsam. Erste aktive Teilnahme zeigte sich durch „Kommentare" und „Bewertungen" anderer Gruppenmitglieder. Dabei präsentierte sie sich als die „besserwissende Intellektuelle", die gerne anderen gute Ratschläge gab. Ängstlichen, depressiven und klagsamen Mitgliedern der Gruppe gegenüber war sie sehr „hart und streng". Sätze wie „Jammere nicht so viel herum, dadurch wird auch nichts besser, ändere dich lieber selbst!" kamen aus ihrem Munde nicht selten. Interventionen des Gruppenleiters (der Verfasser), die nach der Möglichkeit eigener ähnlicher Bedürfnisse (auch jammern wollen, eigene „weiche" Gefühle, eigenes Leiden) fragten, wehrte sie anfangs schroff ab. In der Gruppe wurde sie zunehmend „gefürchtet". Ein männliches Mitglied sagte einmal zu ihr: „Du führst dich hier auf wie die Gruppenerzieherin". Sie wurde nun immer mehr von anderen Teilnehmern angegriffen. In dieser Zeit drängte sie sehr auf ein Einzelgespräch und begründete dies damit, daß es ihr „immer schlechter ginge". Sie vertraute dem Therapeuten an, sie fühle sich in der Gruppe abgelehnt und als Außenseiter. Dabei schimpfte sie auch auf andere und äußerte massive aggressive Affekte. Der Patientin wurden ihre eigenen emotionalen Anteile verdeutlicht und ihr nahegelegt, dies in die Gruppe einzubringen. Nun konnte sie in der Gruppe erstmals eigene Wünsche und Bedürfnisse sowie leidvolle Empfindungen (Enttäuschung, Trauer, Abgewiesenfühlen) den anderen mitteilen. Sie sprach in der Folgezeit mehr über ihre eigenen Probleme und Symptome, wobei sie die Zwangssymptome am längsten als ihr Geheimnis hütete. Ihre Ängste und Partnerprobleme konnte sie leichter und früher mitteilen.
    Als sie die Probleme ihrer Partnerbeziehung und ihre Umgangsform mit dem Partner darstellte, löste sie bei männlichen Mitgliedern Ängste und Aggressionen aus. Sie stellte sich bevorzugt als die „Durchsetzungsfähige" dar und erzählte ausgiebig, wie sie bewußt ihren Partner „schikanierte", wobei sadistische Züge sehr deutlich wurden. Von 3 der männlichen Teilnehmer „erntete" sie dabei Kritik und Ablehnung, während ein verheirateter Mann (ebenfalls wegen Ehekrise und Dominanzkonflikten in der Gruppe) sie in Schutz nahm. Dieser Mann verliebte sich später in sie, was beide lange vor den anderen Gruppenmitgliedern verheimlichten. Bei Treffen der Gruppenmitglieder außerhalb der „offiziellen Sitzungen" ahnten die anderen doch etwas, so daß diese Liebesbeziehung zum Gruppenthema und für beide Beteiligten zum großen Konflikt wurde. Beide trugen sich mit Trennungsabsichten ihren Partnern gegenüber. In dieser Zeit jedoch zeigte die Patientin eine neue „Leidenschaft", die sowohl in ihrer Kindheit als auch in ihrer ersten Partnerbeziehung eine große Rolle spielte: sie wurde extrem eifersüchtig. Wenn dieser von ihr begehrte Mann „etwas zu nett" zu einem anderen weiblichen Gruppenmitglied war, entbrannte ihre Eifersucht und Rivalität, so daß sich aus der

anfänglichen romantischen Verliebtheit eine konfliktträchtige Beziehung entwickelte. Dies führte dazu, daß der verheiratete Mann sich wieder mehr auf Distanz bewegte und neue Liebesgefühle bei der Ehefrau entdeckte.

Doch Eifersucht, Rivalität und Neid der Patientin bezogen sich auch auf weibliche Gruppenmitglieder und den Gruppenleiter. Dem Therapeuten warf sie mehrmals in der Gruppe vor, er möge andere lieber als sie und habe in der Gruppe seine „bevorzugten Lieblinge". Eine verheiratete Frau, der es im Therapieverlauf schon wesentlich besser ging und die öfter ihre Ehe als glücklich schilderte, war besonders das „Objekt" ihrer Neidgefühle. Als diese Frau schwanger wurde und vorwiegend positive Gefühle (Freude, Glück, Optimismus) in die Gruppe einbrachte, bekam die Patientin heftige aggressive Affekte gegen diese Frau. Diese steigerten sich soweit, daß die Patientin ihr wünschte, ihr Kind solle sterben oder sonst etwas passieren. Die Patientin wurde zunehmend in eine intensive emotionale Auseinandersetzung mit der Gruppe „verstrickt", in der sie selbst sehr viele Angriffe einstecken mußte und erstmals weinte.

Nach 2jähriger Therapiedauer trennte sie sich schließlich von ihrem Freund. Nach dieser Trennung waren „die Ängste schlagartig weg". Insbesondere die Angst vor Tollwut, die Tierphobien und die Vergiftungsängste verschwanden ganz. Die zwischenmenschlichen Ängste und Kontaktprobleme wurden jetzt deutlicher und für die Patientin auch „fühlbarer".

Sie lebte einige Monate ohne Partner und sprach in dieser Zeit erstmals über Einsamkeit und drückte ihre Trauer aus.

Sie lernte bald einen anderen Mann kennen und verliebte sich in ihn. Jetzt konnte sie auch zögernd über ihre „weichen", nach Hingabe verlangenden Gefühle sprechen und Stolz in der Gruppe empfinden. Insgesamt veränderte sich in dieser Zeit ihr Selbstbild vom „Frausein" entscheidend.

Der Verlauf des 3. Jahres und letzten Therapieabschnittes brachte eine zunehmende Stabilisierung der Patientin. Ihre Möglichkeiten der emotional-anteilnehmenden Kommunikation erweiterten sich deutlich. Nach 3 Jahren analytischer Gruppentherapie verließ sie auf eigenen Wunsch die Gruppe. Sie war bei Therapieende weitgehend symptomfrei. Die Ängste, Phobien und Zwangssymptome hatten sich entscheidend gebessert. Eine zwanghafte Persönlichkeitsstruktur war immer noch spürbar (Sauberkeit, Ordentlichkeit, sehr „empfindlich" bei Lebensmitteln, sehr zwanghaft auf gesunde Lebensweise bedacht, weiterhin Vegetarierin).

*Katamnese (1 1/2 Jahre nach Therapieende):* Die Patientin wirkt „lockerer" als bei Therapieende. Sie macht einen zufriedenen Eindruck. Die Phobien und Zwangssymptome, die zur Behandlung geführt hatten, sind im Katamnesezeitraum nicht mehr aufgetreten. Mit dem gleichaltrigen Mann, den sie 1/2 Jahr vor Therapieende kennengelernt hat, ist sie mittlerweile zusammengezogen, konkrete Zukunftspläne mit ihm (Heirat, Kinder) hat sie selbst noch nicht, während entsprechende Wünsche des Partners wohl größer sind. Die erotisch-sexuelle Beziehung wird als befriedigend beschrieben. Sie fühlt sich nicht mehr – wie beim vorigen Partner – bedrängt, kann eigene sexuelle Wünsche äußern und aktiv werden. Die strenge vegetarische Kost hat sie unter dem Einfluß des Partners aufgegeben, achtet jedoch noch immer sehr auf „gesundes Essen" und beschäftigt sich sehr mit Umweltproblemen (Katamnese kurz nach der Tschernobyl-Katastrophe 1986). Sie engagiert sich gemeinsam mit ihrem Lebenspartner in entsprechenden Arbeitskreisen. Die ausgeprägten Dominanzprobleme und die Neigung zum Machtkampf wie früher hat sie mit dem jetzigen Partner nicht. Die Streitthemen oder Anlässe zu Auseinandersetzungen sind jedoch ähnliche wie früher (Pünktlichkeit, Sauberkeit, Ordnung).

Krankenhausaufenthalte im Katamnesezeitraum waren nicht nötig, körperliche Beschwerden bestehen zum Zeitpunkt der Nachuntersuchung nicht.

Die Tabelle 8 faßt die Gesamtgruppe II (phobisch-anankastisches Syndrom) zusammen.

**Tabelle 8.** Patienten mit einem phobisch-anankastischen Syndrom (anankastische Phobie ohne psychosomatische Symptombildungen) (n = 14), Gruppe II

| Alter (Jahre) | Geschlecht | Dauer der Zwangssymptome (Jahre) | Art der Zwangssymptome | Phobische Symptomatik |
|---|---|---|---|---|
| 26 | w | 3 | Zwangsgedanken und -handlungen (Patientin B) | Vergiftungsängste, Erythrophobie, soziale Ängste, Tierphobie, hypochondrische Ängste |
| 24 | w | 4 | Zwangsgedanken, Tötungsimpulse (eigene Kinder töten) | Todesangst, Agoraphobie, soziale Ängste |
| 46 | w | 1 | Zählzwang, Rituale, Waschzwang, Kontrollzwang | Angstanfälle (Panikattacken), frei flottierende Angst |
| 35 | m | 16 | Reinigungs- und Waschzwang (Infektionsangst) | Phobien bzgl. Infektion (Hepatitis, Tollwut), sexuelle Ängste (Onanieskrupel) |
| 32 | w | 4 | Zwangsgedanken, Tötungsimpulse (eigene Kinder töten) | Todesangst, Angst vor Autofahren, soziale Ängste, hypochondrische Ängste |
| 21 | m | 4 | Schwerer Waschzwang | Soziale Ängste bei schwerer Kontaktstörung |
| 28 | m | 2 | Körperbezogene Zwangsbefürchtungen (Penis zu klein, Zähne fallen aus), Zwangsgrübeln | Erythrophobie, soziale Ängste, gravierende Kontaktstörung |
| 24 | w | 2 | Zwangsgedanken, Tötungsimpulse (eigenes Kind) | Angstanfälle (Panikattacken) |
| 33 | m | 18 | Schwere Kontrollzwänge, Zwangsgrübeln, Zwangsgedanken | Soziale Ängste, körperbezogene Ängste |
| 28 | m | 11 | Zwangsgedanken, Kontrollzwang | Agoraphobie, soziale Ängste (Panikattacken) |
| 35 | w | 8 | Tötungsimpulse (gegen eigene Tochter) | Agoraphobie |
| 22 | w | 1 | Zwangsgedanken, Putz- und Ordnungszwang | Agoraphobie, Panikattacken, soziale Ängste |
| 24 | w | 3 | Zwangsgedanken (aggressive Inhalte) | Agoraphobie, Todesangst, unfähig, alleine zu sein |
| 25 | w | 2 | Kontroll- und Ordnungszwang | Agoraphobie, soziale Ängste, Schlangen- und Spinnenphobie |

**Depressiv-anankastisches Syndrom, anankastische Depression (Gruppe III):** Bei 3 Patienten aus der Gesamtgruppe wurde die Diagnose „anankastische Depression" gestellt. Zwangssyndrome – in allen nosologischen Untergruppen – sind mehr oder weniger mit depressiven Verstimmungen verbunden. Auch Zwangsneurotiker sind zeitweise depressiv verstimmt, neigen zum Grübeln und sind in Selbstvorwürfe oder Schulderleben verstrickt. Je ausgeprägter die depressive Symptomatik ist, desto mehr stellt sich die Frage zur differentialdiagnostischen Erwägung einer depressiven Psychose, zu deren diagnostischen Festlegung der psychopathologische Befund von entscheidender Bedeutung ist. Die Zuordnung eines Zwangssyndroms zu den depressiven Psychosen erfolgte in der vorliegenden Arbeit nach den Kriterien von Lauter (1962), Kluge (1965), Videbech (1975), Gittleson (1966a, b, c, d), Meyer (1972), Payk (1976), Kraus (1977) und Tellenbach (1963, 1983), die eingehend den psychopathologischen Zusammenhang von Depression und Zwang erhellten. Bei psychiatrischen Patienten dürfte der Anteil einer anankastischen Depression bei Zwangssyndromen wesentlich größer sein als bei den hier untersuchten Patienten aus einer psychotherapeutischen Ambulanz. Die 3 der Gruppe III zugeordneten Patienten waren alle schon längere Zeit in nervenärztlicher Behandlung und die Diagnose einer „endogenen Depression" war erwogen worden. Die medikamentöse Vorbehandlung war der depressiven Leitsymptomatik[1] entsprechend bei allen 3 Patienten thymoleptisch. Zum Zeitpunkt der Untersuchung stand jedoch bei allen Patienten die Zwangssymptomatik im Vordergrund. Ein Patient hatte eine lange Anamnese mit 2 stationären Aufenthalten in einer Nervenklinik und wiederholten Elektroschocks. Seine Krankengeschichte läßt sich in gekürzter Form wie folgt zusammenfassen:

**Patient C:** 49 Jahre alt, kaufmännischer Angestellter, verheiratet, 2 Kinder.

*Auftreten und Erscheinung:* Der Patient beginnt mit dem Satz: „Es ist nichts Dramatisches. Es geht mir relativ gut" und äußert direkt den Wunsch nach einer Gruppentherapie, noch bevor er etwas über sein Leiden mitgeteilt hat. Das 2. Gespräch leitet er mit den Sätzen ein: „Ich habe mich letzte Stunde zu positiv dargestellt. Es geht mir viel schlechter." Es wird spürbar, daß er „seine Krankengeschichte" schon häufig erzählt hat.

*Anlaß der Untersuchung/Symptomatik:* Er berichtet über ein relativ umschriebenes Zwangssymptom, das ihn seit 24 Jahren quält. Seine jetzige Frau war damals schwanger und sie „mußten" deshalb heiraten.

Nach der Heirat war sie beim Frauenarzt und teilte ihm den wahrscheinlichen Geburtstermin mit. Kurze Zeit später wurde davon geringfügig abweichend ein anderer Termin errechnet. Da fing er plötzlich an zu zweifeln und mußte permanent denken: „Vielleicht ist das Kind gar nicht von mir." Dieser Zwangsgedanke hielt auch an, nachdem der Sohn geboren war. Er konnte an nichts anderes mehr denken und quälte damit sich und seine Frau. Diese ließ in ihrer Verzweiflung erbbiologische Untersuchungen durchführen, die seine Vaterschaft bestätigen sollten. Doch der Zwang blieb. Nun kamen schwere depressive Verstimmungen, Schlafstörungen und völlige Antriebslosigkeit hinzu. Dies führte vor 24 Jahren zum ersten mehrmonatigen Psychiatrieaufenthalt. Er wurde dort wiederholt mit Elektroschocks behandelt. Die Diagnose lautete: endogene Depression. Auch nach der Entlassung litt der Patient jahrelang unter schweren

---

[1] Im klinischen Bild standen folgende Symptome im Vordergrund: Vitalitätsverlust, Antriebslosigkeit, Apathie, Schlafstörungen, Suizidgedanken, Appetitlosigkeit, Angst, Schuldgefühle, hypochondrische und vegetative Symptome.

Depressionen und war regelmäßig in nervenärztlicher Behandlung. Nach dem 1. Aufenthalt erfolgte 7 Jahre später in der gleichen Nervenklinik wiederum eine stationäre Behandlung mit Elektroschocks. Die Diagnose „endogene Depression" wurde bestätigt.

Nach diesem Aufenthalt wurde die Frau erneut von ihm schwanger und gebar ein behindertes Kind. Dieser Tochter widmete er sich mit großer Hingabe. Doch der Zwangsgedanke „Ist der Hans von mir?", mit dem er seine Frau immer wieder quälte, blieb weiterhin das vorherrschende Zwangssymptom und ist es heute noch.

Depressive Verstimmungen hat er in den vergangenen 15 Jahren nicht mehr gehabt. Die Zwangssymptome jedoch haben sich nach dem 2. Psychiatrieaufenthalt ausgebreitet. Sie bezogen sich bald auf die behinderte Tochter (Zwangsgedanken mit aggressiven Inhalten oder Beschimpfungen). Vor 5 Jahren bekam er „heftiges Brennen im Penis". Nach zahlreichen Konsultationen bei Fachärzten wurde er schließlich in eine psychosomatische Klinik zur stationären Behandlung eingewiesen. Dort wurde er in Form einer Gruppentherapie erfolgreich behandelt, so daß die körperlichen Symptome ganz verschwanden und die Zwangssymptome etwas gebessert wurden.

In der Gegenwart bestehen weiterhin Zwangsgedanken (die beiden Kinder betreffend). Sie haben sich in letzter Zeit auf zwischenmenschliche Situationen ausgeweitet: an der Arbeitsstelle beziehen sich die Zwänge auf aggressive Impulse und entsprechende Vorstellungen („Endlich mal die Sau rauslassen"; er stellt sich massive Auseinandersetzungen mit Vorgesetzten vor). Im Privatleben konzentrieren sich die Zwangsgedanken auf Frauen, von denen er sich sexuell angezogen fühlt, mit denen er aber nicht umgehen kann. Er bekommt Herzklopfen, Schweißausbrüche, innere Unruhe und einen unerträglichen Spannungszustand, bringt aber kein Wort heraus. „Sobald mir eine Frau gefällt, meldet sich meine weltfremde Kinderbuchmoral. In mir sitzt eine tödliche Moral." Hübsche Frauen verunsichern ihn deshalb sehr, weil er mit der großen inneren Spannung nicht umgehen könne. „Das Sprechen eines Satzes mit einer solchen Frau wäre ein zu großer Kraftakt für mein Gehirn, den ich nicht zustande bringe. Mir schwirren dann tausend Gedanken durch den Kopf und ich fühle mich dabei innerlich ganz leer."

Insgesamt fühlt er sich in seiner Lebensbewegung in einer Krise und fragt, ob es eine „Midlife-crisis" sein könnte. „Mein Leben hat keinen Sinn und keine Mitte. Es zerrinnt mir zwischen den Fingern. Die Wochen und Monate rauschen an mir vorbei."

In letzter Zeit plagen ihn auch Zwangsgedanken, die Ehefrau könnte plötzlich sterben oder von einem Auto überfahren werden.

In der Gesprächssituation fällt auf, daß der Patient sich selbst nicht konflikthaft erschließt. Den Zwang erlebt er als innere Spannung oder Unruhe, als Schwirren im Kopf oder als Leere. Die intensive Ambivalenz und affektive Tönung des Konflikts, die bei „typischen" Zwangsneurotikern spürbar wird, scheint bei ihm zu fehlen.

Auch der Bezug zur eigenen Lebensgeschichte und zum Lebensentwurf in die Zukunft fehlt. Der Zwang erscheint bei ihm – um mit Straus (1938) zu sprechen – wie ein „Sturz aus dem geschichtlichen Dasein".

Die Angaben zur biographischen Anamnese waren entsprechend „dürftig" und sollen hier nicht wiedergegeben werden. Der Patient kehrte immer wieder zu monotonen Schilderungen der oben dargestellten Zusammenhänge zurück. 5 weitere Gespräche vertieften diesen Eindruck. Ein konflikthaftes oder biographisches Sicherschließen war ihm nicht möglich.

Die psychiatrische Anamnese des Patienten läßt dies verständlich erscheinen.

*Diagnose:* Anankastische Depression; Zwangssyndrom seit 24 Jahren; Depressives Syndrom vom 25.–34. Lebensjahr.

*Therapeutische Erwägungen:* Eine „konfliktbearbeitende" Psychotherapie erschien als nicht indiziert (Art der Störung, Überforderung). Der Patient wurde für eine kommunikationsfördernde und stützende Gruppe in einen sozialpsychiatrischen Dienst weitervermittelt.

Tabelle 9 gibt einen Überblick über die 3 Patienten, bei denen eine anankastische Depression diagnostiziert wurde.

**Tabelle 9.** Patienten mit einer anankastischen Depression (depressiv-anankastisches Syndrom) (n = 3), Gruppe III

| Alter (Jahre) | Geschlecht | Dauer der Zwangssymptome (Jahre) | Art der Zwangssymptome | Depressives Syndrom | Bisherige Behandlungen |
|---|---|---|---|---|---|
| 49 | m | 24 | Zwangsgedanken (Patient C) | 8 Jahre lang wiederholt schwere depressive Phasen Diagnose: endogene Depression | 2 mehrmonatige stationäre Aufenthalte in Nervenklinik (Elektroschocktherapie), zwischendurch jahrelang neuroleptische und thymoleptische Therapie 4 Jahre stützende Gruppentherapie (Kontaktgruppe) 1 stationäre Psychotherapie |
| 21 | w | 1 | Zwangsgedanken, Kontrollzwänge, Zwangsgrübeln | Depressiver „Schuldwahn", Verarmungsideen, schwere Schlafstörungen, Antriebslosigkeit | 1 stationärer Psychiatrieaufenthalt Diagnose: endogene Depression, thymoleptische Therapie |
| 25 | w | 1 | Zwangsgedanken, Zwangshandlungen, Zwangsgrübeln | Seit 5 Jahren depressive Verstimmungen, sehr antriebslos; paranoide Tendenzen, krankhafte Eifersucht; hyperphage Eßstörung im Zusammenhang mit den Verstimmungszuständen | Seit 5 Jahren ambulante psychiatrische Therapie, je nach Leitsymptomatik neuroleptische oder thymoleptische Medikation |

**Zwangssyndrome bei psychischen Störungen im Grenzbereich von Neurose und Psychose, ohne psychosomatische Symptombildungen (Gruppe IV):** Große diagnostische und klassifikatorische Probleme werfen die schweren psychischen Störungen im Grenzbereich von Neurose und Psychose auf. Sie sind meist sehr symptomreich ("Panneurosen") und können mit der Leitsymptomatik eines Zwangssyndroms auftreten. Die therapeutischen Schwierigkeiten sind nicht minder groß, sollen hier jedoch nicht erörtert werden. Die psychiatrische und psychoanalytische Begriffsbestimmung dieser schweren Störungen ist noch sehr

„im Fluß" und wird heftig diskutiert (vgl. Kindt 1981; Saß u. Koehler 1983; Benedetti 1977). Bislang war die Diagnose eines Borderlinesyndroms in den USA weit verbreitet und in der deutschen Psychiatrie mit Zurückhaltung aufgenommen worden. Mit dem DSM-III (dt. 1984) wurde die Diagnose „Borderlinepersönlichkeitsstörung" (S. 334) zur „wissenschaftlich akzeptierten" Diagnose, so daß jetzt offensichtlich die Psychiatrie den schon früher von psychoanalytischen Forschern vertretenen Kriterien folgt. In der Neuauflage des Handbuches *Psychiatrie der Gegenwart* findet sich entsprechend im Band 1 („Neurosen, psychosomatische Erkrankungen, Psychotherapie") ein gesondertes Kapitel über Borderlinestörungen (Rohde-Dachser 1986). Dies unterstreicht sowohl die zunehmende Akzeptanz als auch die Einordnung in die Nähe der Neurosen und in die Kompetenz der Psychotherapie.

Die äußerst symptomreiche klinische Phänomenologie der Borderlinesyndrome soll hier nicht dargestellt werden (s. Rohde-Dachser 1982, 1983, 1986; Saß u. Koehler 1983; Lohmer 1985; DSM-III, S. 335; Kernberg 1983). Über folgende Charakteristika auf der Symptomebene besteht weitgehende Einigkeit (wobei einige oder fast alle kombiniert auftreten können): chronische frei flottierende Angst, polymorph-perverse Sexualität, multiple Phobien, bizarre Konversionssymptome, selbstschädigende Handlungen (Sucht, Selbstverletzung), Zwang, Depression, Impulsdurchbrüche, psychotische „Episoden", Derealisations- und Depersonalisationsphänomene.

Für das Thema der vorliegenden Untersuchung interessiert besonders die klinische Erfahrung, daß Zwangssymptome und psychosomatische Symptombildungen gemeinsam mit vielen anderen (oben genannte) Symptomen im Rahmen eines Borderlinesyndroms auftreten können.

Nach Rohde-Dachser (1986, S. 128 u. 133) kommen Zwangssymptome bei Borderlinesyndromen häufig vor. In ihren Arbeiten finden sich anschauliche Kasuistiken von Borderlinesyndromen, bei denen die Zwangssymptomatik ganz im Vordergrund stand (1980, S. 60 und 1983) sowie praktische Hinweise, wie ein „Zwangsneurotiker" und ein Borderlinepatient hinsichtlich ihrer Psychodynamik und Abwehrstrategie unterschieden werden können (1986, S. 133). Die Zwangssymptome, die bei der Zwangsneurose als „ich-dyston" erlebt werden, können im Borderlinesyndrom allmählich ich-synton und damit zu einer „überwertigen Idee" werden oder wahnhaften Charakter annehmen (Kernberg 1983, S. 27; Rohde-Dachser 1986, S. 128). „Zwangscharaktere" können nach Kernberg (1983, S. 143) – „wenn ihre psychischen Funktionen auf Borderlineniveau organisiert sind" – als Borderlinepersönlichkeitsstörung in Erscheinung treten und müssen von der zwanghaften Persönlichkeitsstörung unterschieden werden. Bei Quint (1982), Lohmer (1985) und Ermann (1985) finden sich aus der Perspektive der Behandlungstechnik Hinweise auf die symptomorientierten und strukturellen Zusammenhänge von Zwang und Borderlinesyndromen.

Aufgrund des ausgeprägten Symptomreichtums und des häufigen Syndromwandels haben „die Symptome" für die Diagnose des Borderlinesyndroms nur einen geringen Stellenwert. Weit bedeutender erscheinen der klinische Eindruck im diagnostischen Interview (z. B. „strukturelle Analyse" nach Kernberg 1983, S. 40 ff.), der Einblick in die Psychodynamik, die Abwehrstrategien, die zwischenmenschlichen Beziehungen und das Interaktionsverhalten in der Arzt-

Patient-Beziehung. Das „Vorherrschen primitiver Abwehrmechanismen (Spaltung, projektive Identifizierung, primitive Idealisierung, Abwertung und Entwertung, omnipotente Kontrolle, Verleugnung)" wird nach Lohmer (1985, S. 120) in großer Einigkeit von allen Borderlineforschern angenommen.

Von den 108 untersuchten Patienten mit manifester Zwangsymptomatik wurde bei 16 die Diagnose eines Borderlinesyndroms gestellt. Sie wurden – unter der Fragestellung der vorliegenden Arbeit – danach differenziert, ob sie zusätzlich unter psychosomatischen Symptombildungen litten. Von den Borderline-Patienten mit Zwangssymptomen hatten 5 der 16 keine psychosomatischen Symptome und wurden der Gruppe IV zugeordnet. Die 11 weiteren Patienten, die zusätzlich unter psychosomatischen Erkrankungen litten, werden gesondert gesprochen (Gruppe VII, s. S. 129). Die folgende Krankengeschichte eines der 5 Patienten aus Gruppe IV soll nun einen Einblick in die komplexe Gestalt des Borderlinesyndroms geben:

**Patient D:** 24 Jahre alt, männlich, Philosophiestudent, ledig.

*Auftreten und Erscheinung:* Der Patient wirkte von der äußeren Erscheinung her etwas ungepflegt (stark verschmutzte Schuhe, lange fettige Haare, Flecken auf der Hose). Er trat dem Untersucher recht selbstbewußt gegenüber und leitete das Gespräch damit ein, daß er sich fast allen Menschen sowohl geistig als auch körperlich überlegen fühle. Auf eine entsprechende Frage hin betonte er ausdrücklich, daß er sich auch dem Untersucher überlegen fühle. Am Schluß des ersten Gesprächs hielt er in der Türe noch einmal inne und sagte etwas „kleinlaut", daß es ihn jetzt sehr störe, nicht unbeschränkt über die Zeit seines Gesprächspartners verfügen zu können (Mischung aus Kränkung und deutlicher Aggressivität). Diese ambivalente und aggressiv-fordernde Haltung zeigte er auch in den folgenden Gesprächen. In seinen Mitteilungen wirkte er sehr offen und sprach recht „ungeniert" u. a. über eine Fülle perverser, äußerst bizarrer Phantasien.

*Anlaß der Untersuchung/Symptomatik:* Der Patient klagte über massive Zwangsgedanken und Probleme mit seiner Sexualität. Im zwischenmenschlichen Bereich habe er große Schwierigkeiten, weil er sich allen Menschen oft überlegen fühle und „so etwas wie einen kleinen Größenwahn" habe. Auch wenn er sich zeitweise „wie der Größte aufspielt" und sich „gottähnlich" vorkomme, so habe er auch vollkommen entgegengesetzte Phasen. Dann sei er sehr einsam, isoliert, ängstlich, verunsichert und verzweifelt: „Es ist, als ob ich aus 2 ganz unterschiedlichen Personen bestehen würde. Die eine kann mit der anderen nichts anfangen."

Er hat bereits vor 1 1/2 Jahren eine psychotherapeutische Behandlung (analytische Gruppentherapie) begonnen und diese wieder abgebrochen. Wenn er jetzt einen „2. Anlauf" versuche, so geschehe dies, um seine „vollkommen gestörte Beziehung zu anderen Menschen" und sein „gebrochenes Verhältnis zu jeder Gemeinschaft" zu bessern.

„Ich halte mich für vollkommen gefühllos und liebesunfähig. Von der menschlichen Gemeinschaft fühle ich mich getrennt. Dabei komme ich mir richtig abartig vor. Es ist etwas Böses in mir, seit meiner frühesten Kindheit. Ich bin ein gefühlloses Monstrum. Schon wenn ich mir vorstelle, wie ich durch die Straßen gehe, bekomme ich einen Schrecken: wie ein Gorilla unter Menschen komme ich mir vor. Mein Kopf ist aggressiv nach vorne gebeugt und mein Gang ist wie der eines Gorilla." Er glaube, daß andere Menschen ihn auch so sehen und ihn für gefährlich oder böse halten.

*Entwicklung der Symptomatik:* Der Patient glaubt, seine „Störung" bis in das 4. Lebensjahr zurückverfolgen zu können. „Da war ein Bruch in meiner Kindheit. Bis dahin habe ich meinen Vater als übermächtig, allwissend und gottähnlich erlebt. Ich habe ihn über alles vergöttert. Dann bin ich dahintergekommen, daß er gar nicht so toll ist. Ich war darüber sehr enttäuscht. Im Laufe der nächsten Jahre hat sich dann bei mir ein Überlegenheitsgefühl ausgeprägt. Ich fühlte mich allen Menschen überlegen, bis hin zum Größenwahn. In der Schule habe ich immer gedacht: ‚Ich bin besser als die anderen. Ich lasse mich nicht zu den anderen herab.‘" Durch dieses Erleben und ein entsprechendes Verhalten habe er sich zunehmend isoliert und von der Klassengemeinschaft getrennt.

Bereits im 7. Lebensjahr begannen ganz akut Zwangsgedanken. Er mußte immer wieder denken: „Gott ist schlecht. Gott ist der Teufel." Diese Gedanken haben ihn sehr erschreckt und Schuldgefühle sowie Ängste ausgelöst. „Ich fühlte mich, als ob ich ein großes Verbrechen oder eine Todsünde begangen hätte. Ich habe Gott entpersönlicht. Gott war jetzt keine Person mehr, sondern eine abgespaltene Autorität."

In den folgenden Jahren wechselte die Thematik der Zwangsgedanken: er mußte sich immer wieder vorstellen („Zwangsbilder"), wie er als christlicher Märtyrer gefesselt, gefoltert und hingerichtet wird. In seinen Phantasien wurde dann durch seinen Tod die Welt erlöst. In der Zeit der Pubertät litt er sehr unter Einsamkeit, Isolation, Kontaktproblemen und Minderwertigkeitsgefühlen. Auf Mädchen zuzugehen fiel ihm besonders schwer. Dabei war er „heimlich immer über beide Ohren verliebt und hatte eine ausschweifende Phantasie".

Eine Zeitlang bedrängte er dann „richtig zwanghaft" die Mädchen und wurde von mehreren zurückgewiesen. Diese Kränkungen führten erstmals zu Selbstmordgedanken. Im 16. Lebensjahr verliebte er sich in ein Mädchen, das unter einer Magersucht litt. Die von ihm Begehrte wies ihn jedoch ebenfalls ab und gab seinem besten Freund den Vorzug. Das verletzte ihn zusätzlich. Kurz vor dem Abitur unternahm er – nach erneuter Zurückweisung durch ein Mädchen – aus Liebeskummer den ersten Selbstmordversuch. Er versuchte, sich mit dem Messer die Pulsadern aufzuschneiden.

Der Suizidversuch damals war der äußere Anlaß für eine Vorstellung beim Nervenarzt und die erste psychotherapeutische Behandlung.

*Aktuelle Lebenssituation:* Der Patient studiert Philosophie im 9. Semester. Das Abitur hat er fast nur mit „Einsen" abgeschlossen. Er war – entsprechend seinen Vorstellungen – notenmäßig der Beste aller Abiturklassen der ganzen Schule.

Auch im Studium ist er sehr ehrgeizig und strebsam. Er bemüht sich um ein „Studium generale" und umfassendes Wissen. Er setzt sich zusätzlich intensiv mit Naturwissenschaften auseinander und besucht Vorlesungen anderer Fakultäten. Seit er studiert, ist er in der Beziehungsaufnahme zu Mädchen „erfolgreicher", fühlt sich jedoch „unfähig, die Beziehungen aufrechtzuerhalten". Nach mehreren flüchtigen (auch intimen) Beziehungen ist er jetzt erstmals länger als 1/2 Jahr mit einer Frau zusammen. Er wohnt mit seiner Freundin (ebenfalls Philosophiestudentin) in einer Wohngemeinschaft. In der Beziehung zu den anderen Mitbewohnern fühle er sich als „schwarzes Schaf". Die anderen werfen ihm oft Egoismus vor.

Der Freundin gegenüber habe er Schuldgefühle. Er glaubt, sie nicht richtig zu lieben, ihr deshalb etwas schuldig zu bleiben und sie „auszunutzen". In seinen Gefühlen und Affekten zu ihr sei er sehr ambivalent und schwankend. „Ich ziehe sie an und stoße sie wieder weg, wie es gerade meine Laune ist. Es kommt mir vor, als ob ich Katz und Maus mit ihr spielen würde."

In heftigeren Auseinandersetzungen habe er manchmal Angst, die Kontrolle über sich zu verlieren und sie vielleicht gar umzubringen: „Dann bricht der Gorilla in mir durch." Zwangsgedanken, jemanden im Affekt gegen den eigenen Willen umzubringen, hatte er in der Gymnasialzeit auch schon.

*Biographischer Hintergrund:* Der Patient ist in Südbayern geboren und aufgewachsen. Er hat noch 3 ältere Brüder und 1 Schwester. Er ist der Jüngste und wurde als „Nesthäkchen" verwöhnt. Er hatte immer – bis heute – hellblonde lockige Haare und ist als „goldiger Junge" von vielen Leuten bewundert worden. In der Familie fühlte er sich als der bevorzugte „Liebling der Mutter".

Die Mutter ist jetzt 60 Jahre alt, gesund und „recht vital". Er schilderte sie wie folgt: „Eine starke Frau, durchsetzungsfähig und dominierend. In der Ehe meiner Eltern hatte sie die Hosen an. Sie ist souverän und majestätisch wie ein Löwe, aber leider auch sehr herrschsüchtig." Schon als Kind habe er sich von der Mutter einerseits verwöhnt, andererseits aber eingeengt und eingeschränkt gefühlt. Die starke Bindung zu ihr erlebte er als Fessel.

Als die Mutter erfuhr, daß er mit der jetzigen Freundin zusammen in der Wohngemeinschaft lebt, gab es einen „riesigen Aufstand". Die Mutter wollte es zuerst rückgängig machen und sprach Drohungen und Verbote aus. Als der Patient sich „behauptete", sei die Mutter „so aggressiv geworden, wie ich sie noch nie erlebt habe". – „Sie hat geschrien, geweint und sogar nach mir geschlagen. Am Schluß hat sie mich furchtbar beschimpft: ‚Du bist das größte Arschloch und der letzte Schweinehund!'" – Seit der Auseinandersetzung mit der Mutter erlebte er „eine tiefe Kluft" zu ihr.

Der 62 Jahre alte Vater wird vom Patienten als „zu schwach und zu weich" geschildert. „In der letzten Zeit ist er mit den Nerven vollkommen fertig, kriegt Weinkrämpfe und jammert viel. Ich kann diesen Anblick schwer ertragen." In der Kindheit sei der Vater anders gewesen: „Sehr aufbrausend, zornig, aggressiv und gewalttätig. Bei uns Buben hat er sehr schnell zugeschlagen."

*Selbstbild und Selbsterleben:* Der Patient fühlt sich selbst „gespalten". Die 2 Seiten seiner Person würden gar nicht zusammenpassen.

„Meistens bin ich wie ein Tiger: sehnig, kraftvoll, majestätisch, gefährlich, sehr energisch und sehr bedrohlich, wenn ich mich angegriffen fühle. Ich bin ein Einzelgänger. Zu anderen bin ich kalt und abweisend." Die andere Seite seiner Person „bricht durch", wenn er sich sehr einsam, innerlich leer und verzweifelt fühlt. „Dann bin ich der verwundete oder verletzte Tiger, der sich nach Rache sehnt oder der leicht reizbar und angriffslustig ist. Manchmal sehnt sich der Tiger aber auch den Tod herbei und möchte einsam und allein sterben."

*Erotisch-sexuelle Entwicklung:* Von den Eltern ist er sexuell nicht aufgeklärt worden. Sexualität war für ihn immer etwas „Problematisches". „Es war immer eine Kluft zwischen Phantasie und Wirklichkeit." In seiner Jugendzeit hatte er große Schwierigkeiten im Umgang mit Mädchen. Seine Phantasien bei der Selbstbefriedigung erlebte er selbst als „ausschweifend und abartig". Sexuelle Erregung war bei ihm meist mit der Vorstellung von Gewalt verbunden. Er stellte sich häufig zwanghaft Vergewaltigungsszenen oder sadistische Handlungen an Frauen vor.

In der Phantasie schaute er zu, wie Frauen ausgepeitscht, erniedrigt, gequält und vergewaltigt wurden. „Dann wurden meine Phantasien noch abartiger." Bizarre Phantasien, in denen Exkremente zur Demütigung der Frau dienten, brachten ihn in sexuelle Erregung. Exkremente nahmen fetischartige Gestalt und Bedeutung an. Diese bizarren Phantasien hat er seit seiner Jugend bis heute.

Die erotisch-sexuelle Beziehung zu seiner jetzigen Freundin ist für ihn ein „Makel". Zeitweise fühlt er sich sehr männlich und potent, „aber es läuft oft ganz mechanisch ab und ich erlebe nichts dabei. Ich komme mir dann vor wie eine Maschine". Der Freundin gegenüber habe er dann Schuldgefühle. Außerdem bestünde immer noch die große Kluft zwischen der persönlichen Beziehung und seinen „heimlichen Phantasien". Zärtlichkeit und Sinnlichkeit könne er „nur ganz selten" erleben. „Irgendwie bin ich zu sehr in mir gefangen."

*Diagnose:* Zwangssyndrom (Zwangsgedanken – religiöse, sexuelle und aggressive Inhalte); Omnipotenz- und Überlegenheitsgefühle („Pseudogrößenwahn"); polymorph-perverse Ausgestaltung des sexuellen Erlebens (sadomasochistische und andere bizarre sexuelle Vorstellungen); schwere Beziehungsstörung; depressive Verstimmungen (Einsamkeit, Leere, Isolation); Suizidversuch nach Zurückweisung; keinerlei körperliche Beschwerden.

*Gesamtdiagnose:* Zwangssymptomatik im Rahmen eines Borderlinesyndroms mit narzißtischen Persönlichkeitsmerkmalen.


Die Verdachtsdiagnose „Borderlinesyndrom" ließe sich zwar bereits durch die Symptomkonstellation „Zwang – perverse Symptome – Depression – Selbstschädigung – Beziehungsstörung" formulieren. Sie muß aber durch die oben genannten weiteren Charakteristika von Borderlinesyndromen (Interviewdiagnose als „strukturelle Analyse" nach Kernberg; Psychodynamik; Abwehrstrategien; Interaktionsverhalten, Arzt-Patient-Beziehung, Beziehungsstile und -muster) fundiert werden.

Aufgrund der Omnipotenz- und Überlegenheitsgefühle („Größenwahn"), die mit Gefühlen der Minderwertigkeit, Leere und Einsamkeit wechseln, muß differentialdiagnostisch auch eine „schwere narzißtische Persönlichkeitsstörung" erwogen werden. Insgesamt kann hier von einem Borderlinesyndrom bei „narzißtischer Persönlichkeit" gesprochen werden (ausführliche Diskussion des Zusammenhangs beider Störungen bei Kernberg 1983, S. 136 ff. und Rohde-Dachser 1986, S. 145 ff.). Die für eine Borderlinestörung typischen „Abwehrstrategien" sind bei unserem Patienten D jedoch sehr charakteristisch. Spaltung, Abwertung, Entwertung, Idealisierung und projektive Identifizierung sind stark ausgeprägt. Die „Spaltung" zeigt sich schon früh in den Gegensätzen Gut/Böse, Gott/Teufel, Gorilla (schwarzes Schaf)/„Ich bin der Beste" und in den Täter-Opfer-Spaltungen. Der Mechanismus der „projektiven Identifizierung" – nach Rohde-Dachser 1986 u. Kernberg 1983 für das Borderline-Syndrom besonders charakteristisch – wird von Laplanche u. Pontalis wie folgt definiert und zusammengefaßt (1972, Bd. 1, S. 227): „Was das Subjekt in sich selbst ablehnt, ins Äußere verwerfen, Projektion des Bösen." Das Böse – dessen sich der Patient zeitweise selbst bezichtigt (der „böse Gorilla") – wurde schon früh nach außen „projiziert", z. B. im „Gott ist schlecht. Gott ist der Teufel" oder in den bizarren sadistischen Sexualphantasien.

Das Böse zeigt sich aber auch in der Primärbeziehung als „die böse Mutter", die herrschsüchtig ist, ihn an sich bindet und einengt. Seinen Schritt zur Verselbständigung (Zusammenziehen mit der Freundin) beantwortet sie mit ausfallenden Beschimpfungen und Schlägen. Von der „bösen Mutter" als „das größte Arschloch und der letzte Schweinehund" entwertet, erscheint das Böse „außen". Doch ist dieses Böse und diese „Entwertung" nicht zu trennen von entsprechenden Umgangsweisen des Patienten selbst mit seinen Beziehungspartnern (Freundin). „Entwertung anderer Menschen" vollzog er schon früh als Herabschauen auf seine Klassenkameraden oder in mitleidig-abfälligen Schilderungen seines „zu weichen und zu schwachen" Vaters, der seinen frühen Idealisierungen nicht entsprechen konnte. Die früher als Kind stark erlebte „Vergötterung des Vaters" gibt einen weiteren Hinweis auf den in der Borderlineliteratur als „primitive Idealisierung von Primärobjekten" beschriebenen Abwehrmechanismus. Das Ineinandergreifen von Spaltung, Idealisierung und Entwertung läßt sich bei der Beziehung unseres Patienten zum Vater besonders deutlich darstellen (gottähnlicher Vater/schwacher Vater – „Versager"; idealisierter Vater/entwerteter Vater). In der Beziehung zur Mutter werden analoge Erlebnisweisen spürbar (gute Mutter/böse Mutter; Liebling der Mutter/Arschloch bzw. Schweinehund; Idealisierung/Entwertung).

Im diagnostischen Gespräch zeigte der Patient ein ähnliches Interaktionsverhalten, z. B. „Ich bin Ihnen körperlich und geistig überlegen" vs. „Ich fühle mich Ihnen ausgeliefert". Seine zwischenmenschlichen Beziehungen sind ebenfalls durch Entwertung, „Ausbeutung" und Spaltungsvorgänge geprägt. Die erotisch-sexuelle Beziehung zur Freundin wird nicht als gemeinsame Sinnlichkeit oder leibhaftes Einssein erfahren, sondern vom Patienten selbst als mechanischer Vorgang erlebt. In der Abspaltung des Leibes mit seinen erotisch-sexuellen Kommunikationsmöglichkeiten wird er selbst – um seine Metapher zu gebrauchen – zur „Maschine".

Sehr gravierend erscheint bei ihm die Störung seiner Identität und des Selbsterlebens. „Eine tiefgehende Identitätsstörung" bezüglich „Selbstbild, Geschlechtszugehörigkeit oder langfristigen Zielen und Werten" ist nach dem DSM-III (1984, S. 334) besonders charakteristisch für das Borderlinesysndrom. Unser Patient fühlt sich in 2 Personen gespalten, deren Wesensmerkmale er nicht zu versöhnen oder integrieren vermag. Das „gespaltene Selbst" klafft in den unüberwindbaren Antinomien von Gut/Böse, Stärke/Schwäche, Idealisierung/Entwertung, Reflexion/Emotionalität oder Ratio/Affekt. Die Bruchlinie der Spaltung erscheint besonders in den 2 „Teilen" des „abgelehnten Selbst" und des „angenommenen Selbst" sowie im „guten Selbst" und „bösen Selbst". Der „Brückenschlag zwischen dissoziierten Ich-Zuständen (Rohde-Dachser 1986, S. 142) gelingt nicht. Die Störung der Geschlechtsidentität wird in den polymorph-perversen Erlebnisweisen deutlich. Sadistische und skatophile Inszenierungen der sexuellen Phantasien verweisen auf weitere „Spaltungen" – z. B. Täter/Opfer, Gut/Böse, Stärke/Schwäche, Macht/Ohnmacht. Die Möglichkeiten eines liebenden Miteinanderseins werden – zumindest in der Phantasie – durch Demütigung, Erniedrigung, Quälen und Vergewaltigung destruiert.

Aus der Perspektive der „anthropologisch-integrativen Psychotherapie" scheint in dem psychosenahen Borderlinesyndrom ein „strukturelles Defizit" als Mangel an perspektivischer Ortung (schwere Orientierungskrise) bedeutsam. Die Grenzen von „Innen" und „Außen" (vgl. Wyss 1973) werden durchlässig (entsprechend den psychoanalytisch postulierten Abwehrstrategien von projektiver Identifizierung oder Spaltung). Die Selbstkonstitution ist durch nicht miteinander versöhnbare „gespaltene" Selbstbilder „defizitär".

In den von Wyss entworfenen Kommunikationsstrukturen drückt sich das Borderlinesyndrom besonders als Kommunikationseinschränkung in den Strukturen „Orientierung, Ordnung und Lebensraum" aus. Der fundamentale Orientierungsmangel führt zu der beschriebenen „Selbstpathologie" (Identitätsstörung, dissoziierte Ich-Zustände, „gespaltenes Selbst"). Der Verstoß gegen grundlegende anthropologische „Ordnungen" (drohender Verfall an das „Böse", Zerstörung von Ordnung durch alle Formen der Entwertung) verschärft die Diskrepanz in der räumlichen Strukturierung des Psychischen. Die tiefgreifende Beziehungsstörung zeigt sich besonders als Kommunikationseinengung in der Struktur „Lebensraum". Die Störung auf der Ebene von Vertrauen zum anderen und Verantwortung für den anderen begründet mit der damit verbundenen Schuldproblematik das Mißverhältnis in der Kommunikationsstruktur „Zeit".

Da Borderlinesyndrome nicht das Hauptthema der vorliegenden Untersuchung darstellen, muß auf eine weitere Erörterung unter Hinweis auf die oben zitierte Basisliteratur zu diesem Krankheitsbild verzichtet werden. Auf S. 129 werden Borderlinesyndrome dargestellt, die neben einem Zwangssyndrom auch psychosomatische Symptombildungen in der Leitsymptomatik aufweisen.

Die Tabelle 10 gibt einen Überblick über die 5 Patienten, bei denen das Zwangssyndrom eingeordnet wurde und die frei von psychosomatischen Symptombildungen waren.

**Tabelle 10.** Patienten mit Zwangssyndromen bei schweren psychischen Störungen im Grenzbereich von Neurose und Psychose (Borderlinesyndrome), ohne psychosomatische Symptombildungen (n = 5), Gruppe IV

| Alter (Jahre) | Geschlecht | Dauer der Zwangssymptome (Jahre) | Art der Zwangssymptome | Zusätzliche psychische Störungen | Bisherige Behandlung |
|---|---|---|---|---|---|
| 24 | m | 17 | Ausgeprägte Zwangsgedanken, vorwiegend sexuelle und aggressive Inhalte (Patient D) | Omnipotenz- und Überlegenheitsgefühle („Pseudogrößenwahn"), polymorph-perverse Ausgestaltung des Sexuallebens (Sadomasochismus, „Exkrementenfetischismus"), depressive Verstimmungen (Einsamkeit, Leere, Isolation), schwere Beziehungsstörung | Analytische Gruppentherapie (1 Jahr, abgebrochen) |
| 32 | w | 19 | Zwangsgedanken (religiöse und aggressive Inhalte), Zwangsschimpfen und -fluchen gegen geliebte Menschen | „Beziehungschaos" (sowohl Patientin als auch Ehemann haben außereheliche Beziehungen), Gewalt in der Ehe, promiskuitives Sexualverhalten, Panikattacken, depressive Verstimmungen, „Verfolgungsängste" (aggressiver Ehemann), Suchtphänomene | Seit krisenhafter Zuspitzung (eheliche Gewalt!) ärztliche Behandlung (Thymoleptika) |
| 25 | m | 7 | Massive Zwangsgedanken (eigene Kinder töten, religiöse Inhalte) | Paranoide Tendenzen, Beeinflussungsideen, depressive Verstimmungen, perverse Phantasien (Homosexualität, Sadomasochismus) | Keine |
| 24 | w | 4 | Zwangsgedanken | Vergiftungsängste, Panikattacken, multiple Phobien, Konversionssymptome | 3 Jahre ambulant nervenärztliche Behandlung (Tranquilizer und Thymoleptika) |
| 27 | w | 2 | Zwangsgedanken (sexuelle und religiöse Inhalte) | „Psychotische Episode" mit Verfolgungswahn, große aggressive Reaktionsbereitschaft, Orientierungskrise: Eintritt in Sekte | 3 Monate stationäre psychiatrische Behandlung |

### 4.4.2 Zwangssyndrome mit psychosomatischen Symptombildungen

Die im folgenden zu beschreibende Gruppe von Zwangskranken ist für die Thematik der vorliegenden Untersuchung zweifelsohne die interessantere. Von den insgesamt untersuchten 108 Patienten mit Zwangssymptomen hatten 73 ausgeprägte körperliche Beschwerden und zum Großteil psychosomatische Krankheitsbilder mit Organbefund. Psychosomatische Krankheitsbilder im engeren Sinne wurden bei 28 der untersuchten 108 Zwangskranken diagnostiziert. Von den untersuchten Patienten wurden 11, die unter schweren psychosenahen Mischbildern (meist Borderlinesyndromen) litten, deren Leitsymptomatik aus Zwangssyndrom, psychosomatischen Symptombildungen und zusätzlichen schweren psychischen Störungen bestand, einer eigenen Untergruppe zugeordnet (nosologische Gründe). Richtungsweisend jedoch war die Unterscheidung der psychosomatischen Krankheitsbilder in psychosomatische Krankheitsbilder im engeren Sinn (Definition s. unten) und in Funktionelle Syndrome/Schmerzsyndrome.

**Zwangssyndrome mit psychosomatischen Krankheiten im engeren Sinn (Gruppe V):**
Bei 28 der 108 Patienten mit Zwangssyndrom war zusätzlich eine psychosomatische Krankheit „im engeren Sinn" diagnostiziert worden. Zusätzlich kamen bei den 11 Patienten der Gruppe VII solche Krankheiten vor (wegen der umfassenderen Gesamtdiagnose eines Borderlinesyndromes gesondert dargestellt!). Was ist nun im folgenden mit einer „psychosomatischen Krankheit im engeren Sinn" gemeint? Die hier verwendete Zuordnung orientiert sich an den Standardwerken der Psychosomatik, insbesondere an Weiner (1977), Alexander (1971) und v. Uexküll (1986). Danach gehören folgende Krankheitsbilder zu den „klassischen psychosomatischen Krankheiten" („holy seven"): Asthma bronchiale, essentielle Hypertonie, Ulcus pepticum, Hyperthyreose, primär chronische Polyarthritis (PCP), Neurodermitis und Colitis ulcerosa. Weiner (1977) bezieht den M. Crohn mit ein. Zu diesen genannten psychosomatischen Krankheitsbildern wurden für die vorliegende Untersuchung 2 weitere Krankheitsgruppen einbezogen:

1. die Eßstörungen Anorexia nervosa und Bulimie,
2. die Gruppe der extrapyramidalmotorischen Störungen (Hyperkinesen): Tic, Torticollis spasticus, Schreibkrampf.

Die in Gruppe V zusammengefaßten Krankheitsbilder unterscheiden sich von den funktionellen Syndromen und Schmerzsyndromen (Gruppe VI) v. a. dadurch, daß sie mit Organläsionen oder einer Veränderung anatomischer Strukturen verbunden sind, die über die meist reversible „Funktionsstörung" bezüglich des Schweregrades und der Prognose hinausgehen. Die genetisch-konstitutionellen und die biologischen Faktoren sind bei diesen Krankheiten im Vergleich zu den funktionellen Syndromen wesentlich relevanter (ätiopathogenetischer Aspekt). Die mannigfaltigen Sekundärveränderungen in verschiedenen Organsystemen (z. B. bei der essentiellen Hypertonie) schränken die Reversibilität und die Heilungsaussichten ein.

Aus dieser Gruppe, die über Zwangssymptome und eine der oben genannten psychosomatischen Krankheiten klagten, sollen 3 Patienten Beispiele für die

Gesamtgruppe der 28 Patienten darstellen. Es wird zu zeigen sein, daß hier Zwang und psychosomatische Krankheit meist in eine Vielzahl weiterer Beschwerden oder Symptome eingebettet ist (Polypathien, multisymptomatische Mischbilder).

**Patient E:** 47 Jahre alt, männlich, Beamter, verheiratet, 3 Kinder.

*Auftreten und Erscheinung:* Der leicht untergewichtige Patient macht einen sehr starren und steifen Eindruck. Er ist sehr zurückhaltend und sachlich, stellt sich sehr distanziert und wenig gefühlsbetont dar und wirkt äußerst kontrolliert. Das Untergewicht, das ausgemergelte Gesicht, die tiefliegenden großen Augen und der „todernste Blick" vermitteln insgesamt einen leidvollen Ausdruck.

*Anlaß der Untersuchung/Symptomatik:* Seit etwa 30 Jahren (!) leidet er unter Schlafstörungen, einer rezidivierenden Gastritis und ständig leichtem Untergewicht. Er fühlt sich seit Jahrzehnten „magenkrank". Wegen der ausgeprägten Schlafstörungen nimmt er seit 15 Jahren regelmäßig Schlaf- und Beruhigungsmittel. „Ich kann ohne sie schon gar nicht mehr leben." Er hat bereits etwa 20 Psychopharmaka „ausprobiert" und präsentiert sich in seinen Schilderungen der Wirkungen fast wie ein Pharmavertreter, der die Unterschiede der einzelnen Präparate sachlich und fachkundig aufzählen kann.

Bis zum 46. Lebensjahr fühlte er sich zwar in seinen Lebensmöglichkeiten beeinträchtigt und eingeschränkt, jedoch „nicht eigentlich krank".

Vor einem Jahr starb sein Vater und einige Wochen danach wurde er „schwer krank". Er verlor zunehmend an Gewicht, die Magenschmerzen wurden schlimmer, ebenso die Schlafstörungen und viele neue Krankheitssymptome kamen hinzu: bei der Arbeit bekam er immer mehr „Schreibschwierigkeiten". Wenn er wichtige Belege unterschreiben sollte oder sein Vorgesetzter anwesend war, wurde er unsicher, die Hand verkrampfte sich und er konnte zeitweise nicht mehr schreiben. Wenn er zu Hause alleine war und „Belangloses" schrieb, war der Schreibkrampf nicht ganz so schlimm, jedoch auch vorhanden. In dieser Zeit begannen auch seine Zwänge schlimmer zu werden.

Bisher erlebte er sie mehr als „übertriebene Eigenheiten" und „schlechte Gewohnheiten": er neigte zum zwanghaften Grübeln und nannte sich selbst deshalb einen „Wiederkäuer", der alles Erlebte immer wieder durchdenken muß. Bei der Arbeit war er bislang schon immer sehr gewissenhaft und führte seine Aufgaben mit einem rigiden Perfektionismus durch, der ihn bei seinen Arbeitskollegen unbeliebt machte. Arbeitsvorgänge (Berechnungen) und ganz alltägliche Handlungen (Türen abschließen, Schriftstücke) mußte er schon immer mehrmals kontrollieren.

Seit der Krise, die durch den Tod des Vaters ausgelöst wurde, nahmen all diese Zwangserscheinungen an Intensität zu wie das Ausmaß der Beeinträchtigung des gesamten Lebensvollzugs.

Eine ausgeprägte Neigung zum Zwangsgrübeln und intensive Selbstvorwürfe versetzten ihn in einen qualvollen Zustand, den er „Selbstzerfleischung" nennt. Weit mehr jedoch beunruhigten ihn plötzlich einbrechende Zwangsgedanken mit aggressiven Inhalten. Es kam ihm immer öfter in den Sinn, daß seine 3 Söhne etwas gegen ihn hätten und er selbst sie deshalb umbringen könnte, falls er einmal die Kontrolle über sich selbst verlöre. „Ich kann mich auf mich selbst nicht mehr verlassen" und „Ich traue mir selbst nicht mehr" – das sind Sätze, die er immer wieder zweifelnd ausspricht. Aggressive Impulse und Tötungsphantasien bekam er auch seinen Nachbarn und Arbeitskollegen gegenüber. Große Verunsicherung, Zweifel und Mißtrauen waren die Folgen. Die Angst, daß etwas ganz Böses und Zerstörerisches, ja etwas Satanisches und Dämonisches in ihm sein könnte, erschreckte ihn zutiefst.

Diese Zwangsphänomene, die ihn sehr verunsicherten und denen er sich ganz hilflos ausgeliefert fühlte, sind mit depressiven Verstimmungen und Ängsten verbunden. Die Zukunft erscheint ihm ganz schwarz und hoffnungslos. Sowohl sein eigenes Leben als auch die ganze Welt fühlt er durch baldige Vernichtung bedroht. Zeitungsberichte lösen in ihm apokalyptische Visionen und Weltuntergangsstimmungen aus.

Der Tod des Vaters bedeutete für ihn nicht nur eine seelische, sondern auch eine körperliche Krise: Schlaf und Appetit wurden noch schlechter als bisher, er nahm an Gewicht ab und sah darin „den drohenden Niedergang" und den in seiner Gestalt zerfallenden Leib: „Wenn ich in den Spiegel schaute und mein knochiges Gesicht sah, dachte ich schon, daß mich der Tod selbst anschaut." Der neu aufgetretene Schreibkrampf bedrohte seine berufliche Existenz und er fürchtete, bald in vorzeitiger Berufsunfähigkeit zu enden.

*Bisherige Behandlungsversuche:* Seit etwa 15 Jahren wurde der Patient durch seinen Hausarzt und mehrere Nervenärzte (die er häufig wechselte und denen gegenüber er meist mißtrauisch eingestellt war) mit Psychopharmaka behandelt. Da die Krise nach dem Tod des Vaters eine wesentliche Verschlechterung des Gesamtbeschwerdebildes signalisierte, wies der Hausarzt den Patienten zu einer stationären Behandlung in eine psychosomatische Klinik ein. Dieser Institution, den Therapeuten und Mitpatienten begegnete der Patient äußerst mißtrauisch, zog sich weit mehr zurück als er sich öffnete und konnte so aus den Therapieangeboten für sich keinen Nutzen ziehen. Der Aufenthalt verunsicherte ihn vielmehr zusätzlich, er erwog immer wieder einen Therapieabbruch, traute sich diesen Schritt dann doch nicht zu, sprach aber mit den Therapeuten nicht über seine inneren Nöte.

Genährt durch sein Mißtrauen und seine Ängste kam es vorübergehend zu einer „sensitiven Krise": er fühlte sich in der Klinik permanent beobachtet, von den ihm fremden Menschen beeinflußt und manipuliert und erlebte viele Angebote als feindselige Angriffe. Die größten Verunsicherungen erlebte er durch eine Gruppentherapie. Ohne daß es zu einer Besserung des Krankheitsbildes gekommen war, wurde er zu seiner „Erleichterung" nach 2 Monaten entlassen.

*Aktuelle Lebenssituation:* Der 47 Jahre alte Patient ist verheiratet, Vater von 3 Söhnen und von Beruf Revisor bei der Bundesbahn (Beamter). Seine Aufgabe besteht entsprechend darin, andere Menschen zu kontrollieren, was seiner zwanghaften Lebenshaltung sehr entgegenkommt. Seine pedantische Genauigkeit, Pünktlichkeit, sein starker Ordnungssinn und seine unnachgiebige Haltung bei kleinen Fehlern anderer Bediensteter machte ihn schon immer zum unbeliebten Außenseiter. Er beschreibt sich selbst als „halsstarrig, sehr pflichtbewußt und penibel". Gesellige Anlässe meidet er ganz. Er bewohnt mit seiner Familie ein eigenes Haus. Das Verhältnis zu den Nachbarn ist „reserviert und kühl". Mit einigen fühlt er sich „innerlich uneins" und ohne daß es einen konkreten Anlaß gegeben hat, grüßen sie sich nicht, wenn sie sich begegnen.

Die eheliche Beziehung beschreibt er kurz und „abwehrend" wie folgt: „In der Ehe ist alles normal und in Ordnung. Da gibt es keine Probleme." Seine Beziehung zu den Söhnen wird hingegen von ihm selbst „problematisiert" und konflikthaft erschlossen. Insbesondere seit er erstmals auf seine Söhne bezogene Tötungsphantasien hatte, wuchs in ihm die Sorge, daß da „etwas nicht in Ordnung ist". Der älteste Sohn sei – wie er damals in seiner Jugendzeit – sehr isoliert und zurückgezogen, wolle von Gleichaltrigen und Mädchen nichts wissen, sei zwanghaft und habe viele „Eigenheiten". Der jüngste Sohn, zu dem er in der ganzen Familie die herzlichste Beziehung habe, bereite ihm große Sorgen (Schulschwierigkeiten, Ängstlichkeit, Kontaktprobleme).

*Biographischer Hintergrund:* Kurz vor Beginn des 2. Weltkrieges geboren, wuchs er in der Kriegszeit ohne Vater relativ wohlbehütet bei seiner Mutter und den Großeltern mütterlicherseits auf. Erst in seinem 9. Lebensjahr kehrte der Vater aus Krieg und Gefangenschaft zurück. Die ersten 9 Jahre seines Lebens „erinnert" er als eine schöne Zeit. Er schildert sich als lebensfrohes, kontaktfreudiges und lebhaftes Kind, das auf dem Bauernhof der Großeltern aufwuchs. Geborgenheit in der Familie und Beziehungen zu gleichaltrigen Spielkameraden lassen ihn gerne an diese Zeit erinnern. Auf den ihm unbekannten Vater wartete er nach Kriegsende mit gesteigerter Spannung und Neugier. „Er kommt bald!" – diese fast messianische Ankündigung klingt noch heute in seinen Ohren. Der Vater kam im 9. Lebensjahr – und war ganz anders als erwartet. Einen gütigen, liebevollen Vater hatte er sich vorgestellt, so etwa wie der Großvater. Doch der eigene Vater kam abgemagert, verbittert und reizbar. Mit seiner Ankunft begann auch der Streit mit der Mutter. Etwas vollkommen Ungewohntes für ihn. Fast täglich gab es nun Streitszenen zwischen Vater und Mutter, die heftig und zum Teil handgreiflich ausgetragen wurden. Er fühlte sich heimlich immer auf der Seite der Mutter und hatte oft Angst vor dem

Vater. Rückblickend sagt er: „Mit der Rückkehr des Vaters wurde alles schlagartig anders." Es sei wie ein „Weltuntergang" gewesen. Äußere Änderungen kamen hinzu: die Familie zog um, der Vater übernahm den Bauernhof seiner eigenen Eltern, der Patient verlor seine Spiel- und Klassenkameraden und kam in eine neue Umgebung, in der er sich sehr unsicher fühlte. Nun wurde er in der Schule zurückhaltend, still und hatte Angst vor den anderen. In der Schule traten „Sprechhemmungen" auf.

Seit der Rückkehr des Vaters erlebte der Patient Spannungen und Rivalität zu seinen beiden jüngeren Brüdern. Es entstand bei ihm bald das Gefühl, daß der Vater einen der jüngeren Brüder bevorzugte und zu ihm als dem „Ältesten" besonders hart und streng war. Es gab immer häufiger Streit zwischen ihm und seinem Bruder. Er erinnert sich, daß er intensive Affekte wie Wut, Haß, Rachebedürfnis, Rivalität und Eifersucht diesem Bruder gegenüber empfand. An 2 Erlebnisse könne er sich besonders gut erinnern, weil sie ihm größte Schuldgefühle bereiteten.

Einmal warf er einen Stein nach dem Bruder und verletzte ihn am Kopf. Daraufhin wurde er vom Vater sehr hart bestraft. Die 2. Situation sei eine „Versuchungssituation" gewesen: er hatte wegen eines Streites, in dem der Vater auf der Seite des Bruders stand, starke Wut auf den Bruder. Er war auf dem Balkon, während unten der Bruder spielte. Der Patient hatte einen größeren Blumentopf in der Hand und wollte ihn dem Bruder auf den Kopf werfen, um ihn zu töten. Über diese Gedanken war er damals sehr erschrocken, machte sich lange Zeit deshalb Selbstvorwürfe und Schuldgefühle. Er schwor sich von diesem Erlebnis an immer wieder, „es nie mehr so weit kommen zu lassen" und sich „besser unter Kontrolle zu halten".

Er zog sich in der Folgezeit sowohl in der Familie als auch in der Schule immer mehr in sich zurück. Er wurde zunehmend ein Einzelgänger und Außenseiter. Sein Interesse verlagerte sich immer mehr auf Bücher lesen, Selbstbeschäftigung mit Elektrotechnik und diverse „Sammelleidenschaften" (Bierdeckel, Briefmarken, Bilder usw.). Dem weiblichen Geschlecht gegenüber fühlte er sich schon in seiner Jugend sehr gehemmt und verunsichert. Er war ein guter Schüler und war einer der wenigen des kleinen Ortes, der das Gymnasium besuchen durfte. Der Vater hielt als Bauer nicht viel von der „Lernerei" und machte häufig vom Patienten als „abfällig" erlebte Bemerkungen. Er zwang ihn oft gegen seinen Willen zur Feldarbeit, wenn er von der Schule nach Hause kam. Die Hausaufgaben mußte er dann abends machen. Er erlebte dies als sehr ungerecht, traute sich aber nicht dem Vater zu widersetzen oder sich aufzulehnen. Von der Mutter fühlte er sich weiterhin verstanden und geachtet. „Sie unterstützte mich so gut sie konnte, aber sie hatte ja selbst Angst vor dem Vater und es gab oft Streit zwischen ihnen." Der jüngere Bruder, mit dem der Patient rivalisierte und den er als Liebling des Vaters erlebte, wurde später wirklich der Nachfolger des Vaters und Erbe des Hofes.

*Erotisch-sexuelle Entwicklung:* Der Patient ist sexuell nicht aufgeklärt worden. Er hatte „Onanieskrupel" und Schuldgefühle wegen der Selbstbefriedigung, „obwohl ich es nur selten gemacht habe". Mädchen gegenüber war er sehr schüchtern und gehemmt. Er kann sich nicht erinnern, in seiner Jugendzeit verliebt gewesen zu sein.

Bis zum 30. Lebensjahr kam es zu keinerlei Begegnung oder Annäherung an ein weibliches Wesen. Auf eine Heiratsannonce hin lernte er seine jetzige Ehefrau kennen. Sie ist die einzige Intimpartnerin seines Lebens. Die erotisch-sexuelle Beziehung beschreibt er nüchtern und sachlich: „Die ist normal." Leidenschaft, Sinnlichkeit oder spielerische Erotik seien ihm schon immer fremd gewesen. Die Sexualität beschreibt er „funktionalisiert" und „mechanisch". „Die Sexualität ist in meinem Leben nicht so wichtig."

*Diagnose:* Zwangssyndrom (Zwangsgedanken und Zwangshandlungen); seit 30 Jahren Schlafstörungen und funktionelle Magenbeschwerden; seit 1 Jahr Schreibkrampf; hochgradige Kommunikationseinschränkung; Medikamentenabhängigkeit (seit 15 Jahren Tranquilizer).

**Konflikte, Kommunikationsstrukturen und Kommunikationsmodi**

*Kommunikationsstrukturen:* Sowohl in der Gegenwart als auch in der Vergangenheit ist die Kommunikation im „Lebensraum" stark eingeschränkt: bereits als Kind Einzelgänger und Außenseiter; erst im 30. Lebensjahr Beziehung zu einer Frau; Kontaktarmut, soziale Isolation und Vermeiden von „Geselligkeit" bei gleichzeitig starkem Wunsch, in Gesellschaft der anderen sein zu können (Mitsein, Intersubjektivität).

Intensiv einseitig hypertrophiert ist die Kommunikation in der Struktur „Orientierung und Ordnung". Es besteht eine starke Bindung an Ordnung vermittelnde räumliche Strukturen (tradierte moralisch-ethische Vorstellungen und Normen).

In der Struktur „Zeit" zeigt sich eine Abwehr der mit der Todeserfahrung verbundenen zeitlichen Kommunikationsweisen, gleichzeitig wiederum eine Auslieferung an dieselben „Mächte": Der Tod hat „keinen Platz" in der geordneten Welt des Patienten. Kommunikationsweisen, die Veränderung und Auseinandersetzung bewirken könnten, vermeidet er (z. B. intersubjektive Nichtung, Auseinandersetzung, Gegensatz, Widerspruch). Mit der Krise nach dem Tod des Vaters bricht jedoch die Zeit- und Todesthematik in sein Leben ein (Tötungsimpulse, Zukunftsängste, apokalyptische Visionen, aggressive Gereiztheit bei intensiven Konflikten zwischen Veränderungswünschen und Beharrungstendenzen).

In der Struktur „Leib" zeigt sich die Dekompensation des Patienten in vielgestaltiger Symptomatik (Schreibkrampf, Magensymptomatik, Schlafstörungen, Untergewicht). Er hat eine leibfeindliche Grundeinstellung. Ein ausgeprägtes Defizit an emotionalem Erschließen sowie ein Vermeiden von aggressiven Affekten sind deutlich.

Die Struktur „Leistung" hat kompensatorischen Charakter. Der Patient ist extrem leistungsbezogen und ehrgeizig. Die Leistung wird in seinem zwanghaft-ritualisierten Modus vollzogen, wobei ihm seine jetzige Tätigkeit als Revisor sehr entgegenkommt. Auch in der Leistung überwiegt die räumliche Strukturierung: Ordnung, Kontrolle, Perfektion und Zwanghaftigkeit dominieren extrem über kreative Möglichkeiten des Leistens.

*Kommunikationsmodi:* Entsprechend der zwanghaften Lebensweise des Patienten überwiegt extrem der Modus „Binden/Lösen" mit einer starken Bindung (passives Gebundensein) an räumliche Strukturen (Lebensraum, Orientierung, Ordnung). Die Grundstörung in der „Zeit" als Mangel an Veränderung, Bewegung und Fluktuation der Kommunikationsmodi (Fehlen von „Lebendigkeit" schlechthin) drückt sich als Defizit im „Erkunden, Entdecken, Erschließen und Auseinandersetzen" aus. Im mangelhaften „Erkunden und Entdecken" zeigt sich die Abwehr des Neuen und Möglichen sowie das Vermeiden von Kommunikation in Gegensätzen und Widersprüchen. Das defizitäre „Erschließen" in der Struktur „Leib" erscheint als ein Mangel an emotional-sympathetischen Kommunikationsweisen. Aufgrund der fehlenden Oszillation innerhalb der Kommunikationsmodi sowie der extremen Einseitigkeit ist dem Patienten „Bewältigung" schwer möglich. Das Nichtbewältigenkönnen kommt in der deutlichen Lebenskrise zum Ausdruck, die er selbst als „existentielles Scheitern" erlebt. Ansätze zur Bewältigung, die jedoch stark den Charakter einer Pseudobewältigung tragen, liegen in dem Versuch, über Leistung und „Ordnung/Orientierung" die bestehenden kommunikativen Mißverhältnisse zu kompensieren.

*Konflikte:* In der aktuellen Lebenssituation stehen Konflikte in der Familie (zu den 3 Söhnen) und am Arbeitsplatz im Vordergrund. Im Verlauf der Lebensgeschichte erscheinen folgende Konflikte bedeutsam:

1. Konflikt zwischen „Orientierung und Leib" (schwere Konflikte zwischen erotisch-sexuellen Bedürfnissen und moralisch-ethischen Normen von der Pubertät an über Jahrzehnte hinweg).
2. Konflikte zwischen räumlicher und zeitlicher Strukturierung (Veränderungswünsche versus Beharrungstendenzen).
3. Konflikte zwischen Lebensraum und Orientierung (schwere Orientierungskrise durch die Rückkehr des Vaters aus dem Krieg; Wechsel des Lebensraumes und der richtungsweisenden Normen; diese Veränderungen wurden vom Patienten als „Weltuntergang" erlebt).
4. Konflikte zwischen den Strukturen „Zeit und Leib" (in der Kindheit massive Affekte gegen den Bruder, bis hin zu Tötungsvorstellungen; dadurch starke Schuldgefühle; gelebte Leiblichkeit in Form von Affekten wurde als große Schuld erlebt, Verflechtung mit der Todesthematik).

*Therapie:* Wegen des chronischen Verlaufes der schweren Krankheit und dem ungünstigen Verlauf der stationären Behandlung (der im Klinikbericht analog beurteilt wurde), gestaltete sich die Therapieindikation schwierig. Der Patient selbst gab ganz bestimmt zum Ausdruck, daß er auf keinen Fall eine Gruppentherapie machen würde und in keine psychosomatische Klinik mehr ginge. Von der Art und Schwere des Krankheitsbildes sowie den therapeutischen Vorerfahrungen (Arztwechsel, Klinikaufenthalt) wurde die Prognose als relativ ungünstig eingeschätzt.

Dem Patienten wurde deshalb als „stützende" Maßnahme autogenes Training in Einzelsitzungen und zusätzliche tiefenpsychologisch orientierte Einzelgespräche angeboten, um die Motivation, Therapiefähigkeit und die Möglichkeit einer tragfähigen therapeutischen Beziehung probatorisch weiter zu beurteilen.

Als erstes Therapieziel wurde vereinbart, mit dem autogenen Training die ausgeprägten Schlafstörungen zu bessern und die Medikamente schrittweise abzusetzen (der Patient nahm zu Therapiebeginn eine Dreierkombination aus Thymoleptikum und 2 Tranquilizern).

Die 1. Therapiephase (20 h) war sehr auf das autogene Training, die Leiberlebnisse während der Übungen, das körperliche Beschwerdeangebot und das konsequente Reduzieren der Psychopharmaka bezogen.

Die Schlafstörungen besserten sich in diesem halben Jahr (eine Sitzung wöchentlich) wesentlich und der Patient nahm keinerlei Medikamente mehr. Eine Abnahme der funktionellen Magenbeschwerden und eine geringfügige Gewichtszunahme stärkten zusätzlich ein erstes Vertrauen, „daß es aufwärts geht". Die Zwangssymptome und der Schreibkrampf jedoch erwiesen sich als äußerst hartnäckig.

Nach einer kurzen Pause und Wiedervorstellung des Patienten wurde ihm empfohlen, die therapeutischen Einzelgespräche (mit dem Verfasser) fortzuführen und das autogene Training selbständig regelmäßig weiterzuüben.

Es schloß sich eine 3jährige tiefenpsychologisch fundierte Einzeltherapie an, in der sich der Patient zunehmend „anvertraute" und etwas „lockerte". Ein bedeutsames therapeutisches Kommunikationsmittel mit dem anfangs sehr gefühlsarm, „hölzern und steif" wirkenden Patienten war der Traum. Der Traum bildete bei ihm eine bewegte, lebendige und affektreiche

Gegenwelt. Es brauchte jedoch lange Zeit, bis über den kreativen Umgang mit dem Traum eine gemeinsame „Sprachwelt" neu entstand, die dem Patienten auch ein Erschließen seiner „verschütteten" Gefühlswelt ermöglichte. Die „gemeinsame Rekonstruktion der Emotionalität" (Benedetti 1980) als dialogischer und schöpferischer Prozeß spielte bei diesem alexithymen Patienten eine große Rolle.

Da eine ausführliche Darstellung des Behandlungsverlaufes im Rahmen dieser Untersuchung nicht möglich ist, sei jedoch kurz mitgeteilt, daß der Patient zunehmend die Konflikte und Gefühle in seiner Beziehung zum Vater erschloß und insgesamt das Wahrnehmen und Ausdrücken aggressiver Affekte von großer Bedeutung war.

Insgesamt erforderte diese Behandlung vom Verfasser viel Geduld und Bereitschaft, mühsam dem Patienten Worte für mögliche Gefühle zu „leihen" und gemeinsam mit ihm die Gefühlswelt zu „erkunden, entdecken und erschließen".

Daß die Behandlung alexithymer Patienten oft – um mit den Worten von v. Rad (1983 a, S. 165) zu sprechen – wie eine „Spieltherapie für Erwachsene" verläuft, dafür gab der Patient dem Verfasser ein lehrreiches Beispiel.

Nach insgesamt 3 1/2jähriger Therapie endete diese therapeutische Beziehung mit einem erfreulichen und unerwarteten Erfolg: von den vielfältigen Beschwerden wurde der Patient weitgehend geheilt und nach dem wichtigen letzten Schritt der Loslösung vom Therapeuten fühlte er sich „wieder gesund".

Aus der Perspektive der vorliegenden Untersuchung erscheint bedeutsam, daß der Schreibkrampf ganz verschwunden ist und sich die Zwangssymptome soweit besserten, daß sie der Patient wie bisher als seine „Eigenheiten" annehmen und tragen konnte. Die ausgeprägte Zwangsstruktur war verständlicherweise weiterhin festzustellen: er blieb der ordnungsliebende und pedantische Revisor.

Er lebte jedoch symptomfrei, fühlte sich gesund und nahm seit 3 Jahren keinerlei Medikamente. Die Kommunikationseinschränkung in den zwischenmenschlichen Beziehungen war auch bei Therapieende noch beträchtlich.

Beziehen wir die in der Behandlung erreichten Veränderungen auf die oben dargestellten Kommunikationsstrukturen, so ergibt sich zusammengefaßt folgender Gesamteindruck:

Die eindrucksvollsten Veränderungen ergaben sich in den Strukturen „Leib" (Verschwinden der psychosomatischen Symptombildungen, Erschließen der eigenen Gefühlswelt) und „Zeit" (neuer Bezug zur eigenen Vergangenheit und Lebensgeschichte, Entwurf in die Zukunft und Entdecken neuer Kommunikationsmöglichkeiten, Auseinandersetzung mit Tod und Vergänglichkeit; Wahrnehmen eigener Veränderungswünsche; Erschließen der Aggressivität und der damit verbundenen Schuldproblematik). Weniger intensiv waren die Veränderungen in den Strukturen „Lebensraum" (weiterhin zwischenmenschliche Kommunikationseinschränkung und Kontaktarmut), „Orientierung/Ordnung" (enge Bindung an räumliche Strukturen) und „Leistung" (fortbestehende einseitige Leistungsorientierung).

*Katamnese (1 Jahr nach Therapieende):* Im Vergleich zum Befund bei Therapieende ergab sich keine wesentliche Änderung. Die psychosomatischen Krankheiten (Schreibkrampf, funktionelle Magenbeschwerden) sind im Katamnesezeitraum nicht wieder aufgetreten, auch keine anderen körperlichen Beschwerden. Die Zwangserscheinungen gingen über die beschriebene Zwangsstruktur nicht hinaus. Insgesamt zeigte sich eine Stabilisierung. Medikamentöse Therapien und Krankenhausaufenthalte waren nicht erforderlich.

Die dargestellte ausführliche Krankengeschichte und die therapeutische Erfahrung mit diesem Patienten darf als Beispiel für die an zahlreichen vergleichbaren Patienten gewonnenen Therapieerfahrungen und den empirischen Hintergrund der vorliegenden Untersuchung angesehen werden. Die langjährigen Erfahrungen mit solchen Patienten gaben dem Verfasser auch den Impuls für die Studie. Vom oben dargestellten Patienten E stammen auch die Worte, die einleitend als Motto angeführt wurden: „Es sind meistens dieselben Situationen und Gefühle, die bei mir ganz unterschiedliche Beschwerden hervorrufen.

Unsicherheit, Angst, Ärger und innere Spannung kann ich nicht ertragen. Besonders unsicher werde ich, wenn ich mich durch andere beobachtet oder abgelehnt fühle. Mein Körper reagiert darauf ganz unterschiedlich. Bei der Arbeit kriege ich meistens meine Schreibstörungen. Zu Hause und in Situationen mit anderen Menschen schlägt mir alles auf den Magen oder ich bekomme stechende Schmerzen im linken Unterbauch, auch mein Darm ist sehr empfindlich."

Diese Worte stehen für zahlreiche ähnliche Aussagen anderer Patienten mit Zwangssymptomen und psychosomatischen Krankheitsbildern, die vom Verfasser untersucht wurden. Häufig sind es ganz „unspezifische" und für den Kranken selbst schwer faßbare „innere Zustände", die eine Vielzahl von Symptomen – sowohl psychische als auch körperliche – hervorrufen. Spannung, innere Unruhe, Zweifel, Unsicherheit, Angst, Gereiztheit oder Aufregung waren Umschreibungen, die von dieser Patientengruppe besonders oft genannt wurden. Es ist sicherlich ein zentrales Anliegen des therapeutischen Prozesses, diese diffusen und undeutlichen „inneren Zustände" nacherleben zu lassen. Die zugehörigen Beziehungs- und Bedeutungszusammenhänge sowie die damit verbundenen Gefühle und Konflikte sollen differenzierter wahrgenommen und schließlich auch ausgedrückt werden. Es geht letztlich darum, Worte und Sprache dafür zu finden.

Der Zusammenhang von „unspezifischen inneren psychischen Vorgängen" und vielgestaltigen körperlichen „Antworten" (Ausdrucksformen ) – wie er besonders bei alexithymen Kranken vorzufinden ist (vgl. 3.4.7) – sei am Beispiel unseres Patienten in folgender Übersicht dargestellt.

*Zusammenhang von undeutlichem Erleben und psychischen/somatischen Symptomen*

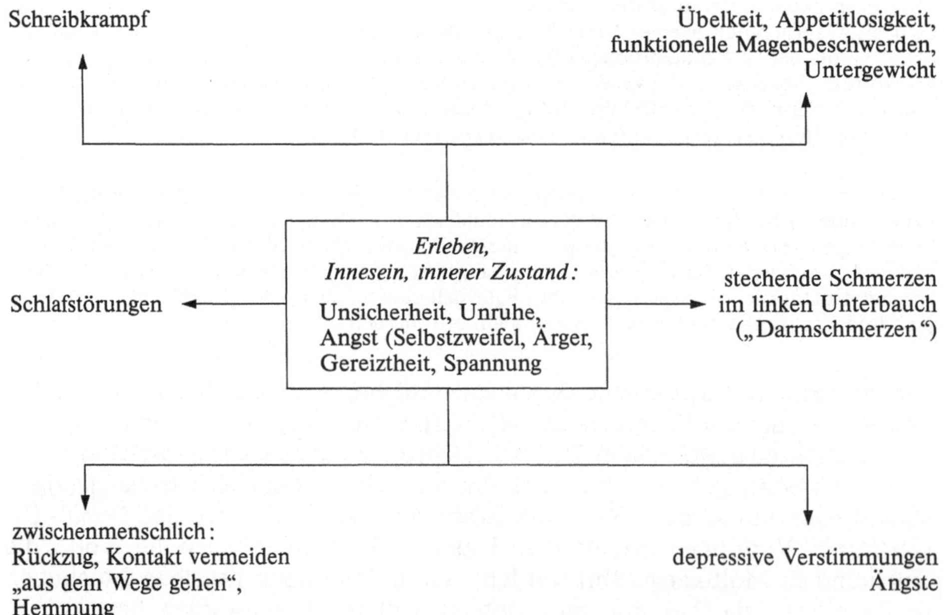

Vergegenwärtigen wir uns diese Erlebnisweisen unserer Patienten mit Zwangssymptomen, so wird ein Brückenschlag zur Theorie der Zwangserscheinungen möglich, in der Zweifel, Selbstunsicherheit, Angst und aggressive Gereiztheit als die zentralen Phänomene aufgefaßt werden (Kap. 2 und 3).

Das nun folgende Fallbeispiel stellt einen Beitrag zum Zusammenhang von Zwang und Anorexia nervosa dar (vgl. Kap. 3.2.1).

**Patientin F:** 23 Jahre alt, weiblich, Studentin, ledig.

*Auftreten und Erscheinung:* Die 23jährige Patientin erschien in Begleitung ihres Freundes; es fiel ihr schwer zu entscheiden, ob sie allein oder gemeinsam mit dem Freund das erste Gespräch führen möchte. Schließlich doch die Zweiersituation bevorzugend, sprach sie sehr kontrolliert und „zäh", im Ausdruck wenig gefühlsbetont. Über ihre Zwänge („Toilettenrituale") und über Sexualität zu sprechen fiel ihr sichtlich schwer. Erst in den weiteren Gesprächen faßte sie mehr Zutrauen und sprach ausführlicher über ihre „heiklen Themen".

*Anlaß der Untersuchung/Symptomatik:* Die Patientin berichtet, daß sie seit dem 15. Lebensjahr unter einer Magersucht leidet. Ihre Regelblutung, die sie im 13. Lebensjahr erstmals bekam, ist damals weggeblieben und auch nach Normalisierung des Gewichts nicht wieder eingetreten. Trotz vielfältiger Hormonbehandlungen durch den Hausarzt und 2 Frauenärzte blieb die sekundäre Amenorrhoe bestehen. Im 15. Lebensjahr habe sie sich zu dick gefühlt, wollte schlanker sein und hat einfach weniger gegessen. Sie hat dann Schritt für Schritt von knapp 60 kg auf 41 kg abgenommen. Probleme mit dem Essen hatte sie schon als Kind. Insbesondere nach Auseinandersetzungen mit den Eltern hat sie beim Essen „getrotzt" und manchmal das Essen stundenlang im Mund behalten, ohne es hinunterzuschlucken. Eine entscheidende Veränderung war im 17. Lebensjahr, als sie ihren jetzigen Freund kennenlernte und sich zunehmend vom Elternhaus löste. Obwohl sie jetzt Normalgewicht hat, glaubt sie, daß die Magersucht noch nicht bewältigt ist. Ihre Periode bleibt immer noch aus, sie hat große Probleme mit ihrer Rolle als Frau und im erotisch-sexuellen Bereich. Ihr Eßverhalten ist noch auffällig: gelegentlich hat sie regelrechte Freßanfälle und fühlt sich nachher sehr unwohl, macht sich Selbstvorwürfe und hat Schuldgefühle.

Mit Beginn der Magersucht tauchten zusätzliche Zwangserscheinungen auf: sie habe sich immer wieder ganz komische und unsinnige Gedanken und Vorstellungen machen müssen, von denen sie sich nicht habe lösen können. Diese Zwangsgedanken hätten sich auf Verschmutzung, Ansteckung, Ekel, unangenehme Körpergefühle und hypochondrische Zwangsbefürchtungen bezogen. Sie entwickelte damals ganz ausgeprägte „Toilettenrituale". Sowohl in Gedanken als auch in Handlungen mußte sie sich intensiv mit den Ausscheidungsvorgängen beschäftigen. Sie hat alles sehr zwanghaft, quälend und belastend erlebt: „Ich hatte immer die magische Vorstellung, daß in meinem Körper etwas Schlechtes steckenbleiben könnte und daß ich alles Schlechte herausbringen muß." Sie betrieb deswegen einen massiven Abusus von Abführmitteln. „Ich hatte die fixe Idee, daß mein ganzer Darm sauber und rein sein muß." Außerdem mußte sie ihre Genital- und Analregion sehr häufig reinigen und waschen. Diese Rituale haben sie sehr gefangengenommen und eingeengt. Empfindungen wie Ekel und Angst vor Beschmutzung hätten sie damals sehr bestimmt. „Ich war davon wie besessen." Die Toilettenrituale und Zwangsgedanken besserten sich mit der Normalisierung des Gewichtes und dem Kennenlernen des Freundes. „Ich bin aber auch heute noch ein zwanghafter Mensch mit vielen starren Regeln und Prinzipien."

*Aktuelle Lebenssituation:* Die Patientin studiert Geographie und Sprachen. Aus dem Elternhaus ist sie vor einiger Zeit ausgezogen und wohnt mit ihrem Freund zusammen. Sie hat jetzt wieder mehr Kontakt mit Freundinnen und Kommilitonen. Während der Magersucht hatte sie „total isoliert gelebt". In der Partnerbeziehung gibt es in erster Linie sexuelle Probleme.

*Biographischer Hintergrund:* Die Patientin wurde als erstes Kind ihrer Eltern in Unterfranken geboren. Sie hat noch 2 jüngere Geschwister, eine 1 Jahr jüngere Schwester und einen 5 Jahre jüngeren Bruder. Die Ehe ihrer Eltern sei eine „Mußehe" gewesen. Die Mutter hat ihr häufig zu verstehen gegeben, daß sie gar nicht erwünscht gewesen sei und man ihretwegen habe heiraten müssen. Den jüngeren Bruder hat sie sehr beneidet. Er wurde von allen verwöhnt und war immer „lieb und brav". Sie habe sich oft gedacht, daß Jungen es im Leben leichter und besser hätten als Mädchen. In der Familie hat sie sich oft als „nutzloses Anhängsel" und „ungeliebtes Kind" gefühlt. Sowohl ihre jüngere Schwester als auch ihr Bruder seien von der Mutter vorgezogen worden. Die Ferien hat sie lieber bei den Großeltern verbracht, weil dort die Atmosphäre angenehmer war. Das Familienklima zu Hause erlebte sie „abweisend und gleichgültig".

Der Vater ist von Beruf Techniker, sehr leistungsbezogen und ein „Arbeitstier". Er neigt zu Pedanterie: „Alles muß seine Ordnung haben. Politisch ist er ganz engstirnig. Zu Hause führt er ein straffes Regiment. Ich hatte manchmal das Gefühl, auf einem Kasernenhof zu sein." Vom geistigen Niveau her ist ihr der Vater zu primitiv. „Er liest täglich die Bildzeitung, hat sehr viele Vorurteile, ist intolerant und stellt straffe Ordnungen über alles." Er sei der Dominante der Familie. Die Mutter habe ihm immer in allen seinen Grundsätzen recht gegeben. „Meine Eltern haben in ihren Erziehungsgrundsätzen und Richtlinien immer wie Pech und Schwefel zusammengehalten. Sie waren wie ein Bollwerk: undurchdringbar. Sie sind sich immer einig gewesen."

Die Mutter wurde von der Patientin als gefühlvoll, weich und warmherzig erlebt. Sie war immer viel krank (Kreislaufbeschwerden und Magenschmerzen). Die Unterlegenheit der Mutter in der Ehe hat sie als Unterwerfung erlebt. „Ich kann mir gar nicht vorstellen, mit so einem Mann wie meinem Vater zusammenleben zu können. Die Art des Zusammenlebens von Mann und Frau ist für mich ein ganz heikles Thema."

*Erotisch-sexuelle Entwicklung und Entwicklung der Partnerbeziehung:* Zärtlichkeiten gab es in ihrem Elternhaus nicht, weder zwischen den Eltern und der Patientin noch zwischen beiden Elternteilen. Sie ist mit 8 Jahren aufgeklärt worden. „Das ist aber sehr lieblos geschehen. Es hat mich eher abgeschreckt." In der Pubertät und mit Beginn der Regelblutung hatte sie große Ängste bezüglich ihrer Weiblichkeit (Minderwertigkeitsgefühle). Durch die Angst, „als Frau nicht so gut zu sein wie die anderen", hat sie sich selbst permanent in Frage gestellt. Mit der Magersucht im 15. Lebensjahr hat sich alles noch verschärft. Die Beziehung mit ihrem jetzigen Freund war die erste große Liebe – auch die erste intime Beziehung. Am Anfang erlebte sie beim Geschlechtsverkehr regelrecht Ekelgefühle. Sie fühlte sich häufig bedrängt und überrumpelt. Der Intimkontakt war für sie „nicht berauschend". – „Ich habe alles passiv über mich ergehen lassen. Schon bei der Ahnung, mein Freund könnte jetzt sexuell etwas im Sinn haben, bekam ich starke Angst und furchtbares Herzklopfen. Die Sexualität und alles, was mit dem Frausein zusammenhängt, sind immer noch mein Problem Nummer eins."

*Diagnose:* Anorexia nervosa mit Erstmanifestation im 15. Lebensjahr; zur Zeit Normalgewicht, fortbestehende sekundäre Amenorrhoe; Zwangssyndrom (Zwangsgedanken und Zwangshandlungen); erotisch-sexuelle Kommunikationseinschränkung; Partnerkonflikt.

In den *Kommunikationsstrukturen* (Wyss) lassen sich folgende Mißverhältnisse aufzeigen:

1. Eingeschränkte Kommunikation in der Struktur „Leib": mangelnde Emotionalität; leibfeindliche Einstellung und zwanghaft-negativ besetztes Körperbild (Körper als Gefahr der Verschmutzung, Ekel); eingeschränkte erotisch-sexuelle Kommunikationsmöglichkeiten bei sexuellen Konflikten.
2. Der „Lebensraum" der Kindheit (Familienatmosphäre) wurde als abweisend und einengend erlebt. Sie fühlte sich weder integriert noch geliebt, vielmehr als unerwünschtes Kind und „nutzloses Anhängsel". Massiver Rückzug und soziale Isolation bestanden in der Zeit, in der die anorektische Symptomatik und die Eßstörung am ausgeprägtesten waren. Seit dem Kennenlernen des Freundes und mit Studienbeginn gelang ihr eine gewisse Entfaltung der zwischenmenschlichen Kommunikationsmöglichkeiten und damit eine „Erweiterung des Lebensraumes".
3. In der Struktur „Orientierung" zeigt sich eine starre, von den Eltern vermittelte Orientierung, der sie sich in der Vergangenheit hilflos ausgeliefert fühlte. Deutliche Orientierungskonflikte entstanden dadurch, daß sie eine der väterlichen entgegengesetzte Orientierung entwickelte.

In der aktuellen Situation hat sie das Gefühl, ihren Eltern geistig und intellektuell überlegen zu sein, nicht in ihr Milieu zu passen und einmal etwas Besseres sein zu wollen. Der väterlichen Orientierung unterwarf sie sich in der Kindheit. Jetzt blickt sie eher herablassend auf den Vater herab („primitiver Bildzeitungsleser"). Von großer Bedeutung sind die für die Anorexia nervosa charakteristischen Orientierungskonflikte (leibfeindliche Orientierung, Körper- und Selbstbildstörung, Orientierungskonflikte bezüglich der Geschlechtsrolle, Störung der weiblichen Identität mit Selbstunsicherheit und Minderwertigkeitsgefühlen).

4. „Ordnung" erlebte sie in der Kindheit als ein „starres System" (pedantisch, militärisch, rigide) von Normen, Geboten und Verboten. Diesen unterwarf sie sich („ein undurchdringliches Bollwerk"). Das starke Eingebunden-Sein in eine starre Ordnung erlebte sie selbst am intensivsten in ihrer Zwangssymptomatik.

5. Die Kommunikation in der Struktur „Zeit" ist wesentlich durch die Zwangsstruktur geprägt (Vermeiden von Veränderung). Die Magersucht selbst als Reifungskrise und Hemmung der Entwicklung zur erwachsenen Frau zeigt ein Mißverhältnis in der biologischen und personalgeschichtlichen Dimension der Zeit („Werdenshemmung").

6. In der Struktur „Leistung" kommuniziert die Patientin – wie fast alle ihre anorektischen Leidensgenossinnen – einseitig im Sinne einer Überbewertung der Leistung, einem hohen Leistungsideal und der Unterordnung anderer Bedürfnisse unter die Leistung.


**Patient G:** 42 Jahre alt, männlich, verheiratet, 2 Kinder, Lokomotivführer.

*Auftreten und Erscheinung:* Zwanghaft und gehemmt erscheinender Patient, der sehr langsam, zäh und kontrolliert sprach; er wirkte deutlich depressiv verstimmt; seine Mitteilungen waren wenig gefühlsbetont; vieles hörte sich so an, als habe er es schon unzählige Male durchdacht; im Gesicht hager und faltig; er machte einen verbitterten, verbissenen und sehr gequälten Eindruck.

*Anlaß der Untersuchung/Symptomatik:* Der Patient klagte über seit langer Zeit bestehende Zwänge, eine ihm unerträgliche Ehesituation, sexuelle Probleme und in jüngster Zeit schwere depressive Verstimmungen und Neigung zum Alkoholabusus.

Er fühlt sich als „Ehekrüppel" und sehr minderwertig. Er sei sehr nervös und brause leicht auf. Am meisten belastet ihn und seine Frau, daß er sie immer wieder zwanghaft dasselbe fragen muß. Die zwanghaften Fragen beziehen sich meist auf den Sexualpartner, den seine Frau vor ihm kannte. Eifersucht und Vergleiche mit anderen Männern sind häufige Themen. Das Ganze hat selbstquälerischen Charakter. Es kommt immer wieder zu Vorwürfen und mündet in einen Streit. Er hat das Gefühl, daß er seiner Frau „zwanghaft etwas nachträgt": „Der ganze Film von damals läuft immer wieder ab. Die Geschichten von früher sind ganz tief in mich eingraviert. Die Aussprüche meiner Frau von vor über 15 Jahren sind wie ein Brandzeichen in meinem Fleisch eingebrannt." Er muß immer wieder zwanghaft das Gleiche denken und neigt in den letzten Jahren auch sehr zum Grübeln.

Die Zwangsgedanken haben im 25. Lebensjahr begonnen, 3 Jahre nach der Heirat seiner jetzigen Frau. „Damals hat meine Frau Mängel an mir festgestellt. Sie hat zu mir gesagt, daß mein Glied zu schwach ist und daß ich im Bett nicht so gut bin wie der Mann, mit dem sie vor mir Geschlechtsverkehr hatte. Sie sagte immer zu mir, daß der andere mehrmals hintereinander gekonnt hätte. Ich habe mich dann ständig mit meinem Vorgänger verglichen und mich selbst sehr minderwertig gefühlt. Beim Geschlechtsverkehr habe ich mich unter einem furchtbaren Leistungsdruck gefühlt. In dieser Zeit haben dann meine sexuellen Schwierigkeiten und meine Potenzstörungen begonnen."

Der Patient hat dann Erektionsstörungen und eine Ejaculatio praecox entwickelt. „Meine Frau hat immer, wenn ich als Mann versagt habe, mir im Bett eine furchtbare Szene gemacht. Sie hat geweint oder fluchtartig das Bett verlassen." Nach diesen Erlebnissen hat er sich als ein großer Versager erlebt. Er war sehr niedergeschlagen und enttäuscht über sich selbst. „Diese furchtbaren Erlebnisse kann ich nicht vergessen. Ich kann mich nicht davon lösen und habe sie nicht bewältigt. Ich bin sehr nachtragend und mache meiner Frau wegen der Zeit damals große Vorwürfe." Es kommt deshalb häufig zu einem Ehestreit. Nach den Auseinandersetzungen mit der Ehefrau hat er dann immer große Schuldgefühle. „Ich laufe dann tagelang herum wie ein geprügelter Hund."

In der Zeit von 1960–1968 litt er unter Duodenalulzera. Die Geschwüre sind regelmäßig 2mal pro Jahr aufgetreten und er befand sich deswegen in internistischer Behandlung. Schon damals hat er mit den Ärzten über seine sexuellen Probleme gesprochen, ohne daß diese ihm helfen konnten oder ihn an einen Psychotherapeuten überwiesen hätten. Seine Ehefrau sei sehr strikt dagegen, therapeutische Hilfe in Anspruch zu nehmen. Sie habe auch versucht zu verhindern, daß er sich an unser Institut wendet.

Im letzten Jahr hat sich die Symptomatik wesentlich verschlechtert. Die depressiven Verstimmungen sind schlimmer geworden und häufiger aufgetaucht. Schlafstörungen sind hinzugekommen. Die Zwangsgedanken, das zwanghafte Befragen der Ehefrau nach seinem „Vorgänger" und das zwanghafte Grübeln haben sich wesentlich verstärkt. „Mein Leben ist zur Zeit eine einzige Qual. Manchmal halte ich es gar nicht mehr aus und gehe dann ins Gasthaus, um einige Flaschen Bier zu trinken." Seine Ehefrau nehme dies dann als Anlaß, ihn vor den eigenen Kindern als Alkoholiker zu tadeln. Er fühle sich in einer tiefen Krise und sehe alles sehr aussichtslos.

*Aktuelle Lebenssituation:* Der Patient lebt mit seiner Ehefrau und 2 Kindern in einem eigenen Haus. Mit 22 Jahren hat er seine Frau geheiratet. Es war eine „Muß"ehe. Von Beruf ist er Lokomotivführer. Er hat sehr unregelmäßige Arbeitszeiten. Das würde seine Schlafstörungen und seine anderen Probleme wesentlich verstärken. In seiner aktuellen Lebenssituation fühlt er sich vollkommen überfordert und hat das Gefühl, alles einfach nicht mehr bewältigen zu können.

*Biographischer Hintergrund:* Der Patient hat eine Kindheit erlebt, an die er gar nicht gerne zurückdenkt. Schon als Kind hat er unter vielen Problemen gelitten. Er ist mit einer 10 Jahre jüngeren Schwester bei seinen Eltern in einem kleinen fränkischen Ort aufgewachsen.

Der Vater war auch Eisenbahner und Lokomotivführer. Schon immer war er sein großes Vorbild. Von ihm hat er sich akzeptiert gefühlt. Der Vater hat ihn sehr anerkannt, oft gelobt und positiv bestätigt. Ein Satz, an den er sich gut und gerne erinnert, lautete: „Du bist besser als die anderen." Das sei immer Balsam für seine Seele gewesen. Im Jahre 1968 ist der Vater im Alter von 56 Jahren an Darmkrebs gestorben.

Zur Mutter hat er eine sehr ambivalente Beziehung. Die Mutter ist jetzt 61 Jahre alt und lebt „kerngesund". Von Beruf ist sie Putzfrau. „Ich habe meine Mutter immer als sehr hart und strafend erlebt. Sie hat mich sehr oft geschlagen, meistens mit der Hand, aber auch mit einem Stock oder anderen Gegenständen. Schon wegen Kleinigkeiten hat sie mich immer verprügelt." Seine Mutter sei wie eine „Hyäne": „Wenn die einmal zubeißt, dann läßt sie einen nicht mehr los." Ihn wundere heute, daß er als Kind, wenn er etwas angestellt habe, zur Mutter gegangen sei und bei ihr gebeichtet habe. Er war sich jeweils sicher, daß sie sofort zuschlagen würde. Der Vater hingegen hat ihn nie geschlagen. Trotzdem ist er immer zur Mutter gegangen. „Heute hänge ich immer noch sehr an meiner Mutter." Die Mutter und seine Schwester leiden unter Magengeschwüren.

*Diagnose:* Psychogene Depression und Zwangssymptomatik (Zwangsgedanken, Zwangsgrübeln) bei zwanghafter Persönlichkeitsstruktur. Chronischer Partnerkonflikt mit Eifersuchtsproblematik und gestörter Sexualität auf dem Hintergrund einer Beziehungsstörung. Langjährige Anamnese mit Duodenalulzera (1960–1968). Sexuelle Störung (Erektionsstörungen und Ejaculatio praecox). Kommunikationsstörung mit Minderwertigkeitsgefühlen und schwerer Selbstwertproblematik. Zunehmender Alkoholabusus.

Der Patient wurde in einer psychosomatischen Klinik stationär behandelt. Seine Ehefrau wurde in Partnergesprächen in die Behandlung mit einbezogen. Die Diagnose der Klinik lautete: „Neurotische gereizt-depressive Verstimmungen auf der Basis einer depressiv-anankastisch strukturierten Persönlichkeit bei chronischem Partnerkonflikt entsprechend dem ehelichen Machtkampf als symmetrische Form einer anal-sadistischen Kollusion nach Willi (1975)."

*Kommunikationsstrukturen:* Strukturelle Defizite und Dekompensationen zeigen sich in der Struktur „Leib" (psychosomatische Symptombildungen in Form von

Duodenalulzera, sexuelle Funktions- und Erlebnisstörungen, mangelnde emotionale Differenzierung, zunehmender Alkoholabusus), in der Struktur „Orientierung" (schwere Selbstwertproblematik) sowie in der Struktur „Zeit" (Bezug zur unbewältigten Vergangenheit ist zwanghaft, zwanghafte Fixierung auf die vorehelichen sexuellen Erfahrungen der Ehefrau, dabei mangelnde Auseinandersetzung mit der eigenen Lebensgeschichte). Kompensatorisch wirken die „hypertrophierte" Kommunikation in der Struktur „Leistung" (großer Ehrgeiz, einseitige Leistungsorientierung; selbst die Sexualität wird vorwiegend unter dem Leistungsaspekt erlebt) sowie in der Bindung an „Ordnungsbezüge" (Konventionalethik).

*Kommunikationsmodi:*

1. Defizite sind deutlich in den Modi „Erkunden/Entdecken" (mangelndes Wahrnehmen sinnlich lustbetonter Möglichkeiten im erotisch-sexuellen Bereich bei Fixierung auf den Funktions- und Leistungsaspekt der Sexualität, mangelndes Erkunden von Zukunftsperspektiven). Defizit im Modus „Erschließen" (wenig entfaltete emotional-anteilnehmende Kommunikation, mangelnde Differenzierung im Gefühlsbereich). In der Gegenwart wenig Bewältigungs- und Kompensationsmöglichkeiten.
2. Kompensatorisch erweitert ist die Kommunikation im Modus „Auseinandersetzen" (jahrelanger ehelicher Machtkampf mit Streitritualen) sowie im Modus „Binden/Lösen" (Bindung in der Struktur Leistung als einseitige Leistungsorientierung und in einem großen Ehrgeiz, Bindung an religiös begründete moralisch-ethische Normen).

Diese 3 ausführlichen Krankengeschichten der Patienten E, F und G geben uns eindrucksvolle Beispiele dafür, wie Zwangssyndrome gemeinsam mit schweren psychosomatischen Krankheiten auftreten können.

Schreibkrampf (Patient E), Anorexia nervosa (Patientin F) und Ulcus duodeni (Patient G) waren hier die psychosomatischen Krankheiten „im engeren Sinn", die eng mit dem Zwangssyndrom verschränkt klinisch in Erscheinung traten. Wenn wir hierauf unser Augenmerk besonders richten (Thematik der vorliegenden Untersuchung), so ist aus dem Gesamtverlauf des Krankseins und Krankwerdens der 3 Patienten evident, daß Zwangssyndrom und Psychosomatose eng mit intersubjektiven Prozessen verflochten sind (z. B. Ehekrise bei Patient G, Besserung der Anorexia nervosa nach dem Kennenlernen des Freundes und Auszug aus dem Elternhaus bei Patientin F). Andere psychische Störungen (z. B. depressive Verstimmungen) oder funktionelle Syndrome (z. B. funktionelle Magen-Darm-Störungen bei Patient E) waren ebenfalls von klinischer Relevanz. Zusammenfassend soll betont werden, daß es sich in Gruppe V meistens um schwere multisymptomatische Mischbilder handelte, in denen Zwangssyndrom und psychosomatische Krankheit die Leitsymptomatik bildeten, aber sehr wohl andere bedeutsame Störungen zusätzlich festzustellen waren (Depressionen, Sexualstörungen, schwere Schlafstörungen, massive zwischenmenschliche Kommunikationsstörung).

Die psychosomatische Krankheit trat entweder in einem engen inneren Erlebniszusammenhang mit dem Zwangssyndrom auf (z. B. Anorexie und

Zwang bei Patientin F) oder beide wurden vom Patienten relativ „beziehungs-
los" nebeneinander als 2 Krankheiten erlebt, die gar nichts gemeinsam hatten
(Patient G: Zwang und Ulcus duodeni). Das subjektive Krankheitserleben des
Patienten ist aus therapeutischer Sicht bedeutsam für die Art und Weise des
klinischen Zugangs zum Patienten.

Tabelle 11 soll durch die Vielgestaltigkeit der Symptomkonstellationen bei den
28 Patienten der Gruppe V verdeutlichen, wie komplex sich der Zusammenhang
von Zwang und psychosomatischer Krankheit im klinischen Alltag darstellt:

**Tabelle 11.** Zwangssyndrome bei psychosomatischen Krankheiten im engeren Sinn (n = 28)
Gruppe V

| Alter (Jahre) | Geschlecht | Dauer der Zwangssymptome (Jahre) | Art der Zwangssymptome | Psychosomatische Symptombildungen und ggf. zusätzliche andere Störungen |
|---|---|---|---|---|
| 32 | w | 9 | Putz- u. Waschzwang, Kontroll- und Ordnungszwang, Tötungsimpulse, Zwangsgrübeln, Zwangsbefürchtungen (Patienten in Einleitung, Kap. 1) | Ulcus ventriculi, Migräne, funktionelle Sexualstörungen (Vaginismus, Anorgasmie), funktionelle Magenbeschwerden; zusätzlich: multiple Phobien |
| 47 | m | 1 | Zwangsgedanken, Zwangsgrübeln, Kontroll- und Ordnungszwänge (Patient E) | Schreibkrampf, funktionelle Magen- und Darmbeschwerden, zusätzlich: seit 30 Jahren schwere Schlafstörungen, seit 15 Jahre Medikamentenabhängigkeit (Tranquilizer) |
| 23 | w | 8 | Zwangsgedanken, Zwangsrituale, Waschzwang (Patient F) | Anorexia nervosa, Anorgasmie |
| 42 | m | 17 | Zwangsgedanken (anankastische Eifersucht), Zwangsgrübeln, Ordnungs- und Kontrollzwänge (Patient G) | Ulcus duodeni (9 Jahre rezidivierend) zusätzlich: Ejaculatio praecox und Erektionsstörungen, reaktive Depression, Alkoholabusus |
| 56 | m | 14 | Zwangsgedanken (aggressive und sexuelle Inhalte) | Essentielle Hypertonie, funktionelle Magenbeschwerden |
| 24 | w | 4 | Zwangsgedanken, Tötungsimpulse | Anorexia nervosa (seit 16. Lebensjahr), Lungentuberkulose im 20. Lebensjahr, seit 21. phobische Herzneurose, Anorgasmie |
| 28 | w | 14 | Zwangsgedanken | Als Kind Asthma bronchiale, seit 14. Lebensjahr Anorexia nervosa, zusätzlich: schwere depressive Verstimmungen, 2 Suizidversuche, Alkohol- und Tablettenabusus |

**Tabelle 11** (Fortsetzung)

| Alter (Jahre) | Geschlecht | Dauer der Zwangssymptome (Jahre) | Art der Zwangssyptome | Psychosomatische Symptombildungen und ggf. zusätzliche andere Störungen |
|---|---|---|---|---|
| 18 | m | 2 | Zwangsrituale, Zwangsgrübeln | Seit 16. Lebensjahr Anorexia nervosa |
| 29 | m | 14 | Kontroll- und Ordnungszwänge | Torticollis spasticus, rezidivierende Urogenitalinfektionen |
| 24 | w | 8 | Zwangsgedanken | Bulimie, depressive Verstimmungen |
| 27 | m | 12 | Zwangsgedanken (starke Selbstzweifel), Zwangsgrübeln | Ulcus duodeni, funktionelle Sexualstörung, depressive Verstimmung |
| 52 | m | 10 | Zwangsbefürchtungen (Inhalte: Krankheiten, Infektionen) Zwangsgrübeln | Colitis ulcerosa, zusätzlich: Panikattacken, Alkohol- und Tablettenabhängigkeit |
| 30 | m | 1 | Leibhafte Zwangsstereotypien, Zwangsrituale, Zwangsgrübeln | Ausgeprägte, multiple Tics zusätzlich: funktionelle Magen-Darm-Störungen, depressive Verstimmungen, Angstzustände |
| 27 | m | 2 | Zwangsgedanken, Zwangsgrübeln | Ulcus duodeni, Cholezystopathie |
| 26 | w | 14 | Waschzwang, Kontroll- und Ordnungszwang, Zwangsgedanken (Inhalte: Teufel, Religion, Vergiftungsängste), Tötungsimpulse | Colitis ulcerosa, Neurodermitis, funktionelle Magenbeschwerden |
| 27 | m | 12 | Zwangsgedanken (Inhalte: Verschmutzung, Ekel, Vergiftungsängste), Tötungsimpulse | M. Crohn, Schlafstörungen |
| 33 | w | 1 | Tötungsimpulse, Zwangsgedanken, Putz- und Ordnungszwang | Hörsturz, HWS-Syndrom, phobische Herzneurose |
| 34 | m | 20 | Kontroll- und Ordnungszwang, Zwangsgrübeln | Schreibkrampf, primär chronische Polyarthritis |
| 38 | m | 15 | Ordnungs- und Kontrollzwang | Schreibkrampf, Ulcus ventriculi, hypertone Regulationsstörung |
| 18 | w | 1 | Schwerer Waschzwang, Zwangsrituale | Anorexia nervosa, Kopfschmerzen |
| 35 | m | 11 | Kontroll- und Ordnungszwang | Schreibkrampf, sadomasochistische Neigungen |
| 22 | w | 7 | Zwangsgedanken | Torticollis spasticus, Eßstörung: „anorektische Reaktion" |

**Tabelle 11** (Fortsetzung)

| Alter (Jahre) | Geschlecht | Dauer der Zwangs-symptome (Jahre) | Art der Zwangssyptome | Psychosomatische Symptombildungen und ggf. zusätzliche andere Störungen |
|---|---|---|---|---|
| 22 | w | 6 | Zwangsrituale | Seit 12. Lebensjahr Anorexia nervosa, Ulcus duodeni, 2 Suizidversuche |
| 45 | m | 30 | Schwere Kontrollzwänge (dadurch arbeitsunfähig) | Schreibkrampf, Ulcus duodeni (rezidivierend) |
| 48 | w | 28 | Ordnungs- und Kontrollzwänge, Zwangsgedanken | M. Crohn, Kopfschmerzen, HWS-Syndrom, Cholezystopathie, phobische Herzneurose, multiple Phobien |
| 20 | w | 4 | Zwangsgedanken (Inhalte: Schuld, Tod) | Anorexia nervosa |
| 40 | w | 7 | Kontroll- und Ordnungszwänge, Zwangsgrübeln | Anorexia nervosa, Schreibkrampf, phobische Herzneurose, funktionelle Magenbeschwerden, depressive Verstimmungen, multiple Phobien |
| 31 | w | 6 | Kontrollzwänge, Wiederholungs- und „Rekapitulationszwänge", Zwangsrituale, Zwangsgedanken (aggressive Inhalte) | Torticollis spasticus |

**Zwangssyndrome mit funktionellen Syndromen und/oder Schmerzsyndromen (Gruppe VI):** Von den untersuchten 108 Patienten mit Zwangssyndromen klagten 34 zum Zeitpunkt der Diagnosestellung über körperliche Beschwerden, die jedoch nicht den oben definierten psychosomatischen Krankheiten „im engeren Sinn" zuzuordnen sind. Es handelte sich dabei überwiegend um Schmerzsyndrome oder sog. funktionelle Störungen. Organläsionen oder Veränderungen anatomischer Strukturen, auf die die körperlichen Beschwerden zurückzuführen wären, sind hier in der Regel nicht „festzustellen".

Bei den funktionellen Syndromen stellt sich im Langzeitverlauf die klinisch relevante Frage, inwieweit die „Funktionsstörung" zu einer psychosomatischen Krankheit im engeren Sinn (mit Organläsion) führen kann (ausführliche Diskussion dieser Frage bei Cremerius 1978, S. 274 ff. und Wyss 1986, Bd. II, S. 191 ff.). Ein derartiger fließender Übergang wird beispielsweise bei einer möglichen Entstehung des Ulcus pepticum aus einem „funktionellen Syndrom des Magens" erwogen (vgl. Patientin der Einleitung, Kap. 1). Einige funktionelle Syndrome weisen eine enge Beziehung zu den organbezogenen Phobien („somatisierte Ängste") auf. Hierfür ist die phobische Herzneurose ein Beispiel. Sie scheint relativ häufig gemeinsam mit Zwangssyndromen aufzutreten (Csef 1985c, 1986). Die zentrale Bedeutung der Angst bei funktionellen Syndromen und begleitende phobische Symptome lassen einen Teil der in Gruppe VI klassifizierten Patienten in enger Beziehung zu der „anankastischen Phobie" (Gruppe II, s. S. 89) verstehen. Im klinischen Umgang mit der hier unter funktionellen Syndromen beschriebenen Patientengruppe fällt als Unterscheidungskriterium auf, daß sie dem Arzt vorwiegend mit einem „organischen Krankheitsangebot" begegnen. Der Herzphobiker mit begleitenden Zwangssymptomen stellt sich anfangs meist als „herzkrank" dar. Bei zwangskranken Patienten mit einer „anankastischen Phobie" hingegen stehen die „seelischen Störungen" – Ängste, Phobien, Zwänge – mehr im Vordergrund.

Das folgende Fallbeispiel eines Patienten mit dem chronischen Verlauf einer phobischen Herzneurose und vielgestaltigen begleitenden Zwangssymptomen soll in die klinische Phänomenologie zurückführen:

**Patient H:** 45 Jahre alt, männlich, bis vor 1 Jahr selbständiger Kaufmann (Geschäftsinhaber), dann arbeitslos, jetzt Angestellter; verheiratet, in Trennung lebend, 2 Kinder.

*Auftreten und Erscheinung:* Der 45 Jahre alte Patient war von äußerer Gestalt klein und untersetzt, hatte bereits graue Haare und trug einen Bart. Er vermittelte einen sehr großen Leidensdruck und weinte viel während der Vorgespräche. Im Dialog war er sehr offen und mitteilsam. Seine Darstellungsweise war sehr gefühlsbetont und differenziert. Er war sehr hilfesuchend und entwarf von sich das Bild eines Menschen, „der weder aus noch ein weiß", akut in einer schweren Krise lebt und alleine nicht mehr zurechtkommt.

*Anlaß der Untersuchung/Symptomatik:* Der Patient klagte über viele Zwangserscheinungen und depressive Verstimmungen. Eine Fülle von Zwangsgedanken, Zwangshandlungen und stereotypen Ritualen engt sein Leben gegenwärtig so stark ein, daß er seine Arbeit nur mit allergrößter Mühe schafft.

Am ausgeprägtesten seien seine Ordnungs- und Kontrollzwänge, sowohl bei der Arbeit als auch in der Freizeit. Ein Papierschnitzel am Boden hindere ihn ebenso bei seiner Tätigkeit wie das Abweichen von Ordnungen, an die er sich innerlich stark gebunden fühlt (z. B. wie alle Gegenstände auf dem Schreibtisch angeordnet sein müssen). Beim geringsten „Verstoß gegen diese Ordnung" fürchtet er, daß etwas ganz Schlimmes passiert, für das er dann schuldig sei. Bereits wenn der Radiergummi am falschen Platz liegt oder die Bleistiftspitze in „die falsche Richtung" zeigt, fürchtet er etwas Böses. So komme er fast nicht mehr zur Arbeit und wundere sich, daß ihn sein neuer Arbeitgeber (Großbetrieb) noch nicht „rausgeschmissen" habe.

„Ich habe tausenderlei Vorstellungen, was alles Schlimmes passieren kann, wenn ich mich nicht genau an die Ordnungen gehalten habe und ebenso viele Arten, um Böses abzuwenden." Zahlreiche sterotype Zwangsrituale sollen etwas Schlimmes verhindern, z. B. sich in alltäglichen Situationen bekreuzigen, einen nutzlosen Gegenstand vom Boden aufheben, auf der Stelle hüpfen, zwanghaftes Beten, mit der Zunge schnalzen, die Zunge fest gegen den Gaumen pressen oder den Schließmuskel des Afters zusammenkneifen.

Ebenso umfangreich seien seine Zwangsgedanken: „Wenn ich etwas Rotes sehe, muß ich gleich an Blut denken, bei schwarzen Kleidungsstücken an den Tod. Ganz tief in mir drin steckt etwas Verrücktes oder Archaisches. Ich fürchte, daß ich von einem bösen Geist besessen bin und komme mir mit' meinem Gedanken vor wie im Mittelalter."

Sein Leben schildert er als „beschissen und aussichtslos": Nach vielen Monaten Arbeitslosigkeit hat er jetzt eine neue Stelle und fürchtet, daß er es mit „all den Macken" nicht schafft. Er hat noch keine Wohnung, ist ganz neu und unbekannt in dieser Stadt, hat keine Kontakte und lebt getrennt von seiner Ehefrau. Sie wohnt weiterhin im gemeinsamen Eigenheim. Die einzigen Menschen, die er kenne, seien auch an diesem Ort, an den er sich aus Angst nicht mehr zurückzukehren traue. Zusätzlich wird sein Lohn bis aufs Existenzminimum gepfändet (hohe Schulden, Offenbarungseid).

Seine gegenwärtige Krise beschreibt er mit folgenden Worten: „Ich fühle mich vollkommen entwurzelt, einsam und verlassen. Das Alleinsein ist für mich sehr schwer. Nach meinen beiden

Töchtern und meinem Hund habe ich große Sehnsucht. Ich bin sehr verzweifelt und mein Leben fällt mir entsetzlich schwer. Jeder Tag ist eine furchtbare Qual."

Zu den vielen Zwängen und schweren depressiven Verstimmungen sind in den letzten Wochen „Schreibschwierigkeiten" (beginnender Schreibkrampf) hinzugekommen. „Gott sei dank kann ich das meiste diktieren und es ist bisher nicht aufgefallen, aber ich fürchte, daß es schlimmer wird und ich die Stelle deshalb verliere." Als der Patient einen Fragebogen ausfüllen sollte, war ihm das zuerst nicht möglich. Die Hand verkrampfte sich in einer für den Schreibkrampf charakteristischen Weise.

*Entwicklung der Symptomatik:* Der Patient hatte bereits in der Kindheit Zwänge. Er erinnert sich, daß ihn die Mutter oft fragte, warum er plötzlich so komisch hüpfen würde. Schon damals sei er „gehüpft", um etwas Böses abzuwenden.

Zwangserscheinungen hat er mehr oder weniger schon seit etwa 4 Jahrzehnten, doch so schlimm wie zur Zeit und so beeinträchtigend seien sie noch nie gewesen. Mit der Trennung von der Ehefrau ist die akute Verschlechterung eingetreten.

Er ist aber seit fast 20 Jahren immer wieder in psychiatrischer und psychotherapeutischer Behandlung gewesen.

Im 27. Lebensjahr, etwa 2 Jahre nach der Eheschließung, erkrankte er an einer phobischen Herzneurose, die von depressiven Verstimmungen begleitet war: „Ich hatte Herzanfälle, in denen mein Herz ganz schnell schlug und ich glaubte, daß es gleich zerreißt oder platzt. Ich fühlte mich herzkrank und glaubte bei den Anfällen immer, daß es jetzt meine letzte Stunde ist und ich gleich sterben muß." Die Herzphobie nahm einen chronischen Verlauf und führte zu mehreren psychotherapeutischen Behandlungen. Nach fast 20jähriger Symptomdauer verschwanden die Herzbeschwerden während einer analytischen Gruppentherapie ganz. Während dieser Behandlung trennte er sich auch von seiner Ehefrau.

*Psychiatrische und psychotherapeutische Vorbehandlungen:* 1965 erstmals psychotherapeutische Einzelbehandlung (Kurztherapie) wegen phobischer Herzneurose, depressiven Verstimmungen und Übergewicht (Symptombesserung durch die Therapie, im Laufe der folgenden Jahre wieder Verschlechterung).

Von 1975 an ambulante Einzeltherapie in einer psychosomatischen Klinik (konfliktzentrierte Gespräche in längeren Zeitabständen),

1980–1982 ambulante analytische Gruppentherapie,

1982/83 (kurz vor der Trennung der Ehefrau) 3 Wochen stationäre Behandlung in psychiatrischer Klinik (depressives Syndrom, Angstzustände, Alkoholabusus, Zwänge, Suicidgedanken – Krisenintervention).

*Aktuelle Lebenssituation:* Der Patient lebt erst seit einigen Wochen im Würzburger Raum (neue Arbeitsstelle). Er fühlt sich sehr isoliert und hat noch keine Wohnung (lebt in seinem Wohnwagen auf einem Campingplatz). In den letzten Jahren ergaben sich in seinem Leben folgende grundlegende Änderungen: nach einer 20jährigen Ehe, die die meiste Zeit als Machtkampf geführt wurde, trennte er sich unter heftigen Auseinandersetzungen von der Ehefrau. In der Krisenphase befanden sich sowohl er selbst als auch seine Ehefrau in stationärer psychiatrischer Behandlung. Zwischenzeitlich ist sein Geschäft (Autohandel mit Reparaturwerkstatt) in Konkurs gegangen. Er hat hohe Schulden und ein Großteil seines Lohnes aus der jetzigen Tätigkeit wird bis auf das Existenzminimum gepfändet.

*Biographischer Hintergrund:* Er wurde in einer Kleinstadt in Baden-Württemberg geboren und ist dort aufgewachsen. Er hat noch einen 9 Jahre älteren Bruder, der seit Jahren dem Alkohol „verfallen" ist (Verwahrlosung, mehrere Entzugsbehandlungen und Rückfälle).

Der Vater war von Beruf Malermeister und gründete den Autobetrieb, der später vom Patienten übernommen wurde. Vor 7 Jahren starb der Vater im Alter von 85 Jahren. Bei der Geburt des Patienten war der Vater bereits 46 Jahre alt. Zu ihm hatte er ein sehr gutes Verhältnis und eine intensive emotionale Bindung: „Ich habe ihn geliebt und verehrt. Mein Vater war sehr gemütlich und gutmütig. Bei Auseinandersetzungen mit der Mutter war er immer der Unterlegene."

Die Mutter war 12 Jahre jünger als der Vater und ist in ihrem 73. Lebensjahr an einem Herzinfarkt gestorben. Zur Mutter hatte er schon immer eine sehr ambivalente Beziehung: „Ich wollte immer weg von ihr. Sie war dauernd hinter mir her und hat mich kontrolliert. Sie umsorgte mich sehr, aber ich habe ihre Liebe immer als falsch erlebt. Es war keine echte Liebe, sondern eine Affenliebe. Meine Mutter war wie eine Riesenschlange, die einen umschlingt und erdrückt. Für mich hatte sie immer die Falschheit und das Hinterhältige einer Schlange."

Im Alter von 20 Jahren fühlte er einen großen Drang, sich von der Mutter zu befreien. Er ging deshalb nach England, um sich von ihr zu lösen. Die Mutter drohte in dieser Zeit sehr mit Selbstmord, falls er nicht zurückkäme. Der Vater habe ihm viele Briefe geschrieben und ihn innigst angefleht, er solle doch wieder heimkommen, da er sonst am Tod der Mutter schuld sei. Er ist daraufhin zurückgekehrt. Bald fühlte er sich wieder eingeengt und bereute seine Rückkehr.

Mit 24 Jahren lernte er seine Ehefrau kennen und heiratete sie kurz danach. Von Anfang an gab es Konflikte und Streit zwischen seiner Mutter und der Ehefrau. „Meine Mutter wollte mir meine Frau immer ausreden. Sie hat mich zurückhaben wollen. Auch als wir schon lange verheiratet waren, hat sie im Haus immer noch das Kommando geführt und meine Frau tyrannisiert."

Nach 3jähriger Ehe wurde die 1. Tochter geboren. Von da an habe sich die sexuelle Beziehung zur Ehefrau wesentlich verschlechtert. Seine Frau habe zunehmend den Geschlechtsverkehr verweigert: „Morgens hatte sie Migräne und abends war sie müde." Er hatte in der Folgezeit mehrere außereheliche Beziehungen und die Ehe wurde immer mehr zur „Streitehe". „Die letzten Jahre waren ein furchtbarer Machtkampf, in dem wir uns beide zermürbt haben. Meine Ehe kommt mir im nachhinein vor wie ein schlimmer Alptraum."

*Diagnose:* Seit der Kindheit zahlreiche Zwangssymptome, akute Verschlechterung nach der Trennung von der Ehefrau (Ordnungs- und Kontrollzwänge, Zwangsrituale). Vom 27.–44. Lebensjahr chronisch verlaufende phobische Herzneurose mit begleitenden depressiven Verstimmungen; Lebenskrise nach Trennung vom Ehepartner (chronischer Ehekonflikt, destruktiver Machtkampf). Das Zwangssyndrom ist in den letzten Wochen durch einen beginnenden Schreibkrampf kompliziert.

*Therapie:* Erwägungen bei der Indikationsstellung: der Patient befand sich bei der Erstuntersuchung in einer schweren Lebenskrise. – Ohne Wohnung, völlig vereinsamt, „entwurzelt", mit sehr beschränkten finanziellen Möglichkeiten, nach längerer Arbeitslosigkeit erstmals in Angestelltenposition (vorher 2 Jahrzehnte lang Geschäftsinhaber) stand er jetzt vor einem „Neubeginn", in dem er durch massive Zwangssymptome sehr eingeschränkt war. Er bewegte sich am Rande der Arbeitsunfähigkeit und konnte sich offensichtlich nur durch Wohlwollen des Arbeitgebers halten.

Art und Schwere des Krankheitsbildes hätten sicherlich eine stationäre psychotherapeutische Behandlung als sinnvoll erscheinen lassen. Diese lehnte der Patient ab, um den mühsam gefundenen Arbeitsplatz nicht zu verlieren. Er bat intensiv um eine baldige Gruppentherapie. Die Vorerfahrung in der analytischen Gruppentherapie schätzte er selbst als sehr positiv ein. Sie brachte die herzphobische Symptomatik zum Verschwinden und führte auch zur Lösung aus der destruktiven Kampfehe.

Dem Wunsch des Patienten entsprechend, wurde ihm bald ein Gruppenplatz angeboten.

Im Verlauf der Gruppentherapie war dem Patienten anzumerken, daß er in der Ausdrucks- und Darstellungsfähigkeit durch seine Vorbehandlungen sehr gefördert war. Entsprechend seines großen Leidensdruckes stand er oft im Mittelpunkt und schilderte oft tränenüberströmt seine tiefe Not. Die Gruppe gab ihm viel Zuwendung und er erlebte sie anfangs „als den einzigen Bezugspunkt in meinem Leben". Als „tragende Gruppe" war sie ihm in erster Linie „Halt" und hatte stützende Funktion. Die Symptomatik besserte sich nach etwa 1/2 Jahr erstaunlich schnell. Der Schreibkrampf verschwand ganz; die Zwangssymptome verloren wesentlich an Beeinträchtigungsgrad, blieben jedoch in der klinischen Phänomenologie in der schillernden Vielfalt und Magie bestehen.

Der Patient konnte an der neuen Arbeitsstelle Fuß fassen und seine Aufgaben immer besser bewältigen, fand eine Wohnung, richtete sich ein und knüpfte mit Hilfe der Gruppe zwischenmenschliche Beziehungen.

Nach dieser zunehmenden Stabilisierung kam es zu einer erneuten schweren Krise, als der Scheidungstermin bevorstand. Er begann zu zweifeln und zu grübeln, ob die Trennung richtig gewesen sei. Magisch fühlte er sich zur Frau wieder hingezogen, obwohl er sich selbst immer wieder „einzureden" versuchte: „Meine Vernunft sagt mir, daß ich nicht zu ihr zurückkehren darf und daß wir uns nur gegenseitig quälen und kaputtmachen."

Je näher der Termin rückte, desto bedrohlicher wurde der Zustand des Patienten. Er hielt es zeitweise nicht mehr aus und bat zwischen den Gruppenstunden um Einzelgespräche. Sätze wie „Ich falle in ein tiefes Loch", „Mein Ich löst sich auf", oder „Ich fühle mich hilflos wie ein kleines Kind und brauche jemanden, der mich stützt", charakterisieren das Ausmaß der „Regression". Die Gruppe reagierte mit großer Betroffenheit, Zuwendung, Ermutigung und „Durchhalteappellen"; 2 Mitglieder drückten auch Aggressionen aus und forderten ihn auf, er solle sich nicht so gehen lassen. Sie verwiesen auf den langen Leidensweg und die mühsam erkämpfte Trennung und Selbständigkeit. „Du willst zurück in die Abhängigkeit" oder „Du suchst ja das Leiden und die gegenseitige Zerstörung" warf ihm ein männlicher Teilnehmer vor. Der Patient überstand diese Krise, die Scheidung wurde vollzogen und er war nachher sehr erleichtert.

In der Gruppe lockerte er nun zunehmend auf und erzählte häufig positive Erlebnisse (Anerkennung bei der Arbeit, Urlaub, neue Bekanntschaften). Es folgte eine Phase, in der er weniger von sich selbst berichtete, wohl aber aufmerksamer und gefühlsbetonter Teilnehmer war, der sich gut in andere hineinversetzen konnte und deren Gefühle ansprach oder verbalisierte.

Etwa 1 Jahr in der Gruppe war vergangen, als er eine gleichaltrige Frau kennenlernte und bald eine intime Beziehung zu ihr aufnahm.

Euphorisch stellte er sich mehrmals als der „frisch Verliebte" und Glückliche dar, der bei einigen anderen Mitgliedern Neidgefühle erweckte. Einige brachten ihr Erstaunen zum Ausdruck, wie es möglich sei, daß es ihm jetzt so gut ginge und es noch gar nicht so lange her sei, als alles aussichtslos erschien. Ein „narzißtisch gestörter" Mann nannte ihn provozierend mehrmals „unser Turteltäubchen". Der Phase der Verliebtheit folgten erneut Zweifel und Ängste, er könnte in der neuen Beziehung seine „alten Fehler" wiederholen. Seine größte Angst bestand darin, abhängig zu werden und seine gewonnene Freiheit und Selbständigkeit wieder zu verlieren.

Wenige Monate später teilte er der Gruppe mit, daß er sich einer „religiösen Glaubensgemeinschaft" (einer Sekte) angeschlossen hat und berichtete über die dort vertretenen Lehren. Nun wurde er erstmals mit deutlich gegensätzlichen Meinungen konfrontiert. Daß mehrere Gruppenmitglieder von seinem „neuen Glauben" nicht so viel hielten, erlebte er als große Ablehnung.

Nach 1 1/2 Jahren Therapiedauer teilte er mit, daß er die Gruppe beenden wolle, weil sie ihn in seinem Glauben eher hemmt als versteht.

Zusammenfassend führte die Gruppentherapie zu einer deutlichen Symptombesserung, Stabilisierung und zwischenmenschlichen Kommunikationserweiterung. Der Patient konnte sich in seinen neuen Lebensraum relativ gut integrieren.

Bei Therapieende bestanden noch geringe Zwangssymptome, die einem fließenden Übergang zum „Zwangscharakter" entsprechen. Der Patient selbst fühlte sich gesund, litt nicht mehr unter seinen Zwängen und bagatellisierte sie als „Macken" oder „dumme Gewohnheiten".

Auf der Symptomebene kann von einem deutlichen Teilerfolg gesprochen werden. Im Vergleich zu den anderen Gruppenmitgliedern – vergegenwärtigt man sich die massive Beeinträchtigung zu Therapiebeginn – kam es bei ihm zu einer rasanten und unerwarteten Veränderung.

Zu einer wünschenswerten Strukturänderung oder einer Wandlung der ganzen Person ist es sicherlich nur bedingt gekommen.

Die Beziehungsstörung mit den unbewältigten Konflikten von Nähe/Distanz, Bindung/Trennung, Abhängigkeit/Selbständigkeit ist weiterhin deutlich. Die gegen Therapieende aufflakkernde „Orientierungsproblematik" und der Eintritt in eine Sekte kann als regressiver Schritt in eine erneute Abhängigkeit gesehen werden.

*Katamnese (1 1/2 Jahre nach Therapieende):* Der Patient fühlt sich dem Untersucher (der Verfasser) gegenüber ambivalent. Ein starkes Gefühl der Dankbarkeit („Sie haben mir sehr geholfen") wechselt mit „unangenehmen Erinnerungen" (Therapieende, Eintritt in Sekte, sich unverstanden fühlen). Der Symptombefund bei Therapieende hat sich nicht geändert. Es besteht eine deutliche Zwangsstruktur mit leichten Zwangssymptomen (weiterhin Kontroll- und Ordnungszwänge, Zwangsrituale), unter denen er aber nicht leidet.

„Es geht mir gut", meint der Patient. Seine Mitgliedschaft in der Glaubensgemeinschaft hat sich verfestigt. Die Beziehung zu der noch während der Gruppentherapie kennengelernten Frau besteht weiterhin. Sie ist „im alten Muster" ambivalent (große Abhängigkeitsängste). Bei der Arbeit käme er sehr gut zurecht. Krankenhausaufenthalte, psychotherapeutische oder psychiatrische Interventionen und medikamentöse Therapien waren im Katamnesezeitraum nicht erforderlich.

Das Fallbeispiel unseres Patienten H gibt ein eindrucksvolles Beispiel über den Weg aus einer schweren Lebenskrise in ein neues Gleichgewicht. Bei der Gesamtbetrachtung der Krankengeschichte stehen unter nosologischer Perspektive das Zwangssyndrom und die chronisch verlaufende phobische Herzneurose im Vordergrund. Die Leitsymptomatik „Zwang plus funktionelles Syndrom" prägte fast 2 Jahrzehnte den Krankheitsprozeß und wurde durch mehrere psychotherapeutische Behandlungen modifiziert. Während die Herzphobie durch die analytische Gruppentherapie als Symptom verschwand, blieb die Zwangssymptomatik wesentlich hartnäckiger und exazerbierte akut im Zusammenhang mit der Trennung von der Ehefrau. Der bei der Erstuntersuchung festgestellte Schreibkrampf besserte sich sehr schnell und darf im Gesamtverlauf als „passageres Symptom" betrachtet werden. Deshalb wurde der Patient H nicht der Gruppe V (psychosomatische Krankheiten im engeren Sinn), sondern wegen der lange bestehenden Herzphobie den funktionellen Syndromen zugeordnet.

Unter dem Aspekt eines möglichen Syndromwandels verdient diese Krankengeschichte zusätzlich unser Interesse (vgl. 4.1). Beide Gruppentherapien führten zu großen Veränderungen sowohl auf der Symptomebene als auch im intrapsychischen und intersubjektiven (zwischenmenschlichen) Bereich. Vereinfacht ließe sich sagen: die 1. Gruppentherapie „beseitigte" die Herzphobie und führte zur Trennung von der Ehefrau. Sie bereitete damit auch den Weg in eine schwere Lebenskrise, die dialektisch ebenso als Chance aufgefaßt werden kann. Der Patient erlebte in der 2. Gruppentherapie eine vorläufige Bewältigung der Krise. Er gewann an Selbständigkeit und „Spielraum". Der Eintritt in eine religiöse Sekte hatte sicherlich stabilisierende Funktion, kann aber ebenso als Keim für eine erneute Dekompensation betrachtet werden. Es darf von einer Abhängigkeit in „neuem Gewand" gesprochen werden. Unser Patient erinnert bezüglich der „Kompensation" durch eine Glaubensgemeinschaft an die interessante Studie *Eine Teufelsneurose im siebzehnten Jahrhundert* von S. Freud (1923). In ihr wird eine schwere Zwangskrankheit beschrieben, die durch den Eintritt in einen klösterlichen Orden verschwand. Cremerius (1978) vertritt eine ähnliche Auffassung vom Syndromwandel, nach der intersubjektive oder intrapsychische Veränderungen vordergründig die Neurose als „Symptom" zum Verschwinden bringen können. Von einer echten Heilung kann jedoch nicht die Rede sein, wenn der Syndromwandel mit einer anderen Beeinträchtigung verbunden ist.

Aus der Perspektive der anthropologisch-integrativen Psychotherapie (Wyss) ist die Grundstörung des Zwangs – die Verräumlichung der Zeit und eine Bindung an Orientierungs- und Ordnungsstrukturen – beim Patienten H trotz entscheidender Besserung des Befindens („Symptomheilung") unverkennbar.

Das schmälert nicht die erstaunlichen Kommunikationserweiterungen in den Strukturen „Lebensraum" (zwischenmenschliche Beziehung, Integration), „Leib" (Verschwinden körperlicher Symptome) oder „Leistung" (Neubeginn im Arbeitsleben, neue berufliche Existenz). Der Eintritt in die religiöse Sekte jedoch unterstreicht die Bindung an „räumliche Strukturen" (Orientierung) und deren kompensatorische Funktion. Orientierung und Ordnung werden vom Patienten als Halt, Geborgenheit, Sicherheit erlebt. Die starke Bindung an räumliche Strukturen bleibt in neuer Gestalt bestehen und verhindert damit eine lebendigere Haltung zum „Möglichen" und der alles verändernden Zeit. Der Patient ist jetzt an den „Glaubenskodex" und die damit verbundenen Normen, Gebote und Verbote gebunden und lebt damit in einer neuen, nicht zu unterschätzenden „Abhängigkeit".

Für die Thematik der vorliegenden Untersuchung – des Zusammenhanges von Zwang und psychosomatischen Krankheiten – gibt uns diese Krankengeschichte ein Beispiel, wie Zwangssyndrom und funktionelle Störungen (phobische Herzneurose) jahrzehntelang gemeinsam bestehen können. Die Koinzidenz von Herzphobie und Zwangssyndrom war bei den untersuchten 108 Patienten relativ häufig festzustellen, ebenso ein Übergang von der Herzphobie in ein Zwangssyndrom (vgl. analoge Literaturberichte, 3.2.3). Tabelle 12 informiert über Art und Häufigkeit der funktionellen Syndrome und Schmerzsyndrome, die bei den 34 Patienten aus Gruppe VI das Zwangssyndrom begleiteten.

**Tabelle 12.** Zwangssyndrome mit funktionellen Syndromen und/oder Schmerzsyndromen (n = 34), Gruppe VI

| Alter (Jahre) | Geschlecht | Dauer der Zwangssymptome (Jahre) | Art der Zwangssymptome | Funktionelle Syndrome und/oder Schmerzsyndrome ggf. zusätzliche andere Störungen |
|---|---|---|---|---|
| 45 | m | 38 | Schwere Ordnungs- und Kontrollzwänge, Zwangsrituale, leibhafte Zwangsphänomene, Zwangsgedanken (Patient H) | 17 Jahre chronisch verlaufende phobische Herzneurose, „passagerer" Schreibkrampf, depressive Verstimmungen |
| 46 | m | 10 | Schwerer Waschzwang, Zwangsrituale, Zwangsbefürchtungen | Herzphobie, Kopfschmerzen |
| 42 | m | 1 | Kontrollzwänge, Zwangsgrübeln, Zwangsbefürchtung (Verarmung) | Herzphobie |
| 35 | m | 10 | Waschzwang, Ordnungs- und Kontrollzwang, Zwangsgedanken (Inhalte: Katastrophen, Tod) | Kopfschmerzen, schwere Schlafstörungen, Angstzustände, „psychogene Ohnmacht" |
| 20 | m | 2 | Waschzwang, Zwangsrituale, Zwangsgedanken (Inhalte: Gewalttaten, Vergiftungsängste) | Herzphobie |

**Tabelle 12** (Fortsetzung)

| Alter (Jahre) | Geschlecht | Dauer der Zwangssymptome (Jahre) | Art der Zwangssymptome | Funktionelle Syndrome und/oder Schmerzsyndrome ggf. zusätzliche andere Störungen |
|---|---|---|---|---|
| 23 | m | 7 | Zwangsgrübeln, Zwangsgedanken (sexuelle Inhalte) | Erektionsstörung, Miktionsstörungen, Sprechhemmung, schwere Kontaktstörung |
| 30 | w | 3 | Kontrollzwänge, Zwangsgedanken (Inhalte: Geld) | Funktionelles Erbrechen, Schlafstörungen, Angstzustände |
| 27 | w | 1 | Schwerer Waschzwang, Zwangsgedanken (Inhalte: Leichen, Tod, Krankheit) | Übelkeit und funktionelles Erbrechen, Schlafstörungen, Panikattacken, multiple Phobien |
| 21 | m | 5 | Zwangsgedanken (Inhalte: eigene Augen geschädigt) Kontrollzwänge | Herzphobie, Kopfschmerzen, depressive Verstimmungen |
| 37 | m | 8 | Zwangsgedanken (aggressive Inhalte), Kontrollzwänge | Seit mehr als 10 Jahren chronische Prostatabeschwerden (akut nach Trennung von Freundin) |
| 26 | w | 2 | Ordnungs- und Kontrollzwang, Zwangsgrübeln | Herzphobie, multiple Phobien |
| 60 | m | 48 | Schwerer Waschzwang seit dem 12. Lebensjahr | Ejaculatio praecox, Herzphobie, diffus-wechselnde Schmerzsyndrome |
| 39 | m | 1 | Tötungsimpulse, Betzwang | Herzphobie |
| 25 | m | 1 | Körperbezogene Zwangsvorstellungen (Penis zu klein, Haare fallen aus) | Herzphobie, Ejaculatio praecox |
| 40 | m | 15 | Kontroll- und Ordnungszwänge, Zwangsgrübeln | Seit 20 Jahren schwere Migräne, depressive Verstimmungen |
| 41 | m | 9 | Kontroll- und Ordnungszwänge, Zwangsgrübeln | Funktionelle Herzbeschwerden, Kopfschmerzen, Funktionelle Magenstörungen, Schwindel, depressive Verstimmungen |
| 32 | w | 6 | Tötungsimpulse, Zwangsgedanken (religiöse Inhalte) Zwangsgrübeln | Paroxysmale Tachykardien, Kopfschmerzen, multiple Phobien, Anorgasmie |
| 40 | m | 16 | Zwangsgrübeln, Zwangsgedanken (aggressive Inhalte), Ordnungs- und Kontrollzwänge | Funktionelle Magenbeschwerden, Kopfschmerzen |
| 37 | m | 7 | Kontrollzwänge, Zwangsgrübeln | Ejaculatio praecox, depressive Verstimmungen |

**Tabelle 12** (Fortsetzung)

| Alter (Jahre) | Geschlecht | Dauer der Zwangssymptome (Jahre) | Art der Zwangssymptome | Funktionelle Syndrome und/oder Schmerzsyndrome ggf. zusätzliche andere Störungen |
|---|---|---|---|---|
| 23 | m | 3 | Schwerer Waschzwang, Kontrollzwänge, Zwangsgedanken (aggressive Inhalte) | Funktionelle Darmstörungen, (häufige Durchfälle) |
| 26 | w | 3 | Tötungsimpulse, Zwangsgedanken (sexuelle, aggressive und religiöse Inhalte) | Funktionelle Darmstörungen |
| 25 | w | 3 | Ordnungs- und Kontrollzwänge | Funktionelle Darmstörungen (Durchfälle, Schmerzen, immer wieder Verdacht auf M. Crohn), Funktionelle Herzbeschwerden, Anorgasmie |
| 34 | m | 5 | Ordnungs- und Kontrollzwänge, Zwangsgrübeln | Zervikalsyndrom, Herzphobie, funktionelle Magenbeschwerden |
| 55 | w | 29 | Schwerer Waschzwang, Tötungsimpulse, Zwangsrituale, Zwangsgedanken | Funktionelle Darmstörungen (Durchfälle) |
| 35 | m | 2 | Zwangsrituale, Kontrollzwänge, Zwangsgedanken (Inhalte: Gewalttaten, Sexualität, Religion) | Funktionelle Magen-Darm-Störungen (Gastritis, Durchfälle), funktionelle Herzbeschwerden, starkes Schwitzen, Ejaculatio praecox, polymorph-perverse Sexualität (Sadomasochismus, Fetischismus) narzißtische Persönlichkeitsstörung |
| 21 | m | 5 | Zwangsgedanken (Inhalte: Homosexualität, Tod, Aggression) Zwangsbefürchtungen (Angst vor Krankheiten) | Herzphobie |
| 40 | m | 15 | Kontroll- und Ordnungszwänge, Zwangsgrübeln | HWS-Syndrom, Kopfschmerzen, funktionelle Magen- und Herz-Kreislauf-Störungen, schwere Schlafstörungen |
| 47 | m | 20 | Kontroll- und Ordnungszwänge, Zwangsgrübeln | Rückenschmerzen, seit 14 Jahren schwere Hustenanfälle |
| 31 | m | 5 | Tötungsimpulse, Zwangsgedanken (sexuelle und aggressive Inhalte) | Herzphobie, funktionelle Magen-Darmstörungen (Gastritis, Durchfälle), Kopf- und Rükkenschmerzen, multiple Phobien |
| 45 | m | 5 | Ordnungs- und Kontrollzwänge | Herzphobie |
| 23 | m | 5 | Schwerer Waschzwang, Zwangsrituale | Herzphobie |

**Tabelle 12** (Fortsetzung)

| Alter (Jahre) | Geschlecht | Dauer der Zwangssymptome (Jahre) | Art der Zwangssymptome | Funktionelle Syndrome und/ oder Schmerzsyndrome ggf. zusätzliche andere Störungen |
|---|---|---|---|---|
| 27 | m | 1 | Tötungsimpulse, Zwangsgedanken (aggressive Inhalte) | Hyperventilationstetanien, Herzphobie, Klaustro- und Agoraphobie |
| 52 | m | 10 | Kontroll- und Ordnungszwänge, Zwangsgrübeln | Herzphobie, viele Allergien, funktionelle Magenbeschwerden, Rückenschmerzen |
| 22 | w | 4 | Tötungsimpulse, Zwangsgedanken (sexuelle und aggressive Inhalte), Putzzwang | Herzphobie |

**Psychosenahe Mischbilder (im Rahmen eines Borderlinesyndroms) – mit der Leitsymptomatik „Zwangssyndrom plus psychosomatische Symptome plus weitere psychische Störungen" (Gruppe VII):** Der Gruppe VII wurden 11 Patienten zugeordnet. Sie sind der Gruppe IV sehr verwandt und für sie gelten die bereits oben dargelegten (s. S. 98) Ausführungen über das Borderlinesyndrom. Die 11 hier einbezogenen Borderlinepatienten unterscheiden sich von jenen der Gruppe IV dadurch, daß sie neben Zwangssymptomen auch psychosomatische Krankheiten aufwiesen. Nach Lohmer (1985) sollen im Rahmen eines Borderlinesyndroms besonders die Anorexia nervosa und die Bulimie als psychosomatische Krankheiten vorkommen. Ermann (1985) legte zu dieser Syndromkombination einen entsprechenden Behandlungsbericht vor. Die große Symptomvielfalt der Borderlinesyndrome macht es möglich, daß eine zeitlang psychosomatische Symptombildungen im Vordergrund stehen, sei es in Form von schillernden Konversionssymptomen, als somatisierte bzw. organbezogene Ängste oder als funktionelle Syndrome (z. B. Herzphobien, s. Csef 1986).

Zwei ausführliche Falldarstellungen aus der Patientengruppe VII sollen verdeutlichen, wie Zwangssyndrom und psychosomatische Krankheiten im Rahmen eines Borderlinesyndroms sich in der klinischen Praxis darstellen können. Besondere Aufmerksamkeit wird hierbei dem Langzeitverlauf, dem Syndromwandel, den vielgestaltigen, sich immer verändernden Syndromkombinationen und dem lebensgeschichtlichen Zusammenhang (Biographie) gewidmet.

**Patientin I:** 33 Jahre alt, weiblich, Geschäftsinhaberin, verheiratet, 2 Kinder

*Auftreten und Erscheinung:* Die Patientin stellte sich anfangs sehr hilflos und etwas „kindlich-naiv" dar. Auf ihr Lebensalter bezogen, wirkte sie unreif und relativ undifferenziert. Sie drückte mehrmals aus, daß sie sich für minderwertig und dumm halte. Die Patientin war auffällig, locker und sportlich gekleidet wie ein Teenager. Ihr Gesicht wirkte etwas „aufgeschwemmt", bei groben Gesichtszügen. Dem Untersucher gegenüber war sie sehr gefühlsbetont und zeitweise „spitzbübisch" und etwas flirtend.

*Anlaß der Untersuchung/Symptomatik:* In der Gegenwart leide sie sehr unter Zwangsgedanken, Angstzuständen, Depressionen und starken Ängsten, sie könne vom Teufel besessen sein. Die Zwangsgedanken habe sie seit etwa drei Jahren. Das erste Wort, das ihr immer wieder durch den

Kopf ging, war das Wort „blöd". Dann mußte sie zwanghaft immer wieder die Worte denken: „blöd – Depp – Idiot – Selbstmord". Es folgten Gedankeninhalte mit dem Thema, von zu Hause wegzugehen und die Familie zu verlassen, z. B. „Ich will raus aus diesem verfluchten Haus", „Ich reiß aus, ich hau ab!" In letzter Zeit wurden die Zwangsgedanken zunehmend obszöner und „ordinärer": „Ich will dich bumsen. Ich bin geil nach dir, ich will dich beglücken, ich dringe ganz tief in dich ein". Die Gedanken seien in letzter Zeit so schlimm, daß sie im Geschäft keine Kunden mehr bedienen könne, weil sie Angst habe, solche ordinären Sätze zu Kunden zu sagen. Seit einigen Jahren hat sie das Gefühl, vom Teufel besessen zu sein. Sie hat dann oft in den Spiegel geschaut, sei sich vollkommen fremd vorgekommen und habe bei sich einen „bösen Blick" festgestellt. Sie hat dann immer gedacht: „Es ist etwas Böses in mir, der Teufel, der Satan ist in mir. Der Teufel zieht mich in die Hölle hinab und lacht sich eins ins Fäustchen." Sie hat sich oft zwanghaft auf der Toilette eingeschlossen, sich hingekniet und gebetet, in der Hoffnung, von diesen furchtbaren Gedanken befreit zu werden. Sie leidet unter massiven Schlafstörungen, wacht oft schon morgens um 3 Uhr mit Zwangsgedanken auf, steht dann mitten in der Nacht auf und macht stundenlang die Wohnung sauber. Putzen, Staubwischen und sich wiederholt zwanghaft die Hände waschen, sind dann bis zum Morgen ihr „Zeitvertreib".

In ihrer Familie gäbe es viele Probleme und Konflikte. Sie hat im 19. Lebensjahr „heiraten müssen", weil sie schwanger war. Die Ehe war von Anfang an sehr konfliktreich. Zuerst gab es Streit zwischen ihrem Ehemann und ihrem Vater. Sie habe sich sehr von ihrem Mann vernachlässigt und alleine gelassen gefühlt. Ihr Mann ist zunehmend oft abends weggegangen. Es gäbe oft Streit, auch mit tätlichen Auseinandersetzungen. Ihrem Mann gegenüber fühlt sie sich intelligenzmäßig sehr unterlegen. Sie hat Minderwertigkeitsgefühle und fühlt sich dumm. Mit ihrer Tochter, dem ersten Kind, käme sie überhaupt nicht zurecht. Sie habe das Gefühl, ihre Tochter innerlich abzulehnen, weil sie ihretwegen habe heiraten müssen. Zu ihrem 2. Kind, einem Sohn, habe sie ein wesentlich herzlicheres und innigeres Verhältnis.

*Entwicklung der Symptomatik:* Ihre Schwierigkeiten und Probleme haben mit der Ehe begonnen. In der Kindheit und vor der Ehe fühlte sie sich gesund, lebenstüchtig, selbstbewußt, durchsetzungsfähig, willensstark und sehr leistungsfähig.

Schon kurz nach der Ehe hat sich „schleichend" eine Alkoholabhängigkeit entwickelt. Sie hat vorwiegend Apfelwein, etwa 2 l/Tag getrunken – meistens, wenn sie alleine zu Hause war und sich einsam fühlte, weil ihr Mann abends weggegangen ist. Nach einigen Jahren war schließlich ihr Alkoholkonsum so hoch, daß sie ein 1/2 Jahr lang jeden Morgen erbrochen hat. Auf eigenen Entschluß hin ging sie dann in die innere Abteilung eines Kreiskrankenhauses. Dort wurde in 4 Wochen ein körperlicher Entzug durchgeführt. Seither ist sie jetzt 8 Jahre lang „trocken".

Im 20. Lebensjahr, kurz nach der Geburt des 1. Kindes, bekam sie Kreislaufstörungen und hatte mehrmals einen Kreislaufkollaps. Sie war bei einem Internisten und es wurde ein EKG abgeleitet. Damals sagte die MTA zu ihr „Ihr Herz hat eben einen Moment ausgesetzt". Von diesem Tag an litt sie ständig unter Herzangst, die sich anfallsweise und panikartig zur Todesangst steigerte. Sie hatte dann Angst, ihr Herz könne jeden Moment stehenbleiben oder aussetzen. Diese Angstgefühle waren etwas vollkommen Neues und Ungewohntes für sie. Bis zum 20. Lebensjahr war sie eher risikofreudig und vorwitzig, nie aber ängstlich.

Im 25. Lebensjahr wurde sie zum 2. Mal schwanger. Es war eine Risikoschwangerschaft wegen Rhesusinkompatibilität. Bei dem Kind mußte ein Blutaustausch vorgenommen werden. Um diesen Sohn habe sie sich dann immer besonders herzlich gekümmert. Nach der Geburt ist es ihr sehr schlecht gegangen. Außerdem hat sie in dieser Zeit das Geschäft ihres Vaters übernommen. Etwa ein Jahr später ist bei ihr wegen eines Myoms eine Uterustotalexstirpation mit teilweiser Entfernung der Eierstöcke durchgeführt worden. Nach dieser Operation erlebte sie sich als Frau weniger wertvoll und war häufig depressiv verstimmt. Sie fühlte sich lustlos und gleichgültig, saß stundenlang untätig herum und wäre am liebsten nicht mehr am Leben gewesen. Solche Zustände hätte sie früher nie erlebt. In diesem Lebensabschnitt sind zusätzlich Schlafstörungen, häufige Kopfschmerzen und im erotisch-sexuellen Bereich eine Anorgasmie aufgetreten. Der Geschlechtsverkehr war bis zu dieser Zeit für sie etwas Schönes und Lustvolles.

Sie könne es sich gar nicht erklären, warum es ihr plötzlich keinen Spaß mehr gemacht habe. Wegen der Kopfschmerzen habe sie dann in dieser Zeit auch zunehmend häufig Schmerztabletten genommen. Angefangen hat es mit Valium (5 × 10 mg/Tag), anschließend Spalttabletten und Lexotanil wegen der Kopfschmerzen. Die Spalttabletten hat sie gegen Ende der sich entwickelnden Medikamentenabhängigkeit als Aufputschmittel genommen. Nach zunehmender Dosissteigerung waren es pro Tag etwa 10–20 Tabletten Spalt und zusätzlich 6–8 Tabletten Lexotanil. Wegen der Tablettenabhängigkeit kam sie im 30. Lebensjahr in eine psychosomatische Klinik zur stationären Entzugsbehandlung. Seit dieser stationären Behandlung sind die Kopfschmerzen verschwunden und sie nehme nur noch ganz selten Tabletten. Gerade während dieser stationären Behandlung allerdings sind erstmals die oben beschriebenen Zwangsgedanken, Entfremdungserlebnisse und die Ängste, vom Teufel besessen zu sein, aufgetreten. In dieser Klinik nahm sie zu einem Mitpatienten eine erste außereheliche Intimbeziehung auf, der weitere sexuelle Beziehungen zu anderen Männern folgten (zunehmende Neigung zur Promiskuität). Dadurch verschärfte sich die Ehekrise wesentlich.

Während der letzten 3 Jahre hat sie 2 ambulante psychotherapeutische Behandlungen (Gesprächstherapie) begonnen und jeweils nach etwa einem halben Jahr abgebrochen. Außerdem sind in den letzten 4 Jahren stationäre Behandlungen erfolgt, 3 Aufenthalte in psychosomatischen Kliniken (jeweils 2–3 Monate) sowie eine stationäre Behandlung in der Universitätsnervenklinik.

Insgesamt haben sich in den etwa 15 Jahren ihres Krankseins v. a. die Herzanfälle, die Angstzustände und depressiven Verstimmungen gebessert. Ihre Alkohol- und Tablettenabhängigkeit glaubt sie überwunden zu haben. In der Gegenwart stehen die ungeheuer quälenden Zwangsgedanken und Zwangshandlungen sowie die Entfremdungserlebnisse und Ängste, vom Teufel besessen zu sein, ganz im Vordergrund ihres Erlebens.

Eine tiefere differenzierte Krankheitseinsicht scheint die Patientin trotz mehrerer psychotherapeutischer Behandlungen nicht entwickelt zu haben. Die „Schuld" an ihrer Erkrankung gibt sie vorwiegend ihren Eltern und ihrem Ehemann. Die Mutter habe ihr zu wenig Liebe gegeben und ihr Ehemann habe sie nur ausgenutzt und kleingemacht. Bereits im 2. Gespräch brachte die Patientin unaufgefordert einen Zettel mit, auf dem geschrieben stand: „Ich glaube, mein Gefühl will diese Krankheit, damit ich mich an meinen Angehörigen rächen kann. Es könnte auch sein, daß ich dadurch im Mittelpunkt stehen möchte. Früher war ich durch meine Arbeit immer im Mittelpunkt gestanden. Heute geht das nicht mehr und ich will auch nicht mehr so viel arbeiten. Mein Verstand wehrt sich gegen diese Krankheit, aber ich schaffe es nicht, daß diese Gedanken weggehen. Ich fühle mich sehr von meinem Ehemann und meinen Eltern verletzt und habe deshalb starke Rachegefühle. Ich bin wie von einer blinden Rachsucht besessen. Ich will sie kaputtmachen, sie sollen am Boden rumkriechen und winseln."

*Aktuelle Lebenssituation:* Die seit 1968 verheiratete Patientin lebt mit ihren 2 Kindern (eine Tochter, 13 Jahre alt, und ein Sohn, 5 Jahre alt) und ihrem Ehemann in dem eigenen Wohn- und Geschäftshaus. Ihre Eltern wohnen noch im gleichen Haus. Die finanziellen und materiellen Verhältnisse sind sehr gut. In ihrem Haus gibt es viel Streit und teilweise auch tätliche Auseinandersetzungen (mit ihrem Ehemann, ihren Eltern und ihrer Tochter).

*Biographischer Hintergrund:* Die Patientin ist in einem kleinen Ort in Franken aufgewachsen. Sie hat noch einen 3 Jahre älteren Bruder. Als Kind war sie sehr aktiv, willensstark und durchsetzungsfähig. Im Vergleich zu ihr selbst war der Bruder eher brav. Mit dem Bruder hat sie schon immer viel gestritten. Der Vater ist 63 Jahre alt. Er hat das Geschäft aufgebaut, das sie jetzt mit ihrem Ehemann betreibt. Der Vater leidet unter einer koronaren Herzerkrankung. Er sei sehr ehrgeizig und eigenwillig, versuche immer, mit dem Kopf durch die Wand zu gehen, sei jähzornig und aufbrausend und wirke nach außen knallhart. Aber sie wisse ganz genau, daß er innerlich sehr sensibel und weich sei. „Mein Vater ist wie ein Hund, der viel bellt, aber nicht beißt."

Die Mutter ist jetzt 61 Jahre alt alt und kerngesund. „Sie ist schon immer ein unsensibles Arbeitstier gewesen. Sie hat sich nur fürs Geschäft interessiert und uns Kinder vernachlässigt." Die Mutter schildert sie als gefühlskalt. Zärtlichkeiten und liebevolle Zuwendung von ihr habe sie in der Kindheit immer vermißt.

Im sozialen Verhalten mit Gleichaltrigen war sie in der Kindheit sehr selbstbewußt und durchsetzungsfähig. Sie war meistens die Anführerin und spielte lieber mit Buben als mit

Mädchen. Schon im 10. Lebensjahr haben sie die Eltern relativ rigide angehalten, täglich im Geschäft mitzuhelfen. Die Arbeit im Geschäft sei den Eltern wichtiger gewesen als die Schule. Bei den Kunden war sie wegen ihrer lustigen Art und ihres Temperaments immer sehr beliebt und stand im Mittelpunkt. Mit 17 Jahren lernte sie schließlich den jetzigen Ehemann kennen. Er war der erste Mann, mit dem sie eine intime Beziehung hatte. Bis zur Krise im 27. Lebensjahr nach der Uterustotalexstirpation war die geschlechtliche Vereinigung für sie und ihren Mann immer etwas sehr Schönes.

*Diagnose:* Schwere „Persönlichkeitsstörung" mit süchtiger Fehlhaltung und Polytoxikomanie (Alkohol- und Tablettenabhängigkeit), psychosomatischen Symptombildungen (Herzphobie, Kopfschmerzen, Anorgasmie, psychovegetatives Syndrom) sowie stark wechselnder neurotischer Symptomatik (phasenweise depressive Verstimmungen, Angstzustände sowie Zwangssymptomatik).

In der Gegenwart stehen im Vordergrund: Zwangsgedanken und Zwangshandlungen, Depersonalisations- und Entfremdungserlebnisse, Angst, vom Teufel besessen zu sein. Selbstwertproblematik und Minderwertigkeitsgefühle, Schlafstörungen. Lang andauernder Partnerkonflikt mit affektiven, teilweise auch tätlichen Auseinandersetzungen.

Die *Diagnosen* der psychosomatischen Kliniken lauteten:
1. „Borderlinestörung mit vielfältigen neurotischen sowie vegetativen Störungen".
2. „Alkohol- und Nikotinabhängigkeit bei frühstruktureller Ich-Störung mit phallisch-narzißtischen Zügen und Zwangsgedanken. Neigung zum Medikamentenabusus."
3. „Generalisierte Neurose, im Vordergrund stehen ängstliche Symptome, es bestehen auch zwanghafte, herzphobische sowie hypochondrische Anteile."

*Gesamtdiagnose:* Nach den Diagnosekriterien des DSM-III (S. 335) läßt sich dieses schwere und symptomreiche Krankheitsbild unter der Diagnose „Borderlinesyndrom" zusammenfassen. Die entscheidenden Hinweise ergeben sich aus folgenden Merkmalen:
1. der Symptomkonstellation: Sucht (Alkoholismus, Medikamentenabhängigkeit), multiple Phobien und Angstzustände, depressive Verstimmungen, Zwangssyndrom, sexuelle Störungen (Anorgasmie, später Neigung zur Promiskuität) und psychosomatische Symptombildungen;
2. der Beziehungsstörung und dem Interaktionsverhalten (intensive Beziehungen mit großer Ambivalenz, ausgeprägte Affektivität und Destruktivität);
3. der Psychodynamik und den Abwehrstrategien (Entwertung anderer, Projektion der Schuld, Spaltung und projektive Identifizierung);
4. den Erfahrungen bisheriger psychotherapeutischer Behandlungen (viele Behandlungen, mehrere Behandlungsabbrüche, ausgeprägter Syndromwandel während der Therapie).

Der gesamte Krankheitsprozeß im Langzeitverlauf von etwa 15 Jahren, den wir retrospektiv unter der Gesamtdiagnose „Borderlinesyndrom" einordnen, zeigte – beeinflußt durch verschiedene Behandlungen und Veränderungen im Leben der Patientin – einen deutlichen Gestaltwandel. Folgende Leitsymptome prägten in den einzelnen Phasen des Gesamtverlaufes die Krankheit:

*Lebensalter der Patientin    Leitsymptomatik*

| | |
|---|---|
| 18.–23. Lebensjahr | Alkoholismus plus Herzphobie, |
| 23.–27. Lebensjahr | Herzphobie, |
| 27.–30. Lebensjahr | depressives Syndrom plus Anorgasmie plus Kopfschmerzen plus Tablettenabhängigkeit, |
| 30.–33. Lebensjahr | schweres Zwangssyndrom mit Entfremdungs- und Depersonalisationserlebnissen, Neigung zur Promiskuität (außereheliche Beziehungen). |

Die Patientin selbst erlebte folgende Konflikte:

1. Partnerkonflikt, seit Beginn der Ehe (Konflikte bezüglich Dominanzstreben/Ohnmacht, ehelicher Machtkampf);
2. Konflikte mit den Eltern (massive Rachegefühle und Zwangsimpulse, vermutlich aus unbewußten Schuldgefühlen stammend);
3. schwere Orientierungskonflikte (Identitäts- und Selbstwertproblematik, Minderwertigkeitsgefühle);
4. Konflikte im Leistungsbereich (hoher Leistungsanspruch und extremer Ehrgeiz, in der Gegenwart in Konflikt mit weitgehender Leistungsunfähigkeit durch die schwere Zwangssymptomatik).

Die schwere Störung der Patientin läßt sich in den Kommunikationsstrukturen wie folgt beschreiben:

*„Lebensraum"*: Enge Bindung an das Elternhaus und an den Ehemann, eingeschränkte Kommunikationsfähigkeit mit wenig sozialen Beziehungen und Kontakten, starke Bindung durch das vom Vater übernommene Geschäft. Verleugnung der schweren Störung vor der „kleinbürgerlichen" Umwelt im Milieu einer Kleinstadt. Versuch, die Alkoholproblematik und affektiven Auseinandersetzungen zu verbergen.

*„Orientierung"*: Gravierender Mangel an eigener innerer Orientierung. Kompensatorisch erweiterte passive Bindung an „tradierte Ordnungsbezüge". Identitäts- und Selbstwertproblematik. Minderwertigkeitsgefühle. Negatives Selbstbild.

*„Ordnung"*: Starke Bindung an weitgehend unhinterfragte tradierte Normen, moralisch-ethische Gebote und Verbote. Überwiegen der Konventional-Ethik im moralisch-ethischen Bereich bei wenig entwickelter „personaler Ethik". Mißverhältnisse auf der Ebene Ordnung/Chaos mit Neigung zur Verwahrlosung im Alkoholismus. Schwere Zwangssymptomatik mit rigider Tendenz zu Ordnung und Stabilisierung als Gegenbewegung zum „Gestaltzerfall" in Chaos, Sucht, Verwahrlosung und Krankheit.

*„Zeit"*: Mangelhafter und oberflächlicher Bezug zur eigenen Lebensgeschichte, Defizit an existentieller Auseinandersetzung mit dem eigenen Leben, Störung auf der Ebene von Vertrauen zu Verantwortung, „Werdensstillstand" im Sinne von v. Gebsattel, Mangel an Entwurf in die Zukunft.

*„Leib"*: Drohender „Funktionszerfall" und psychosomatische Symptombildungen. Einschränkung der Kommunikation im erotisch-sexuellen Erlebnisbereich. Kompensation der Kommunikationseinschränkung durch leibhafte Befriedigungen mit Suchtcharakter (Alkohol- und Tablettenabhängigkeit; ausgeprägte Autodestruktivität). Im emotional-affektiven Erlebnisbereich Neigung zum „Agieren" und tätlichen Auseinandersetzungen. Extreme und labile Affektivität im Gegensatz zu mangelnder emotionaler Differenzierung (tieferes emotionales „Sicherschließen" fehlt).

*„Leistung"*: In der Vergangenheit stark einseitige Leistungsorientierung, hohes Anspruchsniveau, großer Ehrgeiz, kompensatorischer Charakter der Leistung.

In der Gegenwart kam es aufgrund der massiven Zwangssymptomatik zur Dekompensation in der Struktur Leistung bis hin zur totalen Leistungsunfähigkeit.


In den Kommunikationsmodi zeigt sich folgendes „Bild":

1. Defizite in den Modi „Erkunden/Entdecken" (Isolation und Rückzug im Lebensraum, fehlendes Erkunden von Zukunftsperspektiven; mangelhaftes Erkunden und Entdecken bezüglich der Entwicklung eigener Orientierungsmöglichkeiten). Mangelndes „Sicherschließen" (v. a. erscheint der emotionale Erlebnisbereich nicht differenziert entwickelt; im Kontrast hierzu steht die intensive und labile Affektivität). Insgesamt zeigt sich ein extremer Mangel an Bewältigungsmöglichkeiten („existentielles Scheitern"; Bedrohung durch

destruktive und „Gestaltzerfall" bewirkende Kräfte; drohende Psychose? Gefahr erneuter Dekompensation in Sucht oder psychosomatischer Erkrankung).
2. Kompensatorisch überwiegen in den Kommunikationsmodi („Hypertrophie") der Modus „Auseinandersetzen" (starke Affektlabilität, tätliche Auseinandersetzung mit Familienangehörigen) und der Modus „Binden/Lösen" (Abhängigkeitsproblematik; starke Bindung an den Ehemann, an die Eltern, an das Geschäft sowie an tradierte Ordnungsbezüge – weiterhin emotionale Bindung in extremen Rachegefühlen dem Ehemann und den Eltern gegenüber).

Zusammenfassend kann das Krankheitsbild wie folgt beschrieben werden: extreme Kommunikationsstörung bei fundamentalem Mangel an „perspektivischer Ortung" (Orientierungslosigkeit) und einem Schwund von Kompensationsmöglichkeiten mit Überwiegen der destruktiven, vernichtenden und auf Gestaltzerfall hinwirkenden Kräfte. Der Zwang kann bei aller Vorsicht als letzter Versuch gedeutet werden, sich vor einem „existentiellen Scheitern" zu retten und die destruktiven Kräfte zu „bannen". Existenziell gefährdet erscheint die Patientin durch eine drohende Psychose, durch einen leibhaft-somatischen „Zerfall" in der Psychosomatose oder durch ein erneutes „Abgleiten" in eine Form von Sucht, Chaos oder Verwahrlosung.

Eine ähnliche „Krankheitsinterpretation" findet sich im Abschlußbericht der psychosomatischen Klinik, in der die letzte stationäre Behandlung stattfand: „Die Patientin hat wohl in ihren Zwangsgedanken noch eine Stütze gefunden, die sie tatsächlich bei ihrer früh gestörten Persönlichkeit vor dem Absinken in eine Psychose schützt."

Den Zusammenhang von Lebensgeschichte und Krankheitserscheinungen und -verlauf (Entwicklung der Symptomatik) gibt folgende Übersicht:

| Lebensalter | Lebensgeschichtlicher Zusammenhang | Symptomatik |
| --- | --- | --- |
| 18. Lebensjahr | „Mußehe", 1. Kind (Tochter); | |
| 18.–23. Lebensjahr | jahrelang Streit zwischen Vater und Ehemann, Partnerkonflikt: Ehemann häufig weg, Pat. alleine, einsam, „überlastet"; | Zunehmender Alkoholabusus, 23. Lebensjahr stationär (innere Abteilung) körperlicher Entzug seither „trocken"; vom 20. Lebensjahr an „Kreislaufstörungen" und Kollapszustände, seit „EKG-Erlebnis" Übergang in eine Herzphobie; |
| 26. Lebensjahr | Geschäftsübernahme; Risikoschwangerschaft (Rh-Inkompatibilität); | |
| 27. Lebensjahr | Geburt des 2. Kindes (Sohn); | 27.–30. Lebensjahr |
| 27. Lebensjahr | Uterustotalexstirpation; | Kopfschmerzen, depressive Verstimmungen, Schlafstörungen, Anorgasmie, Angstzustände; |

| Lebensalter | Lebensgeschichtlicher Zusammenhang | Symptomatik |
| --- | --- | --- |
| 28./29. Lebensjahr | Verschärfung des Partnerkonfliktes, „sexuelle Probleme" häufig Streit wegen des Geschäftes; | Exazerbation der Herzphobie, schleichende Entwicklung einer Medikamentenabhängigkeit (Schmerzmittel und verschiedene Tranquilizer); |
| 30. Lebensjahr | Geschäftsumbau und -vergrößerung;<br><br>eheliche Situation etwas gebessert; | im 30. Lebensjahr 3 stationäre Aufenthalte (2mal in psychosomatischer Klinik, 1mal in Universitätsnervenklinik): insgesamt 6 Monate;<br>Tablettenentzug;<br>wesentlicher „Syndromwandel";<br>akuter Beginn der Zwangssymptomatik (Zwangsgedanken und -handlungen), Entfremdungs- und Depersonalisationserlebnisse, Angst vom Teufel besessen zu sein; |
| 31. Lebensjahr | | mehrere ambulante Psychotherapien, von Patientin abgebrochen; |
| 32. Lebensjahr | Partnerkonflikt zugespitzt (außereheliche Beziehungen) | stationäre Psychotherapie |

*Therapie und weiterer Verlauf:* Die bisherigen Erfahrungen der Vorbehandlungen gaben wenig Anlaß zu therapeutischem Optimismus. Wegen der Art der Störung und des großen Leidensdruckes wurde ihr eine analytisch orientierte (modifizierte) Einzelbehandlung angeboten. In den ersten Wochen machte die Patientin einen äußerst gequälten Eindruck und stand ganz „im Bann" ihrer ausgeprägten Zwangssymptome. Die Probleme und heftigen Auseinandersetzungen in der Ehe wurden jedoch immer mehr Thema der therapeutischen Gespräche.

Es wurde immer deutlicher, daß in der Gegenwart die außerehelichen Beziehungen der Patientin den Hauptkonfliktstoff darstellten. Bei jedem Aufenthalt in einer psychosomatischen Klinik hatte sie nach eigenen Angaben sexuelle Kontakte zu männlichen Patienten, die teilweise nach der Entlassung noch weiter gelebt wurden. Der Ehemann wurde von ihr ausführlich „eingeweiht" – aus heftigen Schuldgefühlen heraus, aber auch um ihm Vergleiche und Vorhaltungen zu machen (sie „forderte" ausgefallenere Sexualpraktiken, die sie mittlerweile kennengelernt hatte). Je mehr die Patientin über ihre schwer lebbare Ehe sprach, desto häufiger berichtete sie über Auseinandersetzungen, die nicht selten handgreiflich ausgetragen wurden. Die Mutter und der Ehemann versuchten „agierend" massiv in die Behandlung einzugreifen. Einmal brachten sie beide gemeinsam die Patientin – wie ein kleines böses Kind bevormundend – zur Therapiestunde, um endlich einmal zu sagen, wie schlimm sie zu Hause wirklich sei. In dieser Zeit begann die Patientin wieder zu trinken und die alten „Mechanismen" wiederholten sich (Ehemann kontrollierte sie, sperrte den Alkohol weg, schlug und bestrafte sie). Es kam innerhalb kurzer Zeit zu einer dramatischen Zuspitzung, die zu Gewalttätigkeiten zwischen ihr und dem Ehemann führte, bis schließlich die Patientin mit einer Kopfverletzung in ein Krankenhaus eingeliefert werden mußte. Der Alkoholkonsum steigerte sich rapide und sie kam angetrunken zur Behandlung.

Dieser ambulante Therapieversuch scheiterte nach wenigen Wochen in Form eines Rückfalls in Sucht und „agierende" Aggression (körperliche Gewalt). Der Patientin wurde die Notwendigkeit einer stationären psychiatrischen Behandlung nahegelegt, in die sie unter großem Leidensdruck auch einwilligte. Eine Langzeitbehandlung in einer Fachklinik für Suchtkranke wurde geplant und eingeleitet. Während des stationären Aufenthaltes in einer psychiatrischen Klinik wurde der körperliche Entzug durchgeführt. Das Zwangssyndrom bildete weiterhin die Leitsymptomatik. Die vorgesehene Langzeitbehandlung wurde von ihr jedoch, als sie einbestellt wurde, abgelehnt.

*Katamnese (4 1/2 Jahre nach Ende des ambulanten Therapieversuches):* Von allen Zwangskranken, die vom Verfasser untersucht wurden, war die Patientin I bezüglich Schwere und Beeinträchtigungsgrad der Zwangssymptome eine der „gestörtesten" Kranken. Die Vorgeschichte und die Entwicklungen des kurzen Therapieversuches ließen vermuten, daß in den vergangenen Jahren „einiges passiert sein könnte". Ein orientierendes Gespräch mit dem Hausarzt, mit dem der Verfasser schon 5 Jahre vorher mehrmals telefoniert hatte, ergab die überraschende Auskunft, daß es der Patientin „recht gut gehe". Die Patientin wurde persönlich zu einem katamnestischen Gespräch eingeladen (sie hatte einen sehr langen Anreiseweg). Sie kam spontan bereits an dem auf das Telefongespräch folgenden Tag.

Zum Gespräch erschien sie sportlich gekleidet, gut aussehend und wirkte jünger und vitaler als vor 4 1/2 Jahren. Sie war sehr gut gelaunt, bewegte sich und sprach sehr locker und verblüffte den Verfasser, der innerlich noch die sehr gequälte und leidende Frau von damals vor Augen hatte.

Dem Untersucher begegnete sie sehr herzlich und bedankte sich mehrmals für die große Hilfe und die Mühe, die er sich mit ihr gegeben habe. „Auch wenn die Zeit damals sehr schlimm war, sie hat mich doch in eine Situation gebracht, daß ich mir sagte: Maria, du mußt dich ändern, sonst gehst du vor die Hunde."

Die Langzeitbehandlung in der Suchtklinik habe sie nicht gemacht, „weil ich nicht schon wieder in eine Klinik gehen und es alleine schaffen wollte." Am meisten hätte ihr der Hausarzt geholfen, der sie immer wieder ermutigte und ihr sagte: „Es liegt an Ihnen, Sie müssen sich endlich ändern." So kam sie ausschließlich mit hausärztlicher Führung vom Alkohol los.

*Die Katamnese ergab folgenden Aktualbefund:* Die Patientin fühlt sich vollkommen frei von Zwangserscheinungen. Alle Zwangsgedanken sind verschwunden und selbst im Haushalt erledigt sie jetzt alles lockerer und leichter. Seit Jahren habe sie keine Alkoholprobleme mehr, Tabletten nimmt sie derzeit überhaupt keine. Sie leidet nicht unter Ängsten, Depressionen oder anderen psychischen Störungen. Körperliche Beschwerden gibt sie nur geringe an: zeitweise Rückenschmerzen oder Herzbeschwerden, die sie nicht mehr so tragisch erlebe. Die 10 Jahre dauernde herzphobische Symptomatik mit schweren panikartigen Anfällen und Todesangst ist im Katamnesezeitraum nicht mehr aufgetreten. Psychiatrische oder psychotherapeutische Behandlungen und Krankenhausaufenthalte sind in diesem Zeitraum nicht erfolgt. Der Befund wurde vom Hausarzt bestätigt.

Die eheliche Situation wurde von der Patientin folgendermaßen beschrieben: „Ich liebe ihn wieder viel mehr. Mit dem Fremdgehen habe ich innerlich abgeschlossen, aber ich habe mir selbst lange Zeit große Vorwürfe deshalb gemacht. In den letzten 5 Jahren bin ich ihm immer treu gewesen. Ich glaube, daß meine vielen Zwänge mit dem Fremdgehen zu tun hatten. In den psychosomatischen Kliniken bin ich noch kränker geworden, weil ich mich sexuell mit anderen Männern eingelassen habe. Das hätte ich nicht tun sollen." In der Ehe werde immer noch „eifrig gestritten, aber wir verprügeln uns nicht mehr wie früher. Das Wichtigste ist, daß wir jetzt viel mehr miteinander reden und mehr gemeinsam unternehmen." Auch die erotisch-sexuelle Beziehung zum Ehemann sei jetzt wesentlich erfüllender und schöner. Die Patientin faßt alles wie folgt zusammen: „So gut wie jetzt ging es mir in meiner ganzen Ehe noch nicht. Ich bin stolz auf mich selbst, daß ich das alles geschafft habe."

Die Patientin I und ihr eindrucksvoller Krankheitsverlauf lassen aus der Thematik der vorliegenden Untersuchung folgende Zusammenhänge als bedeutsam erscheinen: es handelt sich diagnostisch um ein Borderlinesyndrom, bei dem psychosomatische Symptombildungen und ein schweres Zwangssyndrom neben anderen Störungen (Sucht, Depression) zur Leitsymptomatik gehörten. Aus

Aus psychosomatischer Sicht sind die mehr als 10 Jahre bestehende phobische Herzneurose, die sexuelle Funktionsstörung (Anorgasmie), die Kopfschmerzen und die ausgeprägten Schlafstörungen von Interesse. Beziehen wir den Befund der Katamnese mit ein, so ist weiterhin bemerkenswert, daß eine geringe Restsymptomatik psychosomatischer Beschwerden geblieben ist (Rückenschmerzen, gelegentlich funktionelle Herzbeschwerden). Die ausgeprägten anderen schweren Störungen (Zwangssyndrom, Sucht, Depressionen) hingegen sind im Katamnesezeitraum von 4 1/2 Jahren nicht mehr aufgetreten.

Die für Borderlinesyndrome charakteristische Symptomvielfalt, der häufig rasche Syndromwandel und die Schwere der Störung werden auch im folgenden Fallbeispiel deutlich:

**Patientin J:** 43 Jahre alt, weiblich, verwitwet, ein Kind, ohne Berufsausbildung, zur Zeit Wäscherin.

*Auftreten und Erscheinung:* Deutlich depressiv verstimmte Patientin mit großem Leidensdruck. Sie wirkte etwas verunsichert und gehemmt, dabei sehr klagend und weinerlich. Im Gespräch stellte sie sehr ihre körperlichen Beschwerden in den Vordergrund. Die „Krankheitseinsicht" der Patientin ist wenig ausgeprägt, Zusammenhänge ihres Leidens mit Konflikten oder ihrer Lebensgeschichte kann sie nicht herstellen. Sie stellt sich in erster Linie als „Opfer" dar, das schikaniert wird und nicht Recht bekommt.

*Anlaß der Untersuchung/Symptomatik:* Die Patientin klagte über häufige Kopfschmerzen sowie sog. „Darmanfälle". Diese Anfälle seien „poetische Druckanfälle", so habe es ein Facharzt einmal genannt. Sie selbst beschreibt es wie folgt: „Ich wache nachts auf und habe ein furchtbares Druckgefühl im After, so als ob ich aufs Klo müßte. Ich gehe dann aufs Klo, es kommt aber gar nichts. Es kommen dann furchtbare stechende Schmerzen, die zum After hinziehen. Zuerst kommen die Schmerzen von unten, dann von oben, dann wird mir ganz flau und heiß. Ich sitze dann am Klo und zittere am ganzen Leib, bin tropfnaß. Manchmal werde ich dann auch bewußtlos. So ein Anfall dauert etwa 10 Minuten." Diese „Darmstörungen" habe sie erstmals 1979 gehabt. In den vergangenen Jahren war sie deshalb unzählige Male bei Fachärzten und mehrere stationäre Aufenthalte zur diagnostischen Abklärung sind erfolgt. Diagnose der medizinischen Klinik sowie der neurologischen Klinik der Universität: Konversionsneurose.

Zusätzlich leidet sie unter starkem Juckreiz auf beiden Fußsohlen und ekzematösen Hautveränderungen, die sich trotz vieler Therapieversuche bei Hautärzten nicht besserten. Kreislaufstörungen, „inneres Zittern" und Tics in der Orbitalregion kamen hinzu.

Sie ist häufig depressiv verstimmt, leidet unter Schlafstörungen und zunehmend unter Grübel- und Kontrollzwängen. Sie muß beispielsweise jede Nacht unters Bett, auf den Schrank und sogar in den Schrank schauen „ob da jemand drin ist". Jeden Tag muß sie auf den Friedhof zum Grab des vor 4 Jahren verstorbenen Ehemannes gehen – selbst bei Sturm und Regen. Wenn sie einmal nicht hingeht, hat sie furchtbare Schuldgefühle und muß die ganze Nacht darüber grübeln. Sie fühlt sich seit dem Tode ihres Ehemannes sehr alleine und einsam. Wenn sie Ehepaare auf der Straße sieht, dann muß sie immer denken „und du stehst jetzt ganz alleine da".

Alle Beschwerden sind kurz nach dem Tod des Ehemannes aufgetreten. Der Ehemann ist vor 4 Jahren plötzlich zu Hause im Bett verstorben (nach Angaben des Hausarztes an einem Herzinfarkt). Er war Schweißer. Sie sei überzeugt, daß er an Schweißgasen gestorben ist. Es ist aber nicht als Arbeitsunfall anerkannt worden. Sie zweifle am Sektionsergebnis. Sie fühle sich von den Behörden betrogen und habe das Gefühl, „daß ich mein Recht nicht bekommen habe".

In einer ähnlichen Situation ist sie jetzt bei ihrem Arbeitgeber. Wegen ihrer häufigen Arbeitsunfähigkeit hat sie eine andere Tätigkeit im gleichen Betrieb bekommen. Sie fühlt sich jetzt abgeschoben und wartet nur darauf, daß sie rausgeschmissen wird. Die Verwaltung hat ihr schon nahegelegt, sich berenten zu lassen. Sie erlebt alles als Schikane und vermutet, daß ihre Vorgesetzten etwas gegen sie hätten.

*Aktuelle Lebenssituation:* Die Patientin wohnt seit dem Tod ihres Ehemannes alleine in einer 3 1/2 Zimmerwohnung. Ihr einziger, jetzt 17 Jahre alter Sohn macht eine Lehre als Binnenschiffer und ist ganz selten bei ihr zu Hause. Sie fühlt sich sehr einsam und alleine. In der aktuellen Lebenssituation hat sie ganz schwere Konflikte mit ihrem Arbeitgeber, aber auch mit den Mitarbeiterinnen in der Wäscherei.

*Biographischer Hintergrund:* Die Patientin ist mitten im Krieg in einem kleinen fränkischen Dorf aufgewachsen. Der Vater ist im 3. Lebensjahr im Krieg gefallen. Sie hat keine Erinnerungen an ihn. Die Mutter ist jetzt 70 Jahre alt und hat noch einmal geheiratet. Der Stiefvater sei sehr gut zu ihr gewesen. Sie hat noch 2 ältere Brüder (2 und 4 Jahre älter). Bereits vor ihrer Ehe hatte sie eine Beziehung mit einem anderen verheirateten Mann. Dieser habe sie angelogen und betrogen. Sie ist von ihm schwanger geworden und wurde von ihm verlassen. Im 31. Lebensjahr hat sie ihren Ehemann kennengelernt und geheiratet. Er stammte aus der DDR und war 10 Jahre älter als sie. Zu ihrem einzigen unehelichen Sohn sei er sehr gut gewesen und habe ihn wie ein eigenes Kind angenommen. Überhaupt kann sie nur Gutes über ihren verstorbenen Ehemann sagen. Die Ehe sei sehr gut und befriedigend gewesen, auch sexuell hätten sie sich gut verstanden.

Im beruflichen Bereich ist sie sowohl mit ihrer Entwicklung als auch mit ihrer aktuellen Situation unzufrieden. Sie hat „nur Volksschulbildung", keine spezielle Berufsausbildung. Vom 20. Lebensjahr an arbeitete sie 24 Jahre lang in der gleichen Wäscherei. Sie fühlt sich jetzt dort ungerecht behandelt und hat das Gefühl, daß alle etwas gegen sie hätten.

*Diagnose:*    Schweres Krankheitsbild mit depressiven Verstimmungen, Zwangssymptomatik und multiplen psychosomatischen Symptombildungen im Sinne einer Konversionssypmtomatik.

Zwangssymptomatik: Grübel- und Kontrollzwänge, Zwangsrituale.

Psychosomatische Symptomatik: anfallsartige Druckgefühle in der Analregion (erlebt als mit Bewußtlosigkeit verbundene Anfälle mit starkem Schwitzen und Zittern); Kopfschmerzen, Hautjucken und ekzematöse Veränderungen, Tics, Kreislaufstörungen.

*Therapie:* Die Patientin wurde in einer psychosomatischen Klinik stationär behandelt. Während der stationären Behandlung kam es zu einer psychotischen Episode mit paranoid-halluzinatorischen Erlebnissen. Die Patientin erwachte beispielsweise nachts und war überzeugt, daß aus ihren Augen Feuer herauskäme und daß die Funken übers Bett hüpfen würden. Sie geriet dann in panische Angst, daß das Bett oder der Boden verbrennen würde. Auch die paranoid gefärbten Ängste ihrem Arbeitgeber gegenüber verstärkten sich.

Abschlußdiagnose der psychosomatischen Klinik: „Depressiver Zustand mit multiplen psychosomatischen Symptomen im Rahmen eines Borderlinesyndroms."

Die Klinik empfahl eine Berentung mit der Begründung, daß „alle Versuche, die Patientin in ihr Arbeitsmilieu wieder einzuführen, mit einer Verschlechterung des Zustandes bis zu psychotischen Episoden beantwortet werden."

*Wiedervorstellung:* (9 Monate nach der Erstuntersuchung, 1 Monat nach der Entlassung aus der psychosomatischen Klinik): Die Patientin kommt relativ fordernd: „So geht es nicht weiter!" Der Klinikaufenthalt habe ihr nicht viel geholfen, vielleicht sei er zu kurz gewesen, sie würde nochmal in diese Klinik gehen, falls es der Untersucher für sinnvoll halte. Die Situation am Arbeitsplatz hat sich zugespitzt: „Alle haben etwas gegen mich. Sie wollen mich rausekeln. Und das nach fast 25 Jahren Arbeit im gleichen Betrieb." Die Patientin erlebt ihre Umwelt vorwiegend als feindlich. Sie glaubt, daß die meisten ihr etwas Böses wollen.

Von den halluzinatorischen Erlebnisweisen kann sie sich noch nicht distanzieren: „Funken kommen aus meinen Augen herausgesprungen. Das Feuer schießt aus meinem Kopf heraus!"

Die psychosomatischen Beschwerden bestehen weiterhin (Darmsymptomatik, „Anfälle", Kopfschmerzen, Tics, Hautjucken, Ekzem), ebenso die Zwangssymptomatik und die depressiven Verstimmungen.

Eine Rücksprache mit dem Hausarzt ergibt, daß die Berentung der Patientin eingeleitet wurde und sie medikamentös zuerst mit Neuroleptika und jetzt mit Thymoleptika behandelt wird. Die

Psychopharmakotherapie habe bisher keine Besserung gebracht. Diagnose des behandelnden Nervenarztes: „reaktive Depression."

*Katamnese (4 Jahre nach der Erstuntersuchung):* Die Patientin macht einen vorgealterten Eindruck, wirkt matt und ist im Gespräch wenig „schwingungsfähig". Mittlerweile ist sie berentet. Die Rente – so klagt sie – erscheint ihr zu niedrig. „Es geht mir ganz gut, jedenfalls viel besser als vor einigen Jahren. Ich bin halt recht einsam." Im Katamnesezeitraum war sie noch einmal auf einer „Erholungskur" in einem bayerischen Luftkurort. Das habe ihr gut getan. Vor 2 Jahren ist sie wegen einer Gebärmuttersenkung operiert worden (vaginale Hysterektomie). Medikamente nimmt sie gegenwärtig überhaupt keine. Sie ist bei einem Orthopäden wegen Rückenschmerzen in regelmäßiger Behandlung (physikalische Maßnahmen). Die bei der Erstuntersuchung geschilderten vielgestaltigen psychosomatischen Symptome sind alle „vergangen", auch das hartnäckige Ekzem und Hautjucken. Unter Zwangserscheinungen, Ängsten oder depressiven Verstimmungen leidet sie nicht mehr. Die jetzt 47jährige Frau faßt ihre Lebenssituation wie folgt zusammen: „Ich bin halt viel alleine und weiß nicht so recht, was ich mit meinem Leben anfangen soll."

Die Gesamtdiagnose „Borderlinesyndrom" stützte sich bei der Patientin J auf folgende Hinweise und Befunde:

1. die Symptomkonstellation (reaktive Depression, ausgeprägte Zwangserscheinungen und vielgestaltige psychosomatische Symptombildungen – v. a. konversionsneurotische „Anfälle", Tics und Hautkrankheiten;
2. „psychotische Episoden", die erstmals während der stationären Behandlung in der psychosomatischen Klinik auftraten. Durch die mehrmonatige stationär-klinische Beobachtung (Psychodynamik, Interaktionsverhalten) wurde die Diagnose „Borderlinesyndrom" bekräftigt;
3. den Gesamtverlauf (akuter Beginn nach dem Tod des Ehemannes, dramatische Zuspitzung in der Klinik, Rekompensation ohne entsprechende psychotherapeutische Behandlung; vermutlich wurde die Besserung wesentlich durch die Gewährung der Rente gefördert; durch die Berentung wurde sie auch aus dem Hauptkonfliktfeld – dem Arbeitsplatz – gelöst);
4. das Auftreten von halluzinatorischen Erlebnisen, Beziehungsideen und paranoiden Erlebnisweisen, die sich jedoch nicht durch Symptompersistenz auszeichneten, sondern bald wieder verschwanden und auch in den vergangenen 3 Jahren nicht erneut auftauchten.

Wegen der Beziehungsideen und der paranoiden Tendenz muß differentialdiagnostisch – den Kriterien des DMS-III entsprechend – auch das Vorliegen einer schweren „schizotypischen Persönlichkeitsstörung" (S. 324) oder einer „Paranoiden Persönlichkeitsstörung" S. 321) erwogen werden.

Die hier in der Gruppe VII dargestellten 11 Patienten werfen – verglichen mit den anderen Zwangskranken – die größten Probleme bei der diagnostischen Festlegung und nosologischen Einordnung auf. Sie sind ebenso „atypisch" als Zwangssyndrom wie auch als psychosomatische Krankheit. Vom Schweregrad standen nicht selten die zusätzlichen psychosenahen Störungen (z. B. halluzinatorische oder paranoide Erlebnisse, Depersonalisations- und Derealisationserscheinungen) kurzzeitig im Vordergrund. Bei den meisten der 11 Patienten scheint die Gesamtdiagnose „Borderlinesyndrom" als die angemessenste Zuordnung, die die komplexe Symptomvielfalt und den Schweregrad der Störung

**Tabelle 13.** Schwere, psychosenahe Mischbilder mit der Leitsymptomatik „Zwangssyndrom plus psychosomatische Symptome plus weitere psychische Störungen" (n = 11), Gruppe VII

| Alter (Jahre) | Geschlecht | Dauer der Zwangssymptome (Jahre) | Art der Zwangssymptome | Psychosomatische Symptome | Zusätzliche psychische Störungen | Bisherige Behandlung |
|---|---|---|---|---|---|---|
| 33 | w | 3 | Putz- und Waschzwang, Betzwang, Zwangsgedanken (sexuelle Inhalte) Patientin I | Chronisch verlaufende Herzphobie (10 Jahre), Kopfschmerzen, Anorgasmie | Entfremdungs- und Depersonalisationserlebnisse, depressive Verstimmungen, Alkohol- und Tablettenabhängigkeit | 3 stationäre Behandlungen in psychosomatischer Klinik; einmal stationär in psychiatrischer Klinik; mehrere ambulante Psychotherapien |
| 43 | w | 4 | Zwangsgrübeln, Kontrollzwänge, Zwangsgedanken, Patientin J | Multiple Tics, Ekzem, Juckreiz, bizarre Konversionssymptome („Anfälle") funktionelle Darmstörungen, Kopfschmerzen | Psychotische Episode mit halluzinatorischen Erlebnissen, Beziehungsideen, depressive Verstimmungen | Keine |
| 35 | w | 8 | Zwangsrituale, Zwangsgrübeln, Zwangsgedanken, (sexuelle und aggressive Inhalte) | Bulimie, Kopfschmerzen, Anorgasmie, | Im 18. Lebensjahr Wochenbettpsychose; jetzt: multiple Phobien | 1 stationäre Psychotherapie; 15 Jahre medikamentöse Behandlung durch Nervenarzt |
| 31 | m | 16 | Zwangsgedanken (sexuelle und religiöse Inhalte) „Zwangsonanie" | Multiple Tics | Sexuelle Perversion, hochgradige Beziehungsstörung, soziale Isolation | Ambulante Gruppentherapie (abgebrochen) |
| 43 | w | 3 | Kontrollzwänge, Putzzwang, Waschzwang | Eßstörung (schwere Adipositas), Anorgasmie | Alkohol- und Medikamentenabhängigkeit, multiple Phobien, schwere Ehekrise mit Eifersuchtsproblematik | 2 stationäre Psychotherapien; 1 Paartherapie; 1 Familientherapie |
| 25 | w | 1 | Tötungsimpulse, Zwangsbefürchtungen | Multiple Konversionssymptome (psychogene Gang- und Sehstörung), Asthma bronchiale, multiple Allergien | In der Adoleszenz: Drogenkonsum (Heroin) und Prostitution, (jetzt verheiratet, 2 Kinder); multiple Phobien, depressive Verstimmung mit Schlafstörungen, schwere Identitätsstörung | Keine |

**Tabelle 13** (Fortsetzung)

| | | | | | | |
|---|---|---|---|---|---|---|
| 33 | m | 24 | Schwerer Waschzwang, Zwangsgedanken (Inhalte: Exkremente), Zwangsrituale | Miktionsstörung, funktionelle Herzbeschwerden, Kopfschmerzen, Hodenschmerzen | Alkohol- und Medikamentenabhängigkeit, Autoaggression, sexueller Sadismus, paranoide Tendenzen | 1 stationäre Psychotherapie; einmal stationär in psychiatrischer Klinik |
| 19 | m | 5 | Schwerer Waschzwang, Kontrollzwang, Zwangsgrübeln, Ordnungszwang, Zwangsgedanken | Kopfschmerzen, funktionelle Herz- und Magenbeschwerden | Alkoholabusus, Selbstbeschädigungen, 1 Suizidversuch, multiple Phobien, Depersonalisations- und Derealisationsphänomene | Einmal stationär in psychiatrischer Klinik (Diagnose: „Reifungskrise") 1 ambulante Psychotherapie |
| 40 | w | 5 | Zwangsgedanken (sexuelle und aggressive Inhalte) Zwangsgrübeln | Bulimie, Kopfschmerzen, funktionelle Herz- und Magenbeschwerden, Anorgasmie | Ausgeprägte Promiskuität und schwere Beziehungsstörung, Alkohol- und Medikamentenabhängigkeit, multiple Phobien | Keine |
| 33 | w | 4 | Zwangsgedanken (sexuelle und aggressive Inhalte) Putz- und Ordnungszwang | Herzphobie, funktionelle Magenbeschwerden, Vaginismus | In Kindheit: Vaterinzest, Weglaufen, Aggressivität (zur Schwester); jetzt: multiple Phobien, schwere Störung der Geschlechtsidentität | Keine |
| 22 | w | 4 | Schwerer Putz- und Ordnungszwang, Zwangsgedanken (sexuelle und aggressive Inhalte) | Anorexia nervosa seit 20. Lebensjahr Miktionsstörungen, Frigidität (Ekel) und Anorgasmie | In Kindheit: sehr ausgeprägter Vaterinzest; jetzt: schwere Selbstbeschädigungen (z. B. Selbstverbrennung), 1 Suizidversuch, multiple Phobien, depressive Verstimmungen, schwere Beziehungsstörungen | Keine |

zusammenfassen kann. Die Gesamtdarstellung aller Patienten dieser Gruppe in der Tabelle 13 läßt das Ausmaß der Störungen sowie deren Schwere ahnen und zeigt, daß auch in diesen psychosenahen Krankheiten „Zwangssyndrom und Psychosomatose" die führende Leitsymptomatik bilden können.

## 4.5  Gesamtdarstellung der psychosomatischen Symptombildungen bei den 108 untersuchten Patienten nach Art und Häufigkeit

Von großem Interesse für die vorliegende Arbeit ist die Frage, welche psychosomatische Krankheitsbilder wie häufig bei den 108 Patienten mit manifesten Zwangssymptomen aufgetreten sind. Sie werden ebenfalls nach psychosomatischen Krankheiten im engeren Sinn und funktionellen Syndromen/Schmerzsyndromen getrennt dargestellt. Die Tabelle 14 zeigt die Ergebnisse für die psychosomatischen Krankheiten im engeren Sinn.

**Tabelle 14.** Häufigkeit von psychosomatischen Krankheiten im engeren Sinn bei 108 Patienten mit manifesten Zwangssyndromen

| Psychosomatische Krankheitsbilder | Männliche Zwangskranke (n = 59) | Weibliche Zwangskranke (n = 49) | Gesamthäufigkeit |
|---|---|---|---|
| Anorexia nervosa | 1 | 9 | 10 |
| Bulimie | – | 3 | 3 |
| Essentielle Hypertonie | 1 | – | 1 |
| Asthma bronchiale | – | 2 | 2 |
| Ulcus ventriculi | 1 | 1 | 2 |
| Ulcus duodeni | 4 | 1 | 5 |
| Colitis ulcerosa | 1 | 1 | 2 |
| M. Crohn | 1 | 1 | 2 |
| Primär chronische Polyarthritis | 1 | – | 1 |
| Hyperthyreose | – | – | – |
| Neurodermitis | – | 1 | 1 |
| Tic | 2 | 1 | 3 |
| Torticollis spasticus | 1 | 2 | 3 |
| Schreibkrampf | 6 | 1 | 7 |

Tabelle 15 zeigt die entsprechenden Ergebnisse für die funktionellen Syndrome und die Schmerzsyndrome.

**Tabelle 15.** Häufigkeit von funktionellen Syndromen und Schmerzsyndromen bei 108 Patienten mit manifesten Zwangssymptomen

| Funktionelles Syndrom Schmerzsyndrom | Männliche Zwangskranke n = 59 | Weibliche Zwangskranke n = 49 | Gesamthäufigkeit |
|---|---|---|---|
| Funktionelle Herz-Kreislauf-Störungen (z. B. Herzphobie, paroxysmale Tachykardien) | 21 | 11 | 32 |
| Funktionelle Syndrome des Magens | 11 | 7 | 18 |
| Funktionelle Syndrome des unteren Verdauungstraktes | 6 | 4 | 10 |
| Funktionelle Syndrome der Atmung (z. B. Hyperventilationstetanien) | 1 | – | 1 |
| Funktionelle Sexualstörungen (z. B. Vaginismus, Anorgasmie, Erektions- und Ejakulationsstörungen) | 7 | 11 | 18 |
| Sonstige funktionelle Störungen des Urogenitalsystems (z. B. Miktionsstörungen) | 5 | 1 | 6 |
| Kopfschmerzen, Migräne | 9 | 7 | 16 |
| Schmerzsyndrome der Wirbelsäule | 5 | 2 | 7 |

## 4.6  Zeitliche Dimension im Zusammenhang von Zwangssyndrom und psychosomatischer Krankheit (Verlaufsgestalt)

### 4.6.1  Gleichzeitigkeit

Die exemplarischen Falldarstellungen der Patienten E, F, G, H, I und J, die sowohl unter einem Zwangssyndrom als auch unter psychosomatischen Symptombildungen litten, machen bereits deutlich, daß beide Störungen entweder in einem engen zeitlichen Zusammenhang auftreten (Gleichzeitigkeit) oder ein Syndromwandel festzustellen ist. Die Anorexia nervosa und die Zwangserscheinungen bei der Patientin F traten ebenso gleichzeitig auf wie die Zwangssymptome und der Schreibkrampf des Patienten E. Bei beiden Patienten besserten sich beide Störungen auch „simultan" (bei dem Patienten E während der Therapie, bei Patientin F als „Spontanremission" durch kommunikationserweiternde Lebensveränderungen). Eine Restzwangssymptomatik blieb in Form einer zwanghaften Persönlichkeitsstruktur.

Die zeitliche Dimension der Verlaufsgestalt läßt sich am besten durch biographisch-lebensgeschichtliche und hermeneutische Untersuchungen erfassen (vgl.

4.1.3). Sie sind nur in einer individuellen und subjektiven Betrachtung, die das Einzelschicksal zur Geltung kommen läßt, verständlich zu machen. In der zeitlichen Dimension wird die enge Verflechtung von Lebensgeschichte (Biographie) und Krankengeschichte besonders deutlich.

### 4.6.2 Syndromwandel

Die psychosomatische Konzeption vom Syndromwandel (vgl. 4.1.3) versucht, das komplexe Zusammenspiel innerseelischer (intrapsychischer), zwischenmenschlicher (intersubjektiver) und biologisch-somatischer Einflüsse auf das Entstehen oder Verschwinden von Symptomen transparent zu machen. Veränderungen im Krankheitsbild, in denen ein Symptom durch ein anderes „ersetzt" wird oder das eine sich deutlich verschlechtert, während sich ein anderes bessert, finden in dieser Betrachtungsweise besonderes Interesse. Das Phänomen des Syndromwandels war bei den hier untersuchten 108 Patienten besonders in den komplexen Mischbildern (Untergruppen IV, V, VI, VII) zu beobachten. Die in der Einleitung (Kap. 1) vorgestellte Patientin sowie die Krankengeschichten G, H, I und J geben hierfür anschauliche Beispiele.

Die Form des Syndromwandels, in dem eine psychosomatische Krankheit „verschwand" und stattdessen eine schwere Zwangssymptomatik auftauchte, war bei den untersuchten 108 Patienten wesentlich häufiger als die umgekehrte (Syndromwandel vom Zwangssyndrom zur Psychosomatose). Beim Patienten G, der 9 Jahre lang rezidivierend unter Duodenalulzera litt, trat diese psychosomatische Erkrankung gar nicht mehr auf, während sich das Zwangssyndrom und die Ehekrise („destruktiver Machtkampf") wesentlich verschlechterten. Der Zwangskranke F hatte 18 Jahre lang eine chronisch verlaufende Herzneurose. In einer analytischen Gruppentherapie ist die herzphobische Symptomatik im Rahmen des Trennungsprozesses von der Ehefrau abgeklungen, stattdessen erkrankte er jedoch akut unter einer Exazerbation des Zwangssyndroms.

Die Borderlinepatientinnen I und J zeigten klinisch-phänomenologisch die Leitsymptomatik „Zwangssyndrom plus psychosomatische Symptombildungen", die einem vielgestaltigen Syndromwandel unterworfen war.

### 4.6.3 Veränderung versus Erstarrung
### – Syndromwandel versus Syndrompersistenz

Der Möglichkeit eines facettenreichen Syndromwandels steht als Gegenpol eine ausgeprägte Syndrompersistenz gegenüber. Hier wirkt das Zwangssyndrom wie ein dickes, erstarrtes Bollwerk, das weder auf der Symptomebene noch im Leben des Kranken Veränderungen zuläßt. Der 47jährige Patient aus Gruppe I (vgl. Tabelle 7) litt beispielsweise 22 Jahre lang unter einem schweren Waschzwang und einer anankastischen Eifersucht auf dem Hintergrund eines ehelichen Machtkampfes. In der langen Krankheitsdauer kam es auf der Symptomebene zu keinen nennenswerten Veränderungen. Weder eine Verschlechterung noch eine Besserung brachte Bewegung in das Krankheitsbild. Ein ähnliches

Schicksal einer äußerst hartnäckigen Syndrompersistenz begegnet uns bei dem 60jährigen Patienten aus Gruppe VI (vgl. Tabelle 12), der äußerst gequält seit dem 12. Lebensjahr mit einem Waschzwang lebte.

„Die Kruste hatte sich erhalten", sagte ein über die Persistenz des Zwanges klagender Patient von Müller (1953) und beschrieb damit die Starrheit und Unbeweglichkeit. Einer der vom Verfasser untersuchten Patienten, der mehrere Jahrzehnte unverändert ein Zwangssyndrom aufwies, faßte das Unbewegliche des „sthenischen Stachels" im folgenden Bild zusammen:

> Mein Zwang ist wie ein spitzer Granitblock in meinem Hinterkopf. Das ist der Teil in mir, an dem sich gar nichts ändert. Es ist der erbarmungslose Stachel in der weichen Masse meines Gehirns.

Diese beiden polar entgegengesetzten Verlaufsformen – Syndromwandel und Syndrompersistenz – beschrieb Müller (1953, 1957) in seinen ausführlichen katamnestischen Untersuchungen von Zwangskranken. Die Antinomie von „Veränderung (Bewegung)/Erstarrung" wurde besonders in der anthropologisch orientierten Zwangsforschung im Rahmen der Störung des Zeiterlebens ausführlich diskutiert (vgl. Wyss 1973; v. Gebsattel 1938, 1959; Csef 1985a). Von Gebsattel (1938) nannte diese dem Zwang immanente Tendenz zur Erstarrung eine „Hemmung der basalen Lebensbewegung", während Wyss (1973) von einer „Verräumlichung der Zeit" und einer „unbeweglichen Lebensgestalt" spricht.

# 5 Zusammenstellung und Diskussion der wichtigsten Untersuchungsergebnisse

## 5.1 Diskussion der eigenen empirischen Untersuchungen

Die vorliegende Studie geht von 108 Patienten mit manifester Zwangssymptomatik aus, die am Institut für Psychotherapie und Medizinische Psychologie der Universität Würzburg psychotherapeutische Hilfe suchten. In diese Institution zur ambulanten psychotherapeutischen Versorgung werden vorwiegend neurotisch und psychosomatisch Kranke überwiesen. Psychotiker und hirnorganisch Kranke sind in dieser Einrichtung die Ausnahme. Insofern kann die empirische Untersuchung in erster Linie eine Aussage über Zwangssyndrome bei Neurotikern, psychosomatisch Kranken und bei Störungen im Grenzbereich von Neurose und Psychose (z. B. Borderlinesyndrome) machen.

Von den untersuchten 108 Patienten mit Zwangssymptomen waren 35 (= 32,4 %) frei von psychosomatischen Symptombildungen, während 73 (= 67,6 %) über solche klagten. In Abschn. 4.3 (Tabelle 6) wurde bereits ein Überblick über die zahlenmäßige Häufigkeit in den einzelnen Untergruppen gegeben. Aus dieser Übersicht lassen sich folgende Schlüsse ziehen:

1. Die „stilreine" oder „typische" Zwangsneurose ist relativ selten. Nur 13 von 108 (= 12,0 %) wurden dieser Gruppe zugeordnet. Die „anankastische Phobie" war etwa gleich häufig. In dieser Gruppe überwogen eindeutig die weiblichen Zwangspatientinnen. Gruppe I und II lassen sich sinnvoll zusammenfassen, da es sich bei beiden nosologisch um neurotische Störungen handelt und beide frei von psychosomatischen Symptombildungen waren.
2. Die Gruppen V und VI beschreiben jene Zwangskranke, bei denen psychosomatische Symptome entscheidend das Krankheitsbild mitprägten. Von den untersuchten Patienten hatten 28 der 108 (= 25,9 %) zusätzlich zum Zwangssyndrom psychosomatische Krankheiten im engeren Sinne, 34 (= 31,5 % funktionelle Syndrome oder Schmerzsyndrome. Während bei der ersten (Gruppe V) die Geschlechtsverteilung relativ ausgewogen war, zeigte sich bei der Kombination „Zwangssyndrom plus funktionelles bzw. Schmerzsyndrom" eine deutliche Präferenz der Männer; 44,0 % der männlichen im Vergleich zu 16,3 % der weiblichen zeigten diese Symptomkonstellation.
3. Die Gruppen IV und VII fassen jene Patienten zusammen, bei denen das Zwangssyndrom im Rahmen einer Störung im Grenzbereich von Neurose und Psychose auftrat. Die große Vielfalt der Persönlichkeitsstörungen und ihre komplexe klinische Phänomenologie erschwert – auch aufgrund der

geringen Fallzahl – mögliche Schlußfolgerungen. Der klinische Gesamteindruck des Verfassers und die Darstellung der einzelnen Patienten in den
entsprechenden Tabellen (vgl. S. 104 und S. 140) weisen jedoch darauf hin,
daß es sich fast ausschließlich um Borderlinesyndrome handelte. Da in dieser
Patientengruppe nach dem DSM-III (multiaxiale Diagnose) meistens Mehr-
fachdiagnosen signiert wurden, um die Komplexität solcher Mischbilder
diagnostisch zu erfassen (vgl. Rohde-Dachser 1986, S. 128), können hier aus
den Zahlen keine vereinfachenden Schlüsse gezogen werden. Die ausführlichen Falldarstellungen D, I und J bringen die schillernde Vielfalt von Symptomen und deren häufigen Wechsel zum Ausdruck. Insgesamt wurden
immerhin 16 von 108 Patienten (= 14,8 %) diesen beiden Gruppen IV und VII
zugeordnet, wobei hier die Frauen wesentlich häufiger betroffen waren (11
Frauen und 5 Männer). Dies bestätigt die Ergebnisse der Literaturberichte
über die Borderlinesyndrome, nach denen diese Störung bei Frauen häufiger
sein soll (Rohde-Dachser 1986, S. 126).

**Tabelle 16.** Syndromgenese, Leitsymptomatik und Nosologie der Differenzierung in 7 Untergruppen

| Gruppe | Bezeichnung | Syndromgeneti-scher Aspekt | Leitsympto-matik | Nosologie |
|---|---|---|---|---|
| I | „Typische" Zwangsneu-rose | Monosymptoma-tisch (psychisch) | Zwang | Neurose |
| II | Phobisch-anankasti-sches Syndrom | Oligosymptoma-tisch (psychisch) | Zwang plus Angst | Neurose |
| III | Depressiv-anankasti-sches Syndrom | Multisympto-matisch | Depression, Zwang, Angst | Neurose/Psy-chose |
| IV | Zwangssyndrome bei psychischen Störungen im Grenzbereich von Neurose und Psychose (ohne psychosomatische Symptome) | Multisymptoma-tisch (vielgestaltiger Syndromwandel) | Zwang, Angst, psychosenahe Symptome | Neurose/Psy-chose, Border-line |
| V | Zwangssyndrome mit psychosomatischen Krankheiten im engeren Sinn | Multisymptoma-tisch (häufig Syn-dromwandel) | Zwang plus psy-chosomatische Krankheit | Neurose, Psy-chosomatose |
| VI | Zwangssyndrome mit funktionellen Syndro-men und Schmerzsyn-dromen | Multisymptoma-tisch (vielgestaltige psychovegetative Symptomatik oder/und Schmer-zen) | Zwang plus Angst plus kör-perliche Be-schwerden (ohne Organlä-sionen) | Neurose, Psy-chosomatose |
| VII | Psychosenahe Mischbil-der mit Zwangssyndrom und psychosomatischen Symptomen als Leit-symptomatik | Multisymptoma-tisch (häufig Syn-dromwandel) | Zwang plus psy-chosomatische Symptome plus andere psychi-sche Störungen | Neurose, Psy-chosomatose, Psychose, Bor-derline |

Bereits dieser erste Einblick in die klinische Phänomenologie macht deutlich, daß Zwangssyndrome in nosologisch sehr heterogenen Krankheitsgruppen vorkommen können und daß dies bei den untersuchten 108 Patienten auch der Fall war. Ausgehend von der „typischen" Zwangsneurose, in der – wie bei Patientin A dargestellt – ausschließlich Zwangsphänomene die Neurose gestalten, wird die nosologische Zuordnung immer schwieriger, je mehr psychosomatische oder psychosenahe Störungen (z. B. Persönlichkeitsstörungen) hinzukommen. Komplexe, multisymptomatische Mischbilder erschweren die diagnostische und nosologische Zuordnung ebenso wie ein häufiger Syndromwandel. Tabelle 16 stellt einen möglichen Orientierungs- und Strukturierungsversuch dar, wie die Unterteilung der 108 Patienten in 7 Untergruppen unter den Aspekten der Syndromgenese, der Leitsymptomatik und der Nosologie gesehen werden kann.

Art und Häufigkeit der psychosomatischen Krankheitsbilder, die gemeinsam mit den Zwangssyndromen aufgetreten waren, wurden in Abschn. 4.5 zahlenmäßig ausführlich dargestellt.

Unter den psychosomatischen Krankheiten im engeren Sinn überwogen folgende Störungen (Häufigkeitsangaben in Klammern): Eßstörungen (13), Ulcus pepticum (7) und extrapyramidal-motorische Störungen (13). Sie lassen sich wie folgt weiter differenzieren in Anorexia nervosa (10), Bulimie (3), Ulcus ventriculi (2), Ulcus duodeni (5), Tic (3), Torticollis spasticus (3) und Schreibkrampf (7).

Bei den untersuchten 108 Patienten wurde die Diagnose einer Hyperthyreose überhaupt nicht gestellt, die der essentiellen Hypertonie, primär chronischen Polyarthritis (PCP) und Neurodermitis jeweils nur einmal.

Für die funktionellen Syndrome und Schmerzsyndrome ergab sich folgendes Verteilungsmuster: die Zwangssyndrome waren am häufigsten von funktionellen Herz-Kreislauf-Störungen (32), funktionellen Syndromen des Magens (18), funktionellen Sexualstörungen (18) und Kopfschmerzen/Migräne (16) begleitet. Vergleichsweise selten waren funktionelle Syndrome der Atmung.

Die funktionellen Herz-Kreislauf-Störungen, unter denen 32 Patienten litten, bestanden zum Großteil in Form von „phobischen Herzneurosen" (Synonyme: Herzphobie, Herzangstsyndrom, DaCosta- oder Effort-Syndrom). Wie die Tabellen der Gruppen V, VI, VII (Abschn. 4.4) zeigen, war dies insgesamt bei 23 von den 32 Patienten der Fall (15 männliche und 8 weibliche Zwangskranke mit Herzphobie). Diese Patienten zeigten klinisch das Vollbild des Herzangstsyndroms: sympathikovasale Anfälle („Herzanfälle") mit Tachykardien, Blutdruckanstieg und panikartiger Todesangst (Angst vor plötzlichem Herztod). Im anfallsfreien Intervall bestand meistens zusätzlich ein vielgestaltiges phobisches oder ängstlich-hypochondrisches Erleben mit der Angst, herzkrank zu sein. Das Überwiegen der Männer bei dieser Symptomkombination („Zwang plus Herzphobie") wird dadurch verständlich, daß insgesamt die funktionellen Syndrome bei den männlichen Zwangskranken wesentlich häufiger waren als bei den weiblichen (vgl. 4.4 und 4.5). Von den männlichen Zwangskranken klagten 44,0 % im Vergleich zu 16,3 % der weiblichen Zwangskranken zusätzlich über funktionelle Syndrome bzw. Schmerzsyndrome (Gruppe VI).

Beziehen wir das Ergebnis mit ein, daß bei den weiblichen Zwangskranken die anankastische Phobie häufiger auftrat (18,4 % im Vergleich zu 8,5 % bei den Männern – vgl. 4.3), so läßt sich der Schluß ziehen, daß bei Frauen die Angst mehr „psychisch" in Form von vielgestaltigen Phobien, bei Männern mehr als „somatisierte Angst" auftrat (z. B. Herzphobie als Angstsyndrom oder „Angstäquivalent"). Bei vielen funktionellen Syndromen wird aus psychosomatischer Sicht der Angst eine zentrale psychodynamische Bedeutung beigemessen (z. B. Hyperventilationstetanien, Durchfälle, funktionelle Sexualstörungen, Herzphobie).

## 5.2 Vergleich der eigenen Untersuchungsergebnisse mit der bisherigen Literatur zum Zusammenhang von Zwangssyndromen und psychosomatischen Krankheiten

Die relative Seltenheit der „typischen" Zwangsneurose bei den 108 untersuchten Patienten und das Vorherrschen von multisymptomatischen Mischbildern („Polypathien") wurde durch die eigene Untersuchung bestätigt. Auf entsprechende Literaturberichte (Stille u. Rudolf 1982, S. 151; Helmchen u. Rüger 1980; Spiegelberg 1966; Widok 1978; Wyss 1986) sei hingewiesen.

Konzentrieren wir uns auf den komplexen Zusammenhang von Zwang und psychosomatischen Krankheiten, so ist eine differenziertere Betrachtung erforderlich. Hierzu bieten sich für einen Vergleich die Tabelle 2 (3.2.10), die die Literaturergebnisse zusammenfaßt, und die entsprechenden beiden Tabellen in Abschn. 4.5 an, die einen Überblick über die eigenen Untersuchungsergebnisse geben.

Hierbei werden folgende Übereinstimmungen deutlich:

1. Zwangssyndrome treten auf der Symptomebene häufig gemeinsam mit Anorexia nervosa, extrapyramidal-motorischen Bewegungsstörungen (Tic, Torticollis spasticus, Schreibkrampf), Migräne und funktionellen Syndromen des Herzens, der Sexualorgane und des Darmes auf.
2. Das gemeinsame Auftreten von Zwangssyndromen und Asthma bronchiale, essentieller Hypertonie, Hyperthyreose, PCP, Neurodermitis und funktionellen Syndromen der Atmung (z. B. Hyperventilationstetanien) ist selten.

Bei der Colitis ulcerosa und dem M. Crohn ist die Beurteilung schwierig, da sie in der psychotherapeutischen Ambulanz seltener erscheinen, und eher stationär-psychosomatisch behandelt werden.

Von der bisherigen Literatur abweichend waren folgende Ergebnisse: das Ulcus pepticum war in der eigenen Untersuchung relativ häufig (7 Patienten), wird jedoch in der Literatur nicht mit dem Zwang assoziiert. Von den weiblichen Zwangskranken zeigten 7 die Symptomkonstellation „Bulimie plus Zwangssyndrom". Da die Bulimie als eigenständiges Krankheitsbild erst seit einigen Jahren in der wissenschaftlichen Literatur Erwähnung findet, fehlen noch empirische Angaben zum Zusammenhang von Zwang und Bulimie (vgl. 3.2.2). Funktionelle Syndrome des Magens und Schmerzsyndrome der Wirbelsäule waren bei den untersuchten 108 Patienten ebenfalls häufig, werden in der einschlägigen Literatur jedoch nicht in dieser Prägnanz berichtet.

## 5.3 Anthropologisch-integratives Konzept als Erklärungsversuch der erhobenen Untersuchungsergebnisse

In Abschn. 3.4 wurden bereits psychosomatische Konzepte referiert, die den Zusammenhang von Zwangssyndromen und psychosomatischen Krankheiten zu erklären versuchen. Dabei wurde deutlich, daß diese theoretischen Konzepte sehr von den jeweiligen „Schulen" oder Richtungen der einzelnen Psychotherapieformen abhängen. Der folgende theoretische Entwurf ist in der jahrzehntelangen anthropologischen Tradition der Zwangsforschung begründet und bezieht die aktuellen neuen Beiträge der „anthropologisch-integrativen Psychotherapie" (nach Wyss) mit ein.

In der phänomenologisch-anthropologischen Psychiatrie wurde das Raum- und Zeiterleben von Zwangskranken untersucht, um hieraus Entstehung, Sinn und Bedeutung der Zwangsphänomene zu verstehen. Namhafte Vertreter dieser Richtung – Minkowski (1931, 1971, 1972), Straus (1938, 1960) und v. Gebsattel (1938, 1954, 1959) – schufen erste Grundlagen für dieses Verständnis, indem sie die Bindung und Festlegung in räumlichen Strukturen („Ordnungen") einerseits und die Störung des Zeiterlebens (Verlust der zeitlichen und lebensgeschichtlichen Kontinuität; „Werdenshemmung") andererseits als die „Grundstörung" des Zwangskranken erkannten. Dieser Zusammenhang hat sich in der Psychopathologie bewährt und wurde in der Folgezeit durch neuere Beiträge zur phänomenologischen Zwangsforschung weiter differenziert. Ihre Entwicklung soll kurz skizziert werden, weil – wie später dargelegt werden soll – „die Zeit" eine zentrale Rolle in der Vermittlung von Leib und Seele spielt (Wyss, s. unten).

Einen Schlüssel zum Zeiterleben des Zwangskranken liefert das Phänomen des Zweifels, der – und hierin sind sich die meisten Zwangsforscher einig – als Kernsymptom des Zwangs angesehen werden darf. Der Zweifel ist, ebenso wie die Angst, ein zeitliches Phänomen. Beide spielen im Erleben des Zwangskranken eine große Rolle. Die oben ausführlich dargestellten Patienten geben eine Fülle von Beispielen, wie der Zweifel bei den Zwangserscheinungen wirksam ist. Wenn die Patienten E, H oder J beispielsweise Autotüren, Elektrogeräte oder ausgeführte Arbeiten immer wieder kontrollieren, so erscheint uns hier der Zweifel als die Ungewißheit, ob die intendierte Handlung wirklich in der beabsichtigten Weise durchgeführt wurde. Der Zweifel bezieht sich auf die gefürchtete „Möglichkeit", daß die Handlung überhaupt nicht oder nicht korrekt ausgeführt wurde. Die Tötungsphantasien oder aggressiven Impulse der Patienten A, B, E und I erscheinen als ein mögliches destruktives Verändern der bestehenden Ordnung. Die Zwangskranken fürchten, daß sie einen Mord oder eine Gewalttat begehen könnten und dadurch große Schuld auf sich laden oder bestraft werden. Sie zweifeln, ob sie zu den vorgestellten Taten – gegen die sich ihr „Wille" energisch und verzweifelt wehrt – in der Lage wären. Der Zweifel kann auch so weit gehen, daß sie sich mit der „Ungewißheit" quälen, ob sie nicht so etwas schon getan haben könnten. Wenn diese Patienten sagen „Ich traue mir selbst nicht mehr" oder „Ich traue mir das Schlimmste zu", so drücken sie damit ihren Zweifel aus (Selbstzweifel, Selbstunsicherheit). Das Mögliche („Es ist alles möglich") hat in ihrem Leben die Bedeutung des gefürchteten Negativen, Bösen oder Nichtenden.

Auch die anderen Zwangserscheinungen können analog phänomenologisch erhellt werden. Bezüglich der Zeitlichkeit lassen sich folgende Gemeinsamkeiten festhalten: der Zwangskranke zweifelt, ob eine gefürchtete Veränderung wirklich eingetreten ist, oder ob eine gefürchtete Veränderung eintreten könnte. Die Handlung oder das Tun, das die Veränderung bewirken kann, wird als „Sichzeitigen" (vgl. 3.4.3., Daseinsanalyse), als „Zeit erzeugen" oder „Zeit beenden", erfahren (vgl. Wyss 1976, S. 257). Im Zweifel wird in Frage gestellt, ob eine Veränderung als zeitliches Nacheinander (Kontinuität) erfolgt ist. Im Zwang wird über das Zweifeln die zeitliche Kontinuität zur Diskontinuität. Wyss (1982, Bd. I., S. 119) hat das Überwiegen der Diskontinuität in der Zeiterfahrung als das Grundgeschehen bei Zwangskranken aufgewiesen.

Die Bedeutung von Kontinuität/Diskontinuität erscheint im Werk von Minkowski (1971, 1972) und v. Gebsattel (1938, 1954, 1959) als „Lebensbewegung" und als „Werden":

> Die gelebte Kontinuität ist voller Dynamik, weil wir sie nicht als vollendet, sondern vielmehr im Entstehen vorfinden. Wir haben keine vollendete Kontinuität vor uns, nein, wir haben die Zeit, die sich dauernd fortsetzt und in ihren Elementen erneuert, vor uns (Minkowski 1971, S. 37).

Die Zeitstörung des Zwangskranken, die sich als Hemmung dieser Lebensbewegung und gelebten Kontinuität darstellt, wurde deshalb von v. Gebsattel „Werdenshemmung" genannt. Sie bannt den Zwangskranken in tiefer Konflikthaftigkeit und Zerrissenheit (z. B. innerer Kampf von Impuls und Abwehr) und unterscheidet ihn damit vom Depressiven, der einem „Werdensstillstand" unterworfen ist. Die Störung der zeitlichen Kontinuität wurde von Straus (1938) auf dem Hintergrund der Lebensgeschichte beschrieben. Für ihn ist der Zwang ein „Sturz aus dem geschichtlichen Dasein". Den Verlust an lebensgeschichtlicher Kontinuität sieht er auch im Versuch des Zwangskranken, die Geschichte zu revidieren, der als „Zwang des Rückgängigmachens" erscheint. Diese Neigung, Geschehenes „wirkungslos" machen zu wollen, wird auch in der Psychoanalyse als der für die Zwangsneurose charakteristische Abwehrmechanismus – der des „Ungeschehenmachens" – angenommen. Innerhalb der phänomenologisch orientierten Psychopathologie wurde die Zeitstörung in den letzten Jahrzehnten insbesondere von Rümke (1967), Janzarik (1965), Wyss (1973, 1976, 1982) und Lang (1985) hervorgehoben. Rümke (1967, S. 85) faßte sie wie folgt zusammen: „Das Verhältnis zur Zeit ist verändert, es geht immer Zeit verloren." Diese bedeutsame Feststellung entspricht dem Erleben der Zwangskranken, die z. B. durch ihre Zwangshandlungen (z. B. Kontroll- und Ordnungszwänge, Zwangsrituale, Waschzwang) „permanent Zeit verlieren" und nicht zu dem kommen, was sie eigentlich tun wollen.

Janzarik (1965) widmete sich in seiner psychopathologischen Konzeption des Zwangskranken besonders dessen „Zukunftsbezogenheit". Die mit dem Zwang verbundene Störung des Zeiterlebens bestehe darin, daß das Hineinleben in die

Zukunft und das Offensein für die Möglichkeiten der Zukunft eingeschränkt seien. Stattdessen ist der Zwangskranke an die Vergangenheit gebunden. Er kann sie weder „loslassen" noch abschließend bewältigen:

> Hier nimmt das Vergangene die Perfektform nicht an ... Als Unerledigtes drängt es heran und fordert den Anankasten an, wie den Gesunden die Zukunft anfordert. Dadurch kommt der Anankast nicht nur nicht von der Stelle, sondern wird vom Vergangenen überflutet (v. Gebsattel, 1954, S. 112).

Für ein umfassenderes Verständnis ist von Bedeutung, in welchem Zusammenhang räumliche und zeitliche Strukturierung des Psychischen im Zwang zueinander stehen. Der Zwangskranke ist in besonderer Weise an Ordnungen gebunden. Das kommt am deutlichsten in Zwangshandlungen wie Ordnungs- und Kontrollzwängen sowie der Neigung zu Perfektion, Pedanterie und übertriebener Sauberkeit und rigider Pünktlichkeit zum Ausdruck. Seit S. Freud gehört die „Ordnungsliebe" in der psychoanalytischen Auffassung zur typischen „zwangsneurotischen Trias".

Wyss (1973, 1976, 1982) hat die Daseinsstruktur des Raumes in seinem Konzept in „Orientierung", „Ordnung" und „Lebensraum" differenziert. Unter Ordnung wird darin nicht nur das Ordentlichsein, das Geordnetsein oder die Ordnung im Gegensatz zu Chaos und Unordnung verstanden. Vielmehr umfaßt diese Kommunikationsstruktur auch tradierte moralisch-ethische Normen („Konventionalethik"), Sitten, Gebräuche und allgemein verbindliche Normen, Gebote, Verbote und Tabus (z. B. das Inzestverbot). Die Struktur „Orientierung" beschreibt die individuell in der Lebensentwicklung entstandenen Grundeinstellungen, Haltungen, Wertvorstellungen, Überzeugungen und Prinzipien (Individualethik, „Lebensstil").

Nach Wyss wird der Zwangskranke zum „Gefangenen des Raumes". Die räumlichen Strukturen überwiegen und schränken seine Kommunikationsmöglichkeiten ein:

> Der Raum wird zum Alptraum zu erfüllender, aber an der Realität nur immer wieder mangelhaft verwirklichter perfektionistischer, extremer Ordnungs- und Sollens-Forderungen (Wyss 1973, S. 481).

Die Art und Weise dieses Gefangenseins in räumlichen Strukturen wird in den Krankengeschichten E, F, G und I exemplarisch ausgeführt und zeigt sich als „Bindung" in den Kommunikationsstrukturen „Lebensraum", „Orientierung" und „Ordnung". Die Einengung des Lebens und die Einschränkung von Kommunikationsmöglichkeiten durch Festlegung in räumlichen Strukturen wird als Verlust von Freiheit erlebt. Hier wird sehr deutlich, daß Freiheit und Zwang 2 polar entgegengesetzte fundamentale humane Erlebnisweisen darstellen. Diese Antinomie faßte v. Gebsattel (1959, S. 125) in jenem Satz zusammen, der als Leitmotiv über der vorliegenden Arbeit steht: „Die Erfahrung des Zwanges gibt es nur auf dem Hintergrund möglicher Freiheit."

Die leidvolle Dialektik des Zwangskranken in seiner Beziehung zur Ordnung besteht darin, daß er diese Ordnung braucht und sucht, jedoch auch innerlich gegen sie aufbegehrt (Zwangsneurotiker als „gehemmter Rebell" bei Lang 1986 oder als „ständig untätiger Täter" nach Walter 1955). Diese Ambivalenz kommt im Symptombild der Zwangssyndrome häufig in ihrem „Doppelcharakter" zum Ausdruck: in Tötungsphantasien oder aggressiven Impulsen erscheint die Zerstörung der Ordnung bzw. die Auflehnung gegen sie, während sie in Ordnungs-, Kontroll-, Putz- und Waschzwängen oder Zwangsritualen herzustellen versucht wird. Der selbstunsichere Anankast ist insofern besonders auf Ordnungen angewiesen, erlebt jedoch im Kernsymptom des Zweifels immer wieder die Fragwürdigkeit von Ordnungen und muß darüber hinaus oft damit kämpfen, daß sich in ihm selbst willentlich abgelehnte Impulse regen, diese Ordnungen zu zerstören.

Fassen wir diese Verschränkung räumlicher und zeitlicher Strukturen zusammen, so läßt sich sagen: der Zwangskranke leidet im Kernsymptom des Zweifels unter der Diskontinuität der Zeiterfahrung, unter dem mangelnden Offensein für die Zukunft bei gleichzeitiger Bindung an die Vergangenheit und der Auslieferung an das „Mögliche". Das Mögliche wird von ihm nicht als lebendige Quelle kommunikationsstiftender Veränderungen und Beziehungen erfahren, sondern als Bedrohung. Seiner „Selbstunsicherheit" (vgl. Schneider 1950) entspricht ein grundlegendes Sicherungsbedürfnis. In Ordnungen (räumlichen Strukturen) sucht er Sicherheit und Halt, und muß immer wieder erleben, daß diese selbst fragwürdig erscheinen. Im Zweifel erlebt er die Ordnungen selbst als „nicht tragfähig" und in aggressiv-destruktiven Impulsen und Vorstellungen droht er selbst zum „Rebellen" gegen die Ordnung zu werden. Die zwischenmenschlichen Beziehungen (Intersubjektivität, Struktur Lebensraum) stehen meist ebenso im Dienste der Suche nach Halt und Sicherheit, sind jedoch auch durch Ambivalenz, Zweifel und destruktive Impulse bedroht.

Über die Zeiterfahrung ergibt sich in der „anthropologisch-integrativen Psychotherapie" ein Brückenschlag zum Verständnis des Zusammenhanges von Zwangssyndrom und psychosomatischen Krankheiten. Im Entwurf einer „anthropologischen psychosomatischen Medizin" (Wyss 1986, Bd. II) spielt die Zeit eine zentrale Rolle bei der Vermittlung zwischen Seele und Leib. Diese Annahme bildet den Grundpfeiler für das komplexe Zusammenwirken von psychischen Vorgängen – hier dem Erleben von Zwang – und somatischen bzw. pathophysiologischen Prozessen (z. B. psychosomatische Störungen, Funktions- und Strukturveränderungen bis hin zu Organläsionen).

Auch wenn diese Konzeption hier nicht ausführlich dargestellt werden kann, so sei doch auf die wesentlichen Faktoren hingewiesen. Die grundlegenden Prozesse bei dieser „Vermittlung" zwischen Seele und Leib stellen nach Wyss (1986, Bd. II, S. 273 ff.) die Antinomie von Erleben und Reflexion, die „Zeit" und die Intersubjektivität dar. Jede Krankheit ist – dieser Konzeption entsprechend – psychosomatisch/somatopsychisch bedingt. Für alle Krankheiten gelten nach Wyss (1986, Bd. II, S. 196) 10 Grundphänomene, in denen sich wiederum räumliche und zeitliche Strukturen abbilden: Verlust von Polarität, antinomischer Verschränkung, Indeterminierung und Regenerierung, Dekonzentrierung, Normierung, Entdifferenzierung und Gestaltverfall, Verselbständigung des Teiles gegenüber dem Ganzen, Identität von Funktion und Morphologie, einseitige Strukturierung und Kompensation, beeinträchtigender Umweltbezug.

Diese Phänomene lassen sich beim Zwangskranken zusammengefaßt wie folgt darstellen: im Zwang ist die Raum-Zeit-Konfiguration gestört. Die Zeit „wird verräumlicht", Festlegung in starren Ordnungen ersetzen lebendige, kommunikationsermöglichende Veränderungen. Die Polarität und antinomische Verschränkung von Raum und Zeit geht verloren. Erstarrung und Normierung im Räumlichen bedingen einen Verlust von Veränderungsmöglichkeiten durch die Zeit. Der Zwangskranke ist durch seine Zwangshandlungen, Befürchtungen, Rituale oder Angst erzeugenden Gedanken zunehmend „determiniert" (2. Phänomen: Verlust von Indeterminierung). Er vermeidet andere Lebensvollzüge und „reagiert" immer mehr: er wird bestimmt und festgelegt; er kann z. B. nicht anders, als sein Zwangsritual auszuführen. Dadurch ist sein Handlungsspielraum wesentlich eingeengt (Handlungsstörung des Zwangskranken, vgl. Quint 1976, S. 63 ff. und Christian 1986). Die Regenerationsmöglichkeiten des Zeitlichen schrumpfen in dem Ausmaß, in dem räumliche Festlegung zu Erstarrung führt. Die „Dekonzentrierung" wird im Vermeiden und Abwehrverhalten deutlich, das den Zwangskranken als „Reagierenden" passiv ausliefert und „konzentrierte" Eigenaktivität oder Handeln unterminiert. Die Normierung zeigt sich in der Festlegung im Räumlichen (passive Bindung an Ordnungsstrukturen), dem Verlust von Vielfalt und Verwandlungsmöglichkeiten. Besonders die schweren chronisch-verlaufenden Zwangssyndrome („Endzustand" nach Müller 1953) führen oft nach jahrzehntelanger qualvoller Symptompersistenz zu Erschöpfung, Entdifferenzierung und Gestaltverfall. Es erfolgt nicht selten ein dialektischer „Umschlag" von Ordnung in Chaos (Gestaltverfall). Einige der untersuchten 108 Patienten, die zu Beginn ihrer Erkrankung in „zwanghafter Ordnung" und vielen Ordnung herstellenden Ritualen lebten, dekompensierten später in einem „Endzustand" von Chaos, Unordnung und Verwahrlosung, der zur vorzeitigen Berentung führte. Der drohende „Gestaltverfall" zeigt sich besonders bei jenen Zwangssyndromen, die im Rahmen von psychosenahen Mischbildern (z. B. multisymptomatische Borderlinesyndrome mit Zwangserscheinungen) auftraten. Die in Abschn. 4.4 (Grupen IV und VII) dargestellten Patienten geben hierfür anschauliche Beispiele.

Die destruktive Potenz zeigt sich auf der Symptomebene auch besonders bei den Tötungsimpulsen. Die „Verselbständigung des Teiles gegenüber dem Ganzen" ermöglicht eine Beschreibung der Dynamik des Zwanges selbst. Die Zwangssymptome „verselbständigen sich", sie bestimmen das Erleben (Verlust von Freiheit!), verunmöglichen andere Lebensvollzüge: der Zwang kann zunehmend das ganze Leben beherrschen.

Von großer Bedeutung ist der „beeinträchtigende Umweltbezug" (Lebensraum), d. h. die jeweils mit Zwangssyndromen verbundene Einschränkung zwischenmenschlicher Beziehungen. Die Einengung der Kommunikations- und Beziehungsmöglichkeiten verstärkt die pathogene Dynamik, da die oben beschriebene „Vermittlung zwischen Leib und Seele durch die Intersubjektivität" fehlt. Ein wesentliches Anliegen bei der Therapie von Zwangskranken besteht darin, den beeinträchtigenden Umweltbezug wieder im Sinne einer Kommunikationserweiterung zu verbessern. Im Bilde einer sich verengenden Spirale kann die durch den Zwang sich zunehmend ausbreitende Kommunikationseinschränkung beschrieben werden. Die Therapie versucht, diesen „Circulus vitiosus" zu durchbrechen und die Möglichkeiten des Umweltbezuges wieder zu vergrößern (weiter werdende Spirale, gegenläufige Bewegung).

Die hier am Beispiel des Zwangs gezeigten 10 Grundphänomene wurden von Wyss (1986, Bd. II) als Grundlage für eine psychosomatische Krankheitslehre entworfen.

Die „Zeitstörung" des Zwangskranken führt dazu, daß die durch die Zeit ermöglichte Vermittlung zwischen Leib und Seele beeinträchtigt wird. Sie hat zur Folge, daß es sowohl zu „psychischen" (Zwang) als auch „somatischen" Symptombildungen kommen kann. Der „organische Prozeß" verliert sein Gleichgewicht. Es kommt zu einem Verlust an Integration und einer „Verselbständigung des Somas". Die vitale Bedrohung ist bei den Funktionsstörungen – bezogen auf die „Integrität des ganzen Leibes" – geringer als bei psychosomatischen Krankheiten mit Organläsionen. Hier ist der Leib in seiner Ganzheit „tiefer" betroffen.

Es bleibt noch zu fragen, warum möglicherweise die einen Zwangskranken psychosomatische Symptome entwickeln, andere jedoch nicht. In der Konzeption der anthropologisch-integrativen Psychotherapie wird durch die Annahme einer „Stellvertretung psychischer und somatischer Störungen (vgl. v. Weizsäkker, Abschn. 3.4.2) und der Kompensation/Dekompensation von Kommunikationsstrukturen zueinander (Wyss) eine Erklärung möglich. Die Struktur „Leib" kann über ein psychosomatisches Symptom intersubjektive (Lebensraum, Beziehungen) oder räumliche (Orientierung) Mißverhältnisse und „Strukturdefizite" kompensieren. Der umgekehrte Vorgang ist ebenso möglich: stellvertretend für ein psychosomatisches Symptom kann eine „akute Orientierungskrise" oder eine intersubjektive Kommunikationseinschränkung entstehen.

Die in Abschn. 4.4 dargestellten Patientenschicksale belegen, wie sich im Langzeitverlauf die Strukturen „Leib" (psychosomatische Krankheit), „Orientierung" und Intersubjektivität („Lebensraum", zwischenmenschliche Beziehungen) kompensieren können oder einander „stellvertreten" (Syndromwandel). Für den Zusammenhang von psychosomatischer Krankheit und Zwangssyndrom bedeutet dies, daß durchaus der Zwang einen „Schutz" vor der ersteren darstellen kann. Der Zwang vermag eine zeitlang die leibhafte Krise zu „bannen".

Diesen Grundgedanken der anthropologisch orientierten Psychosomatik einer Wechselwirkung von „Leib" (z. B. innerorganismische Prozesse) und „Intersubjektivität" (Beziehung zum anderen, Umweltbezug) faßte Wyss wie folgt zusammen:

> Die innerorganismischen Vorgänge sind ebenso umweltbezogen wie das menschliche, erlebende Subjekt stets auf sich und gleichzeitig auf den Anderen bezogen ist. In diesem Bezogen-Sein auf sich und auf den Anderen oder das andere können die Konfliktmöglichkeiten sowohl zu „psychischen" als auch zu „somatischen" Dekompensationen führen (Wyss 1982, Bd. I, S. 116).

Diese Auffassung wird auch von Lang (1985) vertreten, wenn er dem Zwang einen „autoprotektiven Sinn" zuschreibt, der darin bestehe, daß er den Körper vor Autodestruktion in der Psychosomatose bewahrt. Der Zwang kann demnach „das Organsyndrom ,ersetzen' und auf diese Weise offensichtlich das gegen den eigenen Körper gerichtete destruktive Potential auf eine psychische Ebene ,heben' und dergestalt den Körper vor Autodestruktion schützen" (Lang 1985, S. 74). Diese regulative Funktion mit dem Ziel, „einem drohenden Integritätsverlust zu begegnen", bestätigt die von Wyss aufgewiesene Dynamik von Kompensation/Dekompensation.

In neueren Beiträgen der psychosomatisch orientierten Zwangsforschung besteht eine Tendenz zu dieser Sichtweise, die ein dynamisches Verständnis des Zusammenhangs von Zwang und Psychosomatose ermöglicht. Beck (1985) deutet den Zwang als psychischen und die körperliche Krankheit (Psychosomatose) als somatischen „Selbstheilungsversuch". Er hebt die „stabilisierende Funktion der Symptome" hervor, die eine drohende tiefere Desintegration bannen können. Quint (1984) bestätigt diese Hypothese, wenn er vom „Zwang im Dienste der Selbsterhaltung" spricht und ihn mit Bezug auf Lichtenstein, Piaget und Spitz als „primitive Vorform integrativer, synthetisierender Ich-Leistungen" interpretiert.

Wie verhält es sich im Vergleich dazu bei jenen Zwangskranken, die keinerlei psychosomatische Symptome aufweisen? Bei ihnen scheint sich die Dekompensation in anderen Kommunikationsstrukturen verstärkt auszuwirken. Hier stehen schwere „Orientierungskrisen" mit psychosenahen Störungen (vgl. Gruppe IV) oder eine hochgradige Einschränkung der zwischenmenschlichen Beziehungen (Intersubjektivität) im Vordergrund. Die intersubjektive Kommunikationseinschränkung des Zwangs wurde von Glatzel (1981) dahingehend beschrieben, daß die „intensive Partnerbezogenheit" fehlt und der Zwang die Interaktion stört oder verunmöglicht.

Nach Wyss (1973, 1982) ist für diese eingeschränkte Beziehungsfähigkeit die antinomische Struktur von „Erleben" (Emotionalität) und „Reflexion" von fundamentaler Bedeutung. Der Zwangskranke ist in hohem Ausmaße der Reflexion „verfallen". Die Reflexion stellt einen Bewältigungsversuch dar, in dem der Kranke zunehmend scheitert, weil die vitalen, emotionalen, anteilnehmenden und zuwendenden Kommunikationsweisen der intersubjektiven Beziehung nicht reflektierend vollziehbar sind („Pseudobewältigung" nach Wyss). Der Zwangskranke ist emotional in der Beziehung zum anderen verunsichert und liefert sich über die Reflexion zunehmend der Erfahrung von „Nichtung" und der Konfrontation mit dem Tode aus. Hierin scheint auch der wesentliche Grund dafür zu liegen, daß sich Zwangspatienten so ausgeprägt mit dem Tod auseinandersetzen. In ihren Tötungsimpulsen, Zwangsgedanken (z. B. Gräber, Leichen, Friedhöfe, Todesarten als häufige Themen) und auch in Zwangsritualen oder -handlungen, die den möglichen Tod oder „nichtende Ereignisse" magisch abwenden sollen, sind sie intensiv auf den Tod bezogen.

Wyss (1980) hat in „Logos und Antilogos" anschaulich aufgewiesen, daß aus anthropologischer Sicht die Wurzel der Reflexion in der Todeserfahrung des Menschen liegt. Diese Konzeption macht die fundamentale Verschränkung von Zwang, Reflexion (Zweifel!) und Todeserfahrung („Nichtung") verständlich.

# 6 Therapeutische Aspekte: Konsequenzen für den klinischen Zugang zum Zwangskranken mit psychosomatischen Symptombildungen

Die mit dem Großteil der 108 untersuchten Patienten gemachten Erfahrungen in der psychotherapeutischen Behandlungssituation bilden ein breites empirisches Fundament. Von ihm ausgehend sollen abschließend kurz die Grenzen und Möglichkeiten tiefenpsychologischer Behandlungen diskutiert werden. Für die psychotherapeutische Situation wirft die untersuchte Patientengruppe besonders folgende Fragen auf: Welche Schwierigkeiten ergeben sich in der intersubjektiven Beziehung zwischen dem Psychotherapeuten und dem Zwangskranken? Unterscheiden sich die Zwangskranken mit psychosomatischen Störungen grundlegend von den „typischen" Zwangsneurotikern? Welche therapeutischen Zugangsmöglichkeiten erscheinen für diese Patienten besonders förderlich?

Die im vorherigen Kapitel bereits diskutierte Neigung zu Bewältigungsversuchen durch Reflexion bei gleichzeitig eingeschränkter emotionaler Beziehungsfähigkeit ist für die psychotherapeutische Beziehung von großer Relevanz. Alle Zwangskranken scheinen folgende Gemeinsamkeiten aufzuweisen: sie haben erhebliche Probleme im Erleben, Wahrnehmen und Ausdruck von Gefühlen. Emotionen werden von ihnen bedrohlich erlebt und lösen eine Verunsicherung aus. Stattdessen versuchen sie durch Reflexion und Kontrolle ihr Leben zu bewältigen. Das Übergewicht der noetischen Funktionen jedoch schränkt die Beziehungs- und Kommunikationsmöglichkeiten immer mehr ein. Zuwendung, emotionale Anteilnahme an anderen, Sympathie oder liebende Kommunikationsweisen „verkümmern" zunehmend. Dieser fundamentale „Mangel" führt bei vielen Zwangskranken zu Abkapselung und sozialer Isolation. Der Anankast begegnet dem Psychotherapeuten in gleicher Weise und ruft in ihm – wie v. Gebsattel (1954) meint – den „Affekt der psychiatrischen Verwunderung" hervor, indem er ihn durch das „Unerschlossene, vielleicht Unerschließbare seines Andersseins" konfrontiert (1954, S. 74). Durch diese ausbleibende oder „verweigerte" Gefühlsbeziehung kann sich der Therapeut im Verlauf einer längeren Beziehung zunehmend „genichtet" fühlen. Ist der Patient anfangs meist zurückhaltend und unterwürfig oder entfaltet den „verführerisch-devoten Charme des Zwangsneurotikers" (Lang 1986), so folgen doch in fast jeder psychotherapeutischen Langzeitbehandlung heftige Wut- und Zornausbrüche gegen den Therapeuten. Die durch große Zurückhaltung geprägte „Aggressionshemmung" jedoch spürt der Therapeut. Sie ist atmosphärisch schon lange „im Raum", noch bevor der Patient sie artikuliert. Wurde der Zwangskranke von Lang (1986) als der „gehemmte Rebell" beschrieben, so nimmt er konsequenterweise an, daß ein „entscheidender kurativer Faktor" darin besteht, daß er in der Therapie „diese Rebellion artikulieren kann".

Dies „auszuhalten", zu tragen und intersubjektiv zu ermöglichen – ohne in eine „sadistische Gegenübertragung" oder einen Machtkampf zu verfallen – ist sicherlich eine schwierige therapeutische Aufgabe. Der Therapeut befindet sich nach Quint (1982, S. 228) in einer „schwer aufzulösenden Zwickmühle":

> Einerseits hat der Zwangskranke große Angst davor, mit seinen Triebansprüchen etwas zu bewirken, andererseits empfindet er sich in die kränkende Ohnmacht gepreßt, nichts bewirken zu können ... Der Zwangskranke braucht einerseits ein gewisses Maß von aktivierender Anregung und Konfrontation, damit er nicht innerhalb seines geschlossenen Systems unbehelligt von dem, was außerhalb dieses Systems geschieht, sich um sich selbst drehend im Kreise verharrt, sondern sich mit dem, was an die Grenze seines geschlossenen Systems kratzt, auseinandersetzt.

Das Vermeiden von Kommunizieren im Modus „Auseinandersetzen" bei gleichzeitiger intensiver aggressiver Ambivalenz wurde von Wyss (1973, 1982) als charakteristisch für Zwangskranke aufgewiesen.

Das Thema „Nichtung des anderen" und „Genichtetwerden durch den anderen" spielt in der Behandlung von Zwangskranken eine große Rolle. Hiermit kommt wiederum die hinter jedem intersubjektiven Nichtungserleben lauernde Todeserfahrung ins Spiel (vgl. Wyss 1980). Der Therapeut fühlt sich meistens durch den passiven Widerstand, versteckte Opposition, Verweigerung emotional-anteilnehmender Kommunikation und durch rechthaberische Haltungen oder Beharrungstendenzen genichtet. Der Zwangskranke hingegen fürchtet vom Therapeuten gekränkt, angegriffen oder kritisiert zu werden. Diese Nichtung „als Mögliche" provoziert er aber auch. Durch intersubjektive Kommunikation über die Thematik von wechselseitiger Nichtung und Anerkennung kommt es meist zu entscheidenden Veränderungen in der therapeutischen Beziehung. Dieser kommunikative Prozeß ist als eine Bewegung vom ‚Erkunden" (Zurückhaltung, Passivität) zum „Erschließen" (emotionale Kommunikation) und zum „Auseinandersetzen" (Konflikte erleben, austragen und durchstehen) zu beschreiben. Damit dieser heilsame Prozeß jedoch überhaupt möglich wird, muß ein erster vertrauensbildender Umgang mit dem Zwangskranken gepflegt werden, der diese therapeutische Beziehung stiftet.

Der Patient ist anfangs oft sehr mißtrauisch, unsicher, ängstlich, gehemmt und zweifelt an den Worten des Therapeuten oder der Erfolgsaussicht einer möglichen Therapie. Hat er zusätzlich psychosomatische Krankheiten, kann es sein, daß er sich in wiederholter monotoner Klage über körperliche Symptome „im Kreise dreht". Für die Konstitution des therapeutischen Dialogs ist es von entscheidender Bedeutung, daß der Therapeut zuerst das Beschwerde- und Beziehungsangebot des Patienten annimmt und aufbauend-stützend eine Vertrauensbeziehung entwickelt. Erst wenn über Zuwendung, Vertrauen und bestätigendes Annehmen des Zwangskranken eine Bindung entstanden ist, kann er mit einer Kommunikation in Form von „Gegen-Setzen" und „Auseinandersetzen" schrittweise konfrontiert werden. Wegen der fast immer vorhandenen intensiven Aggressivität und der großen affektiven Ambivalenz kommt es in der Regel zu einer dialektischen Bewegung von wechselseitiger Bestätigung (Anerkennung) und Nichtung.

Bei Zwangskranken, die zusätzlich unter psychosomatischen Krankheiten leiden, ist die „emotionale Verarmung" oft doppelten Ursprungs. Der psychosomatisch Kranke, sofern er die Merkmale der sog. Alexithymie aufweist, erscheint als „gefühlsleer" und gilt als in seiner emotionalen Wahrnehmungs- und Ausdrucksfähigkeit extrem eingeschränkt. Auch hier besteht die Gefahr, daß der Therapeut sich „genichtet" fühlt und in einer „sadistischen Gegenübertragung" (vgl. v. Rad 1983a; Cremerius 1977; Benedetti 1980) dem Kranken in seinem Leiden nicht gerecht wird. Diese Gefahr, die die Wurzel für ein Scheitern der therapeutischen Bemühungen darstellen kann, gilt es wahrzunehmen und „dialogisch zu bewältigen" (Sprache), statt handelnd oder affektiv „auszuagieren". Die Kombination von Zwangssyndrom und psychosomatischer Krankheit bringt weiterhin die therapeutische Aufgabe mit sich, die mögliche Bedeutung der körperlichen Beschwerden zu erhellen und eine Deutungsarbeit „vom körperlichen Symptom zum seelischen Konflikt" und damit vom Soma (Leib) zum Erleben zu vollbringen. Dieser Kommunikationsprozeß bedeutet ebenfalls ein Erschließen der „verschütteten" Emotionalität.

Die therapeutische Situation mit jenen Patienten, bei denen das Zwangssyndrom im Rahmen einer Borderlinestörung auftritt (vgl. S. 98 und S. 129) ist hinsichtlich der Emotionalität und Beziehungsfähigkeit eine grundlegend andere. Sie kann hier nicht ausführlich diskutiert werden (entsprechende behandlungstechnische Hinweise bei Kernberg 1983; Rohde-Dachser 1980, 1982, 1986; Quint 1982). Borderlinepatienten – auch wenn sie unter ausgeprägten Zwangssymptomen leiden – begegnen dem Therapeuten meist mit intensiver zwiespältiger Affektivität (vgl. Patient D und Patientinnen I und J). Die emotionale Differenzierung („Erschließen" der Gefühlswelt in ihrer Vielfalt und ihrem intersubjektiven Gehalt) ist jedoch vergleichsweise mangelhaft. Sie stellen zum Therapeuten eine intensive, aber labile Beziehung her (ausgeprägte Konflikte zwischen Liebe und Haß, Nähe und Distanz, Symbiosewünschen und der Neigung, die Beziehung zu zerstören).

Betrachten wir zusammenfassend die in der untersuchten Patientengruppe auftauchenden therapeutischen Probleme, so zeigt sich, daß alle beschriebenen Untergruppen – so verschieden sie auch sein mögen – erhebliche Schwierigkeiten in der emotionalen Kommunikation haben und eine personale intersubjektive Beziehung nur schwer gestalten und leben können. Die anthropologisch begründete Fähigkeit des Menschen zur Reflexion kann durch einseitiges Überwiegen derselben zu einem fundamentalen Mißverhältnis zwischen Reflexion und Erleben (Emotionalität) führen. Die antinomische Strukturierung von „Reflexion" (Geist, Logos) und „Erleben" (Emotionalität, Antilogos) zieht sich wie ein roter Faden durch jede Behandlung von Zwangskranken. In der intersubjektiven Beziehung zwischen Therapeut und Patient spielt die Dialektik von Bestätigung (Anerkennung) und Nichtung eine zentrale Rolle. Sie entspringt aus anthropologischer Sicht der humanen Todeserfahrung. Die Reflexion stellt einen Bewältigungsversuch derselben dar. Dieser ist zunehmend zum Scheitern verurteilt, wenn gleichzeitig Erleben, Kommunikation und zwischenmenschliche Beziehungen (Intersubjektivität) eingeschränkt werden.

# 7 Zusammenfassung

Seit Beginn dieses Jahrhunderts gibt es in der psychiatrischen, psychoanalytischen und psychosomatischen Literatur Berichte und Grundsatzdiskussionen über den Zusammenhang von Zwangssyndromen und psychosomatischen Krankheiten. Bisher lagen zu diesem Thema jedoch noch keine systematischen empirischen Untersuchungen an einer größeren Patientengruppe vor. Die vorliegende Studie versucht, diese Lücke zu schließen.

Einleitend werden die Probleme der Definition, Klassifikation und Nosologie von Zwangserscheinungen eingehend diskutiert, insbesondere die Unterscheidung von Zwangssyndrom und Zwangsstruktur (Zwangscharakter, zwanghafte Persönlichkeit). Es folgt ein ausführlicher Literaturüberblick über Publikationen, die sich bisher mit dem Zusammenhang von Zwangssymptomen und psychosomatischen Krankheiten auseinandersetzten.

Das Kernstück der vorliegenden Arbeit bildet eine empirische Untersuchung an 108 Patienten des Instituts für Psychotherapie und Medizinische Psychologie der Universität Würzburg. Alle Patienten litten zum Zeitpunkt der Befunderhebung unter manifesten Zwangssymptomen. Kranke mit schizophrenen Psychosen und hirnorganischen Störungen wurde nicht mit einbezogen. Entsprechend der Klientel der Institution (psychotherapeutische Ambulanz) handelte es sich überwiegend um neurotisch und psychosomatisch Kranke sowie Patienten mit Störungen im Grenzbereich von Neurose und Psychose (z. B. Borderlinesyndrome). Im Mittelpunkt des Forschungsanliegens stand die Frage, welche psychosomatischen Krankheiten wie häufig gemeinsam mit Zwangssyndromen auftraten und in welchem Kontext diese Störungen mit der Lebensgeschichte (Biographie) und der Kommmunikation dieser Patienten standen. Die Forschungsmethode ist eine phänomenologisch-anthropologische, unter Einbeziehung biographisch-lebensgeschichtlicher und hermeneutischer Zugangsweisen.

Es ergaben sich zusammengefaßt folgende Ergebnisse: von den 59 männlichen und 49 weiblichen Zwangskranken waren 35 (32,4 %) frei von psychosomatischen Symptombildungen, während 73 (67,6 %) über solche klagten. Die 108 Patienten wurden unter klinisch-phänomenologischen Aspekten in folgende 7 Untergruppen eingeteilt (Häufigkeitsangaben in Klammern): „typische" Zwangsneurose (13 Patienten), phobisch-anankastisches Syndrom (14), anankastische Depression (3), Zwangssyndrome bei psychischen Störungen im Grenzbereich von Neurose und Psychose (5), Zwangssyndrome bei psychosomatischen Krankheiten im engeren Sinne (28), Zwangssyndrome mit funktionellen

Syndromen oder Schmerzsyndromen (34), psychosenahe Mischbilder mit Zwangssyndrom und psychosomatischen Symptomen als Leitsymptomatik (11).

Unter den psychosomatischen Krankheiten im engeren Sinne waren folgende besonders häufig: Eßstörungen (13), Ulcus pepticum (7) und extrapyramidal-motorische Störungen (13). Diese 3 Syndromgruppen lassen sich weiter differenzieren in: Anorexia nervosa (10), Bulimie (3), Ulcus ventriculi (2), Ulcus duodeni (5), Tic (3), Torticollis spasticus (3) und Schreibkrampf (7). Die Diagnose einer Hyperthyreose wurde bei den untersuchten 108 Patienten überhaupt nicht gestellt, die der essentiellen Hypertonie, primär chronischen Polyarthritis (PCP) und Neurodermitis nur einmal. Asthma bronchiale, Colitis ulcerosa und M. Crohn begleiteten das Zwangssyndrom bei jeweils 2 Patienten. Bei den funktionellen Störungen waren das Herz-Kreislauf-System (32), der Magen (18), die Sexualorgane (18) und der Darm (10) besonders häufig betroffen, während funktionelle Atemstörungen nur bei einem Patienten vorkamen. Unter den Schmerzsyndromen waren Migräne und Kopfschmerzen am häufigsten.

In einem anthropologisch-integrativen Erklärungsversuch werden die Störung im Zeiterleben und die Bindung in räumlichen Strukturen (Ordnung) bei der Deutung des Zwangs in den Mittelpunkt gerückt. Für den psychosomatisch/somatopsychischen Zusammenhang erscheinen Zeit und Intersubjektivität als wesentliche Vermittler von Leib und Seele. Abschließend wird der therapeutische Zugang zu Zwangskranken mit psychosomatischen Krankheiten diskutiert, wobei die Einschränkung der emotionalen Wahrnehmungs- und Ausdrucksfähigkeit, die meist zum Scheitern verurteilten Bewältigungsversuche durch Reflexion (Zweifeln) und die Möglichkeiten und Grenzen der intersubjektiven Beziehung bedeutsam erscheinen. Therapeutische Fortschritte erfolgen hier meist durch Erweckung der Emotionalität und durch Erweiterung der Beziehungs- und Kommunikationsmöglichkeiten.

# Literaturverzeichnis


Abraham K (1921) Beitrag zur Tic-Diskussion. Int Z Psychoanal 7:393–395
Adler R (1986) Konversion. In: Uexküll T von et al (Hrsg) Psychosomatische Medizin, 3. Aufl. Urban & Schwarzenberg, München Wien Baltimore, S 481–488
Ahrens S (1983) Die psychosomatische Persönlichkeitsstruktur – Faktum oder Fiktion? Fortschr Neurol Psychiatr 51:409–426
Ahrens S, Deffner G (1985) Alexithymie – Ergebnisse und Methodik eines Forschungsbereiches der Psychosomatik. Psychother Med Psychol 35:147–159
Akhtar S, Wig NN, Varma VK, Pershad D, Verma SK (1975) A Phenomenological Analysis of Symptoms in Obsessive-Compulsive Neurosis. Br J Psychiatry 127:342–348
Alexander F (1927) Zur Theorie der Zwangsneurosen und der Phobien. Int Z Psychoanal 13:20–35
Alexander F (1971) Psychomatische Medizin. Grundlagen und Anwendungsgebiete, 2. Aufl., De Gruyter, Berlin New York
Amitai M (1977) Die Zwangsneurose. Die Bedeutung der Objektdistanz für ihre Behandlung. Psyche 31:385–398

Baba K (1976) Anorexia nervosa – einige Betrachtungen zur Psychogenese und Psychotherapie. Z Psychosom Med Psychoanal 22:267–277
Baeyer W von (1955) Der Begriff der Begegnung in der Psychiatrie. Nervenarzt 26:369–376
Baeyer W von (1977) Die Rolle der Psychopathologie. In: Vogel T, Vliegen J (Hrsg) Diagnostische und therapeutische Methoden in der Psychiatrie. Thieme, Stuttgart, S 11–22
Bally G (1959) Die Psychoanalyse Sigmund Freuds. In: Frankl VE, Gebsattel VE von, Schultz JH (Hrsg) Handbuch der Neurosenlehre und Psychotherapie, Bd III. Urban & Schwarzenberg, München Berlin, S. 1–158
Basler HD, Otte H, Schwoon DR (1978) Verhaltenstherapie bei internistischen Erkrankungen. Therapiewoche 28:8116–8143
Bauer M, Bosch G, Freyberger H et al (1980) Psychiatrie. Psychosomatik. Psychotherapie, 3. Aufl. Thieme, Stuttgart New York
Baumeyer F (1962) Neurosestrukturen bei 500 Patienten. Erfahrungen über die Behandlung psychogener Erkrankungen in Berlin. Z Psychosom Med 8:167–183
Baumeyer F (1966) Der psychogene akute Herzanfall. Psychosom Med 12:12–26
Beck D (1973a) Zwangserscheinungen bei funktionellen und psychosomatischen Störungen. Prax Psychother 18:17–24
Beck D (1973b) Psychodynamische Aspekte des Symptomwandels. Z Psychother Med Psychol 23:108–115
Beck D (1985) Krankheit als Selbstheilung. Wie körperliche Krankheiten ein Versuch zur seelischen Heilung sein können. Suhrkamp, Frankfurt am Main
Becker PW (1980) Persönlichkeit und Neurosen in der Zwillingsforschung. Ein historischer Überblick. In: Heigl-Evers A, Schepank H (Hrsg) Ursprünge seelisch bedingter Krankheiten. Eine Untersuchung an 100 + 9 Zwillingspaaren mit Neurosen und psychosomatischen Erkrankungen, Bd I: Wege, Probleme und Methoden. Vandenhoeck & Ruprecht, Göttingen, S 9–218
Beech HR (ed) (1974) Obsessional States, Methuen, London

Behar D, Rapoport JL, Berg CJ et al (1984) Computerized Tomography and Neuropsychological Test Measures in Adolescents with Obsessive-Compulsive Disorder. Am J Psychiatry 141:363–368

Benedetti G (1972) Zwangserscheinungen bei neurotischen Entwicklungen – Dynamik und Struktur der Zwangsphänomene. Prax Psychother 16:192–203

Benedetti G (1977) Das Borderline-Syndrom. Ein kritischer Überblick zu neueren psychiatrischen und psychoanalytischen Auffassungen. Nervenarzt 48:641–650

Benedetti G (1978) Psychodynamik der Zwangsneurose. Wissenschaftliche Buchgesellschaft, Darmstadt

Benedetti G (1980) Beitrag zum Problem der Alexithymie. Nervenarzt 51:534–541

Benos J, Dickschas A, Schmidt H (1977) Zwangskrankheit bei ungewöhnlich verlaufender zentraler Neurofibromatose. Nervenarzt 48:437–440

Ben-Tovim D, Marilov V, Crisp AH (1979) Personality and mental state (PSE) within anorexia nervosa. J Psychosom Res 23:321–325

Bergler E (1936) Bemerkungen über eine Zwangsneurose in ultimis (Vier Mechanismen des narzißtischen Lustgewinns im Zwang). Int Z Psa 22:238–248

Bertalanffy L von (1964) The mind-body-problem: A new view. Psychosom Med 26:29–45

Binswanger L (1944) Der Fall Ellen West. Schweiz Arch Neurol Neurochir Psychiatr 53:255–277, 54:330–360

Birbaumer N (1974) Genese und Therapie von „Zwangsverhalten" in der Sicht der experimentellen Lernpsychologie. In: Hahn P, Stolze H (Hrsg) Zwangssyndrome und Zwangskrankheit. Lehmanns, München, S 64–72

Bjarsch H (1967) Das Problem der anankastischen Wiederholungen in kybernetischer Sicht. Med. Dissertation, Universität Münster

Bjarsch H (1969) Kybernetische Aspekte bei anankastischen Wiederholungen. Z Psychother Med Psychol 19:58–66

Bjarsch H (1971) Über die Häufigkeit von Uterusmyomen bei anankastischem Syndrom. Nervenarzt 42:217–218

Bjarsch H (1972) Beitrag zur Problematik der Touretteschen Krankheit. Nervenarzt 43:94–97

Bjarsch H, Stauber M (1973) Koincidenz von Zwangssymptomen und Uterusmyomen. Nervenarzt 44:310–313

Blankenburg W (1974) Grundsätzliches zur Konzeption einer „anthropologischen Proportion". Z Klin Psychol Psychother 20:322–333

Blankenburg W (1978a) Die Grundprobleme der Psychopathologie. Nervenarzt 49:140–146

Blankenburg W (1978b) Was heißt „anthropologische Psychiatrie"? In: Kraus A (Hrsg) Leib Geist Geschichte. Brennpunkte anthropologischer Psychiatrie. Hüthig, Heidelberg, S 15–28

Blankenburg W (1981a) Nomothetische und idiographische Methodik in der Psychiatrie. Schweiz Arch Neurol Neurochir Psychiatr 128:13–20

Blankenburg W (1981b) Wie weit reicht die dialektische Betrachtungsweise in der Psychiatrie? Z Klin Psychol Psychother 29:45–66

Blankenburg W (1982) Körper und Leib in der Psychiatrie. Schweiz Arch Neurol Neurochir Psychiatr 131:13–39

Blankenburg W (1983a) Anthropologisch orientierte Psychiatrie. In: Peters UH (Hrsg) Psychiatrie, Bd 2. Beltz, Weinheim Basel, S 172–187 (Kindlers Psychologie des 20. Jahrhunderts)

Blankenburg W (1983b) Der Leib als Partner. Psychother Med Psychol 33:206–212

Böning J (1985) Das Krankheitsbild der Anorexia nervosa als „universalgenetisches" psychosomatisches Modell einer integrativen Psychopathologie. In: Bühler K-E, Weiß H (Hrsg) Kommunikation und Perspektivität. Beiträge zur Anthropologie aus Medizin und Geisteswissenschaften. Festschrift für Dieter Wyss zum 60. Geburtstag. Königshausen & Neumann, Würzburg, S. 251–272

Bonhoeffer K (1940) Störung des Zeiterlebens als Migräneäquivalent. Nervenarzt 13:154–156

Boor W de (1949) Die Lehre vom Zwang. Sammelbericht über die Jahre 1918 bis 1947. Fortschr Neurol Psychiatr 17:49–85

Boor W de, Spiegelhoff W, Stammler A (1952) Zur Psychopathologie, Pathophysiologie und Morphologie atypischer hirnatrophischer Prozesse. Ein Beitrag zur Lehre vom Zwang. Arch Psychiat Nervenkr 188:51–71

Boss M (1962) Lebensangst, Schuldgefühle und psychotherapeutische Befreiung. Huber, Bern

Boss M (1985) Psychosomatische Medizin: Wissenschaft oder Magie? Philosophische Grundlagen einer „psychosomatischen Medizin". Daseinsanalyse 2:107–119

Bräutigam W (1954) Grundlage und Erscheinungsweisen des Torticollis spasticus. Nervenarzt 25:451

Bräutigam W (1958) Zur Phänomenologie der erotischen und sexuellen Liebe und ihrer Perversionen. Nervenarzt 29:53–59

Bräutigam W (1961) Psychotherapie in anthropologischer Sicht. Enke-Verlag, Stuttgart

Bräutigam W (1972) Die sexuellen Verirrungen. In: Kisker KP, Meyer JE, Müller M, Strömgren E (Hrsg) Psychiatrie der Gegenwart, Forschung und Praxis, 2. Aufl, Bd II/Teil 1, Springer, Berlin Heidelberg New York, S 523–586

Bräutigam W (1978) Reaktionen – Neurosen – Abnorme Persönlichkeiten. Seelische Krankheiten im Grundriß. Thieme, Stuttgart

Bräutigam W (1979) Sexualmedizin im Grundriß. Eine Einführung in Klinik, Theorie und Therapie der sexuellen Konflikte und Störungen, 2. Aufl, Thieme, Stuttgart

Bräutigam W (1980) Medizinisch-psychologische Anthropologie. Wissenschaftliche Buchgesellschaft, Darmstadt (Wege der Forschung, Bd 128)

Bräutigam W, Christian P (1986) Psychosomatische Medizin, 4. Aufl, Thieme, Stuttgart New York

Brickner RM, Rosner A, Munro R (1940) Physiological aspects of the obsessive state. Psychosom Med 2:369–383

Bumke O (1906) Was sind Zwangsvorgänge? Halle

Bürger-Prinz H (1930) Kasuistischer Beitrag zum Zwangsproblem. Nervenarzt 3:697–703

Buytendijk FJJ (1956) Allgemeine Theorie der menschlichen Haltung und Bewegung. Springer, Berlin Göttingen Heidelberg

Buytendijk FJJ, Christian P (1963) Kybernetik und Gestaltkreis als Erklärungsprinzipien des Verhaltens. Nervenarzt 34:97–104

Buytendijk FJJ (1967) Prolegomena einer anthropologischen Physiologie. Otto Müller, Salzburg


Cantwell DP, Sturzenburger S, Burroughs J et al (1977) Anorexia nervosa – an affective disorder. Arch Gen Psychiatry 34:1087–1093

Capstick N, Seldrup J (1973) Phenomenological Aspect of Obsessional Patients Treated with clomipramine. Br J Psychiatry 122:719–720

Celerier MC (1977) La boulimie compulsionelle Topique. Rev Freudienne 7:95–115

Christian P (1952) Das Personenverständnis im modernen medizinischen Denken. Mohr (Paul Siebeck), Tübingen

Christian P (1953) Über „Leistungsanalyse" dargestellt an Beispielen aus der Willkürmotorik. Nervenarzt 24:10–16

Christian P (1975) Grundlagen der Psychosomatik. Z Klin Psychol Psychother 23:303–308

Christian P (1986) Moderne Handlungstheorien und der „Gestaltkreis". Ein Beitrag zum Werk von Viktor von Weizsäcker mit klinischen Beispielen zum Verständnis psychosomatischer Störungen. Prax Psychother Psychosom 31:78–86

Clancy J, Norris A (1961) Differentiating-Variables: Obsession-Compulsive neurosis and anorexia nervosa. Am J Psychiatry 118:58–60

Cobb J, Marks IM (1979) Morbid Jealousy featuring as obsessive-compulsive neurosis: treatment by behavioural psychotherapy. Br J Psychiatry 134:301–305

Cohn EM, Lederman II (1970) Regional Enteritis and its Relation to Emotional Disorders. Am J Gastroenterol 54:378–387

Condrau G (1960/61) Psychotherapie eines Schreibkrampfes. Z Psychosom Med 7:255–267

Condrau G (1966) Das Problem des Krankheits- und Symptomwandels in der Psychotherapie, mit besonderer Berücksichtigung psychosomatischer Erkrankungen. Ther Umsch 23:240–246

Condrau G (1974) Einführung in die Psychotherapie. Geschichte, Schulen und Methoden, Praktische Arbeit und konkrete Fälle. Kindler, München

Condrau G (1975) Medizinische Psychologe. Psychosomatische Krankheitslehre und Therapie. Kindler, München

Condrau G (1976) Angst und Schuld als Grundprobleme der Psychotherapie, 2. Aufl, Suhrkamp, Frankfurt am Main

Condrau G (1983) Daseinsanalytische „Psychosomatik". In: Hahn P (Hrsg) Psychosomatik, Bd. 1. Beltz, Weinheim Basel, S 203–214 (Kindlers Psychologie des 20. Jahrhunderts)

Condrau G (1985) Philosophie und anthropologische Grundlagen der Daseinsanalyse. Daseinsanalyse 2:189–296

Cooper J (1970) The Leyton obsessional inventory. Psychol Med 1:48–64

Cremerius J (1954/55) Rheumatische Muskel- und Gelenkerkrankungen als funktionelles Geschehen. Z Psychosom Med 8:173–181

Cremerius J (1965) Zur Prognose der Anorexia nervosa (13 fünfzehn- bis achtzehnjährige Katamnesen psychotherapeutisch unbehandelter Fälle) Arch Psychiatr u. Z Gesamte Neurol 207:378–393

Cremerius J (1977) Ist die „psychosomatische Struktur" der französischen Schule krankheitsspezifisch? Psyche 31:293–317

Cremerius J (1978) Zur Theorie und Praxis der Psychosomatischen Medizin. Suhrkamp, Frankfurt am Main

Crisp AH, Hsu LKG, Harding B, Hartshorn J (1980) Clincal Features of Anorexia nervosa. J Psychosom Res 24:179–191

Csef H (1985a) Zum Zeiterleben von Zwangskranken. In: Bühler KE, Weiß H (Hrsg) (1985) Kommunikation und Perspektivität. Beiträge zur Anthropologie aus Medizin und Geisteswissenschaften. Festschrift für Dieter Wyss zum 60. Geburtstag. Königshausen & Neumann, Würzburg, S 117–138

Csef H (1985b) Integrierte Psychosomatik bei Vertretern der Medizinischen Anthropologie. Nervenheilkunde 4:238–243

Csef H (1985c) Herzangst-Syndrome. Die ätiologische Bedeutung von Orientierungskrisen und Orientierungskonflikten und ihre Konsequenzen für die therapeutische Praxis. Z Psychosom Med Psychoanal 31:320–338

Csef H (1986) Spätschicksale psychotherapeutisch unbehandelter Herzphobien. In: Nutzinger DO et al (Hrsg) Herzphobie. Enke, Stuttgart, S 172–181

Csef H (im Druck) Anorexia nervosa mit Erstmanifestation im Erwachsenenalter – Unterschiede zur Pubertätsmagersucht und therapeutische Konsequenzen

Csef H, Wyss D (1985) Die Bedeutung von Bindung und Trennung für die Entstehung von Krankheiten. Nervenarzt 56:245–251


Dally P (1969) Anorexia nervosa. William Heinemann Medical Books Ltd, London

Delkeskamp H (1965) Langstrecken-Katamnesen von Zwangsneurosen. Acta Psychiatr Scand 41:564–581

Delkeskamp H, Meyer JE (1967) Zum Problem der symbiotischen Neurose. Entstehungsbedingungen eines zwangsneurotischen „Endzustandes". Z Psychosom Med Psychoanal 13:133–159

Deutsch H (1925) Zur Psychogenese eines Ticfalles. Int Z Psychoanal 11:325–332

Devereux G (1967) Angst und Methode in den Verhaltenswissenschaften. Hanser, München

Diagnostisches und Statistisches Manual psychischer Störungen (DSM III). (1984) Dt. Bearb. u. Einf. v. Koehler F und Saß H, Beltz, Weinheim Basel

Diederichs P, Günthert E-A (1986) Psychosomatische Aspekte in der Urologie. In: Uexküll T von (Hrsg) Psychosomatische Medizin, 3. Aufl. Urban & Schwarzenberg, München Wien Baltimore, S 1038–1044

Diederichs P, Kinsky-Krüger R (1983) Urologische Psychosomatik. In: Studt HH (Hrsg) Psychosomatik in Forschung und Praxis. Urban & Schwarzenberg, München, S 359 ff

Dietrich H (1966) Anankastische Eifersucht. Int J Neuropsychiatry 2:98

Ditfurth H von (1953) Pathologische Stoffwechselbefunde bei Zwangskranken. Nervenarzt 24:204

Docherty JP, Ellis J (1976) A new concept and finding in morbid jealousy. Am J Psychiatry 133:679–683

Dowson JH (1977) The Phenomenology of Severe Obsessive-Compulsive Neurosis. Br J Psychiatry 131:75–78

Du Bois FS (1949) Compulsion neurosis with cachexia (anorexia nervosa). Am J Psychiatry 106:107-115
Dührssen A (1985) Die „kognitive Wende" in der Verhaltenstherapie - Eine Brücke zur Psychoanalyse? Nervenarzt 56:479-484


Eggers C (1968) Zwangszustände und Schizophrenie. Fortschr Neurol Psychiatr 36:576-589
Eicher W (1977) Die sexuelle Erlebnisfähigkeit und die Sexualstörungen der Frau. Leitfaden für die ärztliche Praxis, 2. neubearbeitete und erweiterte Aufl. Gustav Fischer, Stuttgart New York
Eicher W (1980) Sexualmedizin in der Praxis. Gustav Fischer, Stuttgart
Eichfelder J (1973) Kritik der psychosomatischen Untersuchungsergebnisse Franz Alexanders. Dissertation, Universität Würzburg
Engel GL, Schmale AH (1969) Eine psychoanalytische Theorie der somatischen Störung. Psyche 33:241-261
Engel GL (1977) The need for a new medical model: a challenge for biomedicine. Science 196: 129-136. (Dt. In: Keupp H (Hrsg) (1979) Normalität und Abweichung. Fortsetzung einer notwendigen Kontroverse. Urban & Schwarzenberg, München)
Ermann M (1985) Ansatz und Technik der psychoanalytischen Borderline-Behandlung. Prax Psychother Psychosom 30:243-253


Federn P (1933) Die vier Frongesetze der Zwangsneurose. Int Z Psychoanal 19:616-620
Federn P (1940) Hysterie und Zwang in der Neurosenwahl. Int Z Psychoanal 25:245-263
Feer H (1973) Zwang und Schizophrenie. Bibliotheca Psychiatrica No 150. S Karger, Basel München Paris London New York Sydney
Feiereis H (1986a) Colitis ulcerosa. In: Uexküll T von (Hrsg) Psychosomatische Medizin, 3. Aufl. Urban & Schwarzenberg, München Wien Baltimore, S 783-797
Feiereis H (1986b) Morbus Crohn. In: Uexküll T von (Hrsg) Psychosomatische Medizin, 3. Aufl. Urban & Schwarzenberg, München Wien Baltimore, S 789-814
Fenichel O (1980, [1]1931) Perversionen, Psychosen, Charakterstörungen. Psychoanalytische Spezielle Neurosenlehre. Wissenschaftliche Buchgesellschaft, Darmstadt
Fenichel O (1982, [1]1931) Hysterien und Zwangsneurosen. Wissenschaftliche Buchgesellschaft, Darmstadt
Fenton WS, McGlashan TH (1986) The Prognostic Significance of Obsessive-Compulsive Symptoms in Schizophrenia. Am J Psychiatry 143:437-441
Ferenczi S (1921) Psychoanalytische Betrachtungen über den Tic. Int J Psychoanal 7:33-62
Ferner J (1983) Lerntheoretische Forschungsansätze. In: Hahn P (Hrsg) Psychosomatik, Bd 1. Beltz, Weinheim Basel, S 78-87 (Kindlers Psychologie des 20. Jahrhunderts)
Fichter MM (1985) Magersucht und Zwangsneurose. Eine empirische Untersuchung. In: Fichter MM Magersucht und Bulimia. Empirische Untersuchungen zur Epidemiologie, Symptomatologie, Nosologie und zum Verlauf. Springer, Berlin Heidelberg New York Tokyo, S 201-211
Flor-Henry P, Yeudall LT, Koles ZJ, Howartz BG (1979) Neuropsychological and Power Spectral EEG Investigations of the Obsessive-Compulsive Syndrome. Biol Psychiatry 14/1:119-130
Ford CV, Glober GA, Castelnuovo-Tedesco P (1969) A Psychiatric Study of Patients With Regional Enteritis. JAMA 108:311-315
Franks C (1984) New developments in behavior therapy. Haworth, New York
Freud A (1966) Obsessional neurosis: a summary of psycho-analytic views as presented at the congress. Int J Psychoanal 47:116-122
Freud S (1894) Die Abwehr-Neuropsychosen. Gesammelte Werke, Bd 1. Fischer, Frankfurt am Main, S 57
Freud S (1898) Die Sexualität in der Ätiologie der Neurosen, GW, Bd 1, S 489
Freud S (1908) Charakter und Analerotik. GW, Bd 1, S 201
Freud S (1909) Bemerkungen über einen Fall von Zwangsneurose. GW, Bd 7, S 379
Freud S (1912/13) Totem und Tabu. GW, Stud Bd 9, S. 287
Freud S (1913) Die Disposition zur Zwangsneurose. GW, Bd 8, S 441

Freud S (1915) Die Verdrängung. GW, Bd 10, S 247

Freud S (1916) Mythologische Parallele zu einer plastischen Zwangsvorstellung. GW, Bd 10, S 397

Freud S (1919) Wege der psychoanalytischen Therapie. GW, Bd 12, S. 181

Freud S (1923) Das Ich und das Es. GW, Bd 13, S 235

Freud S (1923) Eine Teufelsneurose im siebzehnten Jahrhundert. GW, Bd 13, S 315

Freud S (1924) Das ökonomische Problem des Masochismus. GW, Bd 13, S. 369

Freud S (1926) Hemmung, Symptom und Angst. GW, Bd 14, S. 111


Gebsattel VE von (1938) Die Welt des Zwangskranken. Monatsschr Psychiatr Neurol 99:10–74

Gebsattel VE von (1952/53) Geschlechtsleib und Geschlechtstrieb. Bemerkungen zu einer Anthropologie des Geschlechtslebens. Psyche 6:615–630

Gebsattel VE von (1954) Prolegomena einer medizinischen Anthropologie. Springer, Berlin Göttingen Heidelberg

Gebsattel VE von (1959) Die anankastische Fehlhaltung. In: Frankl VE, Gebsattel VE von, Schultz JH (Hrsg) Handbuch der Neurosenlehre und Psychotherapie, Bd 2: Spezielle Neurosenlehre. Urban & Schwarzenberg, München Berlin, S. 125–142

Gentry W (Ed) (1984) Handbook of behavioral medicine. Guilford, New York

Gerhard V (1981) Zur Diagnose und Bedeutung von Zwangsphänomenen. Beltz, Weinheim Basel

Gerlinghoff M, Schwarz D (1972) Verhaltenstherapeutische Ansätze zur Behandlung zwangskranker Patienten in der Klinik. Nervenarzt 43:124–129

Giese H (1959) Perverse Fehlhaltungen. In: Frankl VE, Gebsattel VE von, Schultz JH (Hrsg) Handbuch der Neurosenlehre und Psychotherapie, Bd 2: Spezielle Neurosenlehre. Urban & Schwarzenberg, München Berlin, S 213–245

Gittleson NL (1966a) The Phenomenology of Obsessions in Depressive Psychosis. Br J Psychiatry 112:261–264

Gittleson NL (1966b) The Fate of Obsessions in Depressive Psychosis. Br J Psychiatry 112:705–708

Gittleson NL (1966c) Depressive Psychosis in the Obsessional Neurotic. Br J Psychiatry 112:883–887

Gittleson NL (1966d) The Relationship between Obsessions and Suicidal Attempts in Depressive Psychosis. Br J Psychiatry 112:889–890

Glatzel J (1978) Allgemeine Psychopathologie. Enke, Stuttgart

Glatzel J (1981) Spezielle Psychopathologie. Enke, Stuttgart

Glover E (1935) Das Problem der Zwangsneurose. Int J Psychoanal 21:235–248

Göppert H (1960a) Zur Psychopathologie der Zwangskrankheit. Jahrb Psychol Psychother Med Anthropol 7:38–47

Göppert H (1960b) Phänomenologie und Prognose der Zwangskrankheit. Z Psychosom Med 12:111–118

Göppert H (1960c) Zwangskrankheit und Depersonalisation. Karger, Basel

Göppert H (1964) Zwang und Zwangsneurose Z Psychother Med Psychol 14:87–95

Goldstein K (1924) Über die gleichartige funktionelle Bedingtheit der Symptome bei organischen und psychischen Krankheiten; im besonderen über den funktionellen Mechanismus der Zwangsvorgänge. Monatsschr Psychiatr Neurol 57:191–209

Goldstein K (1934) Der Aufbau des Organismus. Eine Einführung in die Biologie unter besonderer Berücksichtigung der Erfahrungen am kranken Menschen. Martinus Nijhoff, Haag

Golling H, Schmauss M (1985) Zusammenhang zwischen Zwang und Schizophrenie. MMW 127:635–637

Greenacre P (1923) A study of mechanism of obsessive-compulsive conditions. Am J Psychiatry 2:527–538

Griesinger W (1868/69) Über einen wenig bekannten psychopathischen Zustand. Arch Psychiatr 1:626–635

Grimshaw L (1964) Obsessional Disorder and Neurological Illness. J Neurol Neurosurg Psychiatry 27:229–231

Grinberg L (1966) The Relationship between obsessive Mechanism and a State of Self Disturbance: Depersonalization. Int J Psychoanal 47:177–183

Guntern G (1980) Die Kopernikanische Wende in der Psychotherapie: Der Wandel vom psychoanalytischen zum systemischen Paradigma. Familiendynamik 5:2–42

Häuser W (1985) Psychosomatik und Epistemologie. Grundlagen und Wandlungen des Konzepts Psychosomatik. Z Klin Psychol Psychopathol Psychother 33:197–207

Hahn P (1971) Der Herzinfarkt in psychosomatischer Sicht. Vandenhoeck & Ruprecht, Göttingen

Hahn P (1983a) Klinisch-biographische Ansätze. In: Hahn P (Hrsg) Psychosomatik, Bd 1. Beltz, Weinheim Basel, S 34–42 (Kindlers Psychologie des 20. Jahrhunderts)

Hahn P (1983b) Konversion. In: Hahn P (Hrsg) Psychosomatik, Bd 1. Beltz, Weinheim Basel, S 116–126 (Kindlers Psychologie des 20. Jahrhunderts)

Hahn P (1983c) Interdisziplinarität und Psychosomatische Medizin. In: Hahn P (Hrsg) Psychosomatik, Bd 1. Beltz, Weinheim Basel S 296–300 (Kindlers Psychologie des 20. Jahrhunderts)

Hahn (1983d) Herz-Kreislauf-Erkrankungen. In: Hahn P (Hrsg) Psychosomatik, Bd 1. Beltz, Weinheim Basel, S 341–377 (Kindlers Psychologie des 20. Jahrhunderts)

Hahn P (Hrsg) (1985) Psychosomatische Medizin. Wissenschaftliche Buchgesellschaft, Darmstadt

Hahn P (1986) Viktor von Weizsäcker und die Psychoanalyse. Forum Psychoanal 2:162–166

Halmi KA (1974) Anorexia Nervosa. Demographic and Clinical Features in 94 Cases. Psychosom Med 36:18–26

Halmi KA, Broadland G, Lony J (1973) Prognosis in anorexia nervosa. Ann Intern Med 78:707–709

Hand I (1982) Multimodale Verhaltenstherapie bei Zwängen. In: Helmchen H, Linden M, Rüger U (Hrsg) Psychotherapie in der Psychiatrie. Springer, Berlin Heidelberg New York, S 231–239

Hand I (1986) Verhaltenstherapie und kognitive Therapie in der Psychiatrie. In: Kisker KP, Lauter H, Meyer J-E, Müller C, Strömgren E (Hrsg) Psychiatrie der Gegenwart, 3. Aufl, Bd 1: Neurosen, Psychosomatische Erkrankungen, Psychotherapie. Springer, Berlin Heidelberg New York Tokyo, S 277–306

Hand I, Zaworka W (1982) An Operationalized Multisymptomatic Model of Neuroses (OM-MON): Toward a Reintegration of Diagnosis and Treatment in Behaviour Therapy. Arch Psychiatr Nervenkr 232:359–379

Hartmann F (1984) Patient, Arzt und Medizin. Beiträge zur ärztlichen Anthropologie. Vandenhoeck & Ruprecht, Göttingen

Heigl-Evers A (1981) Beziehungsdynamik bei Zwillingen. In: Heigl-Evers A, Schepank H (Hrsg) Ursprünge seelisch bedingter Krankheiten. Eine Untersuchung an 100 + 9 Zwillingspaaren mit Neurosen und psychosomatischen Erkrankungen, Bd II: Ergebnisse. Vandenhoeck & Ruprecht, Göttingen, S 512–618

Heigl-Evers A, Schepank H (Hrsg) (1980/81) Ursprünge seelisch bedingter Krankheiten. Eine Untersuchung an 100 + 9 Zwillingspaaren mit Neurosen und psychosomatischen Erkrankungen. Bd I und II. Vandenhoeck & Ruprecht, Göttingen

Helmchen M, Kielholz P, Brooke E, Sartorius N (1973) Zur Klassifikation neurotischer und psychosomatischer Störungen. Nervenarzt 44:292–299

Helmchen H, Rüger U (1980) Neurosen und psychosomatische Erkrankungen als klassifikatorisches und diagnostisches Problem. Z Psychosom Med Psychoanal 26:205–216

Henkel D, Schmook C, Bastine R (1972) Verhaltenstherapeutische Behandlung eines zwangsneurotischen Patienten. Prax Psychother 17:236–248

Herrmann JM, Radvilla A, Uexküll T von (1986) Das Hyperventilationssyndrom. In: Uexküll T von (Hrsg) Psychosomatische Medizin, 3. Auf. Urban & Schwarzenberg, München Wien Baltimore, S 535–542

Hicklin A (1982) Begegnung und Beziehung. Ein Versuch, zu umschreiben, was Frei-sein in Beziehungen sein könnte. Benteli, Bern

Hicklin A (1984) Von der unausweichlichen Situation des Menschen, in Beziehung zu stehen, und der Schwierigkeit, in ihr frei zu sein. Daseinsanalyse 1:245–263

Hirschmüller A, Bartels M (1982) Ein Fall von Gilles de la Tourette-Syndrom mit starken Mutilationstendenzen. Nervenarzt 53:670–673

Hodgson RJ,Rachman S (1977) Obsessional compulsive complaints. Behav Res Ther 15:389–395
Hoefer G (1964) Zum Problem der Maladie Gilles de la Tourette. Jahrb Psychol Psychother Med Anthropol 12:46–52
Hoffmann SO (1983a) Die Zwangsneurose. In: Peters UH (Hrsg) Psychiatrie, Bd 2. Beltz, Weinheim Basel, S 221–239 (Kindlers Psychologie des 20. Jahrhunderts)
Hoffmann SO (1983b) Der Zwangscharakter. In: Peters UH (Hrsg) Psychiatrie, Bd 2. Beltz, Weinheim Basel, S 240–247 (Kindlers Psychologie des 20. Jahrhunderts)
Hoffmann SO (1986) Psychoneurosen und Charakterneurosen. In: Kisker KP, Lauter H, Meyer J-E, Müller C, Strömgen E (Hrsg) Psychiatrie der Gegenwart, 3. Aufl, Bd 1: Neurosen, Psychosomatische Erkrankungen, Psychotherapie. Springer, Berlin Heidelberg New York Tokyo, S 29–62
Hsu LKG, Crisp AH, Harding B (1979) Outcome of anorexia nervosa. Lancet I:61–65
Huebschmann H (1984) Über Angst- und Zwangssymptome bei Patienten mit Herzinfarkt. Med Klin 59:893–894

Ihda S (1965) Psychiatrische Zwillingsforschung in Japan. Arch Psychiatr Nervenkr 207:209–220
Ingram JM (1961) The obsessional personality and obsessional illness. Am J Psychiatry 117:1016–1019
Inouye E (1965) Similar and Dissimilar Manifestations of Obsessive-Compulsive Neurosis in Monozygotic Twins. Am J Psychjatry 121:1171–1175
Insel TR (1982) Obsessive compulsive disorder – five clinical questions and a suggested approach. Compr Psychiatry 23:241–251
Insel TR, Murphy DL (1981) The Psychopharmacological Treatment of Obsessive-Compulsive Disorder: A Review. J Clin Psychopharmacol 1:304–311
Insel TR, Donnelly EF, Lalakae ML, Alterman IS, Murphy DL (1983) Neurological and Neuropsychological Studies of Patients with Obsessive-Compulsive Disorder. Biol Psychiatry 18:741–751
Insel TR, Murphy DL, Cohen RM, Alterman I, Kilts C, Linnoila M (1983) Obsessive-compulsive disorder. A double-blind trial of clomipramine and clorgyline. Arch Gen Psychiatr 40:606–612

Jacob W (1978) Kranksein und Krankheit. Anthropologische Grundlagen einer Theorie der Medizin. Hüthig, Heidelberg
Janet P (1909) Les névroses. Flammarion, Paris
Janssen PL, Kukahn R, Spieler K-H, Weißbach L (1983a) Psychosomatische Untersuchungen zur chronischen Prostatitis. Z Psychosom Med 29:253–269
Janssen PL, Kukahn R, Spieler K-H, Weißbach L (1983b) Zur Psychosomatik der chronischen Prostatitis. In: Brunner H, Krause W, Rothauge CF, Weidner W (Hrsg) Chronische Prostatitis. Schattauer, Stuttgart New York, S 265–271
Janus L (1983) Spezifitätsmodell. In: Hahn P (Hrsg) Psychosomatik Bd 1. Beltz, Weinheim Basel, S 127–148 (Kindlers Psychologie des 20. Jahrhunderts)
Janzarik W (1965) Psychologie und Psychopathologie der Zukunftsbezogenheit. Arch Gesamte Psychol 117:33–65
Janzarik W (1976) Die Krise der Psychopathologie. Nervenarzt 47:73–80
Janzarik W (1987) Strukturdynamik. In: Peters UH (Hrsg) Psychiatrie, Bd 2. Beltz, Weinheim Basel, S 99–114 (Kindlers Psychologie des 20. Jahrhunderts)

Kay DWK, Shapiro K (1965) The prognosis on anorexia nervosa. In: Meyer JE, Feldmannn H (Hrsg) Anorexia nervosa. Thieme, Stuttgart
Kernberg OF (1983) Borderline-Störungen und pathologischer Narzißmus. Suhrkamp, Frankfurt am Main
Keutz P von (1983) Psychoanalytische Fragestellungen und Psychosomatik bei Melitta Mitscherlich. Materialien Psychoanal 9:2–11
Kidd KK, Matthyse S (1978) Research designs for the study of gene-environment interactions in psychiatric disorders. Arch Gen Psychiatry 35:925–932
Kindt H (1981) Zum Problem der Anwendung des „Borderline"-Begriffes in der Psychiatrie. Spektrum 10:140–144

Kisker KP (1969) Phänomenologie der Intersubjektivität. In: Graumann CF (Hrsg) Handbuch der Psychologie, Bd 7, Sozialpsychologie. 1. Halbband: Theorien und Methoden. Hogrefe, Göttingen Toronto Zürich, S. 81–107

Kline P (1968) Obsessional traits, obsessional symptoms and anal erotism. Br J Med Psychol 41:299–305

Kluge E (1965) Zwangskrankheit und Zyklothymie. Nervenarzt 36:11–14

Knölker U (1984) Zwangssyndrome im Kindes- und Jugendalter. Beitrag zur Phänomenologie und Pathogenese sowie zum Verlauf. Habilitationsschrift, Universität Würzburg

Köhle K, Simons C (1986) Anorexia nervosa. In: Uexküll T von (Hrsg) Psychosomatische Medizin, 3. Aufl. Urban & Schwarzenberg, München Wien Baltimore, S 600–640

König K (1981) Angst und Persönlichkeit. Das Konzept vom steuernden Objekt und seine Anwendungen. Vandenhoeck & Ruprecht, Göttingen

Korten JJ, Ketterings K (1982) Anthropologische Aspekte der Parkinsonschen Krankheit. Nervenarzt 43:201–205

Krafft-Ebing R von (1967) Lehrbuch der Psychiatrie. Stuttgart, Enke

Kraus A (1974) Über organische Zwangsphänomene beim Parkinsonismus. Fortschr Neurol Psychiatr 42:464–474

Kraus A (1977) Sozialverhalten und Psychose Manisch-Depressiver. Eine existenz- und rollenanalytische Untersuchung. Enke, Stuttgart

Kraus A (1983a) Bedeutung und Rezeption der Rollentheorie in der Psychiatrie. In: Peters UH (Hrsg) Psychiatrie, Bd 2. Beltz, Weinheim Basel, S. 115–138 (Kindlers Psychologie des 20. Jahrhunderts)

Kraus A (1983b) Psychopathologie und Klinik der manisch-depressiven Psychosen. In: Peters UH (Hrsg) Psychiatrie, Bd 2. Beltz, Weinheim, Basel, S. 427–454 (Kindlers Psychologie des 20. Jahrhunderts)

Kringlen E (1965) Obsessional Neurotics. A long-term follow-up. Br J Psychiatry 111:709–722

Künzler E (1980) Freuds somatisch fundierte Trieblehre in „Drei Abhandlungen zur Sexualtheorie" (1905) Psyche 34:280–302

Kütemeyer M, Schultz U (1984) Kurt Goldstein (1878–1965): Begründer einer psychosomatischen Neurologie?. In: Pross C, Winau R (Hrsg) Nicht mißhandeln. Edition Hentrich, Frölich & Kaufmann, Berlin, S 133–139

Kuhn TS (1979) Die Struktur wissenschaftlicher Revolutionen. Suhrkamp, Frankfurt am Main

Kunz H (1942) Zur Theorie der Perversionen. Monatsschr Psychiatr Neurol 105:1–103

Kutter P (1981a) Der Basiskonflikt der Psychosomatose und seine therapeutischen Implikationen. Jahrb Psychoanal 13:93–114

Kutter P (1981b) Sein oder Nichtsein, die Basisstörung der Psychosomatose. Ein Ansatz zu einer Objektbeziehungsspezifität psychosomatischer Erkrankungen. Prax Psychother Psychosom 26:47–60

Kutter P (1984) Die Dynamik psychosomatischer Erkrankungen – damals und heute. Psyche 38:544–562


Labhardt F (1973) Der allgemeine Umgang mit Zwangskranken in Praxis und Klinik. Prax Psychother 18:25–37

Lacey JH (1982) The bulimic syndrome at normal body weight: Reflections on pathogenesis and clinical features. Int J eating disorders 2:59–66

Lang H (1981) Zur Frage des Zusammenhangs zwischen Zwang und Schizophrenie. Nervenarzt 52:643–648

Lang H (1985) Zwang in Neurose, Psychose und psychosomatischer Erkrankung. Z Klin Psych Psychopath Psychother 33:65–76

Lang H (1986) Zur Struktur und Therapie der Zwangsneurose. Psyche 40:952–970

Langen D, Thümler R (1974) Verlauf und Prognose von Zwangssyndromen. In: Hahn P, Stolze H (Hrsg) Zwangssyndrome und Zwangskrankheit. Lehmanns, München, S. 56–63

Laplanche J, Pontalis J-B (1972) Das Vokabular der Psychoanalyse. Bd I u. II. Suhrkamp, Frankfurt am Main

Larbig W (1982) Psychoanalytische Therapieansätze. In: Gerber WD, Haag G (Hrsg) Migräne. Springer, Berlin Heidelberg New York, S 223–233

Lauter H (1962) Die anankastische Depression. Arch Psychiatr Nervenkr 203:433–451

Lesser IM (1981) A Review of the Alexithymia Concept. Psychosom Med 43:531–543

Liesenfeld R (1971) Der Zwang in seiner ordnenden und zerstörenden Dimension. Med Klin 66:492–496

Lohmer M (1985) Diagnostik und Therapie des Borderline-Syndromes: Entwicklungstendenzen in der amerikanischen Diskussion. Psychother Med Psychol 34:120–126

López-Ibor JJ (1956) Zwang, Phobie, Skrupel. Jahrb Psychol Psychother Med Anthropol 4:92–101

López-Ibor JJ (1963) Psychosomatische Forschung. In: Gruhle HW, Jung R, Mayer-Gross W, Müller M (Hrsg) Psychiatrie der Gegenwart. Forschung und Praxis, Bd I/2: Grundlagen und Methoden der klinischen Psychiatrie. Springer, Berlin Göttingen Heidelberg, S 77–133

López-Ibor Alino JJ, López-Ibor Alino JM (1974) Die Psychopharmakologische Behandlung von Zwangsneurosen. Arzneimittelforsch 24:1119–1122


Marks IM (1981) Review of behavioral psychotherapy. I. Obsessive-compulsive Disorders. Am J Psychiatry 138:584–592

Marty P, M'Uzan M de, David C (1963) L'investigation psychosomatique. Presses universitaires de France, Paris

Merleau-Ponty M (1966) Phänomenologie der Wahrnehmung. De Gruyter, Berlin New York

Mester H (1981a) Die Anorexia nervosa. Springer, Berlin Heidelberg New York

Mester H (1981b) Besessenheit – psychodynamisch betrachtet. Psychother Med Psychol 31:101–112

Mester H (1981c) Die Ehe zwangskranker Frauen. Ein Beitrag zur Auslösesituation der Zwangsneurose. Nervenarzt 52:383–390

Mester H (1981d) Die Ehe von Zwangskranken – symbiotische und induzierte Neurosen. Prax Psychother Psychosom 26:93–109

Meyer A-E (1972) Klassifikationen von Neurotisch-Kranken (Taxonomien) und von Neurose-Symptomen (Nosologien). In: Kisker KP, Meyer J-E, Müller M, Strömgren E (Hrsg) Psychiatrie der Gegenwart. Forschung und Praxis, 2. Aufl, Bd II/Teil 1. Springer, Berlin Heidelberg New York, S 663–685

Meyer A-E (1984) Taxonomic subgroups with psychosomatic disease entities: an alternative strategy to Specifity approach. Psychother Psychosom 42:26–36

Meyer JE (1961) Das Syndrom der Anorexia nervosa. Arch Psychiatr Nervenkr 202:31–59

Meyer JE (1968) Depersonalisation und Zwang als polare Störungen der Ich-Außenwelt-Beziehung. In: Meyer JE (Hrsg) Depersonalisation. Wissenschaftliche Buchgesellschaft, Darmstadt. S 300–319

Meyer JE (1971) Anorexia nervosa of adolescence. The central syndrome of the Anorexia nervosa group. Br J Psychiatry 118:539

Meyer JE (1972) Die psychotischen Zwangssyndrome und ihre Abgrenzung von den Zwangsneurosen. Prax Psychother 17:204–211

Miltner W (1986) Verhaltensmedizin: Definition und Abgrenzung. In: Miltner W, Birbauer N, Gerber W-D (Hrsg) Verhaltensmedizin. Springer, Berlin Heidelberg New York Tokyo, S 1–4

Miltner W, Birbaumer N, Gerber W-D (1986) Verhaltensmedizin. Springer, Berlin Heidelberg New York Tokyo

Minkowski E (1931) Das Zeit- und Raumproblem in der Psychopathologie. Wien Klin Wochenschr 44:346 ff

Minkowski E (1971) Die gelebte Zeit. Bd I: Über den zeitlichen Aspekt des Lebens. Otto Müller, Salzburg

Minkowski E (1972) Die gelebte Zeit, Bd II: Über den zeitlichen Aspekt psychopathologischer Phänomene. Otto Müller, Salzburg

Mitscherlich A (1953/54) Zur psychoanalytischen Auffassung psychosomatischer Krankheitsentstehung. Psyche 12:561

Mitscherlich A (1966/67) Krankheit als Konflikt. Studien zur psychosomatischen Medizin. Bd I u. II. Suhrkamp, Frankfurt am Main

Mitscherlich A (1983) Zur Dynamik des Wechsels von Depression und organischem Syndrom. Psyche 37:905–921

Mitscherlich M (1961/62) Ein Fall von Torticollis spasticus. Z Psychosom Med 8:255–267
Mitscherlich M (1963) Beitrag zur Psychologie des Tic und des Torticollis spasticus. Adv Psychosom Med 3:203–207
Mitscherlich M (1971a) Spasmodic torticollis. Psychother Psychosom 19:62–75
Mitscherlich M (1971b) Zur Psychoanalyse des Torticollis spasticus. Nervenarzt 42:420–426
Mitscherlich M (1973) Analytische Behandlung von Hyperkinesen. Med Welt 25:1058–1062
Mitscherlich M (1983) Zur Theorie und Therapie des Torticollis. In: Studt HH (Hrsg). Psychosomatik in Forschung und Praxis. Urban & Schwarzenberg, München Wien Baltimore, S 401–410
Möller H-J, Pirée S, Zerssen D von (1978) Psychiatrische Klassifikation. Nervenarzt 49:445–455
Moersch E (1978) Sozialpsychologische Reflexionen zum Symptomwandel psychischer Störungen. Psyche 32:403–419
Morgan HG, Russell GFM (1975) Value of family background and clinical features as predictors of long-term outcome in anorexia nervosa: Four-year follow-up study of 41 patients. Psych Med 5:355–371
Morgenthaler F (1966) Psychodynamic aspects of defense with comments on technique in the treatment of obsessional neurosis. Int J Psychoanal 47:203–209
Müller C (1953) Vorläufige Mitteilung zur langen Katamnese der Zwangskranken. Nervenarzt 24:112–115
Müller C (1957) Weitere Beobachtungen zum Verlauf der Zwangskrankheit. Monatsschr Psychiatr Neurol 133:80–94
Müller-Eckhard H (1979) Die Zwangsneurose als Pantomime des Nichts. In: Sborowitz A (Hrsg) Der leidende Mensch. Personale Psychotherapie in anthropologischer Sicht. Wissenschaftliche Buchgesellschaft, Darmstadt, S 327–351

Nacht S (1966) The interrelationship of phobia and obsessional neurosis. Int J Psychoanal 47:136–138
Nagera H (1976) Obsessional neurosis. Jason Aronson, New York
Nee LE, Caine ED, Polinksy RJ et al (1980) Gilles de la Tourette syndrome: clinical and family study of 50 cases. Ann Neurol 7:41–49
Nemiah JC (1980) Obsessive-compulsive Disorder (Obsessive-compulsive Neurosis). In: Kaplan HI, Freedman AM, Sadock BJ (eds): Comprehensive textbook of psychiatry III vol 2. Williams & Wilkins, Baltimore London, S 1054–1517
Nemiah JC, Sifneos PE (1970) Affect and fantasy in patients with psychosomatic disorders. In: Modern trends in psychosomatic medicine. Butterworth, London
Neumärker K-J (1970) Zu dem Problem der Heredität bei Zwangsneurosen. Psychiatr Neurol Med Psychol (Leipz) 22/5:185–190
Nissen G (1956) Psychogener Tic und Altersdisposition bei Kindern. Z Kinderpsychiatr 23:97–107
Nissen G (1965) Ambulante Psychotherapie eines Jungen mit einer schweren Magersucht. Z Psychother Med Psychol 15:210–215
Nissen G (1971) Passagere Zwangsphänomene im Kleinkindesalter. Jahrb Jugendpsychiatr VIII:46–54
Nissen G (1986) Psychische Störungen im Kindes- und Jugendalter. Ein Grundriß der Kinder- und Jugendpsychiatrie, 2. Aufl. Wissenschaftliche Buchgesellschaft, Darmstadt
Nowak H, Hinterhuber H (1975) Der Graphospasmus. Nervenarzt 46:308–313

Overbeck G (1977) Das psychosomatische Symptom. Psychische Defizienzerscheinung oder generative Ichleistung? Psyche 31:333–354

Palmer HD, Jones MS (1939) Anorexia nervosa as a manifestation of compulsion neurosis: A study of psychogenic factors. Arch Neurol Psychiatr 41:856–860
Payk TR (1976) Zwangssymptome im Verlauf endogener Depressionen. Nervenarzt 47:343–346
Peters UH (1983) Die erfolgreiche Therapie des chronischen Kopfschmerzes. Perimed, Erlangen
Petrilowitsch N (1958) Beiträge zu einer Struktur-Psychopathologie. Karger, Basel New York
Petrilowitsch N (1964) Zur Anatomie des Zwanges. Psychiatr Neurol (Basel) 149:195–217

Petzold E, Hahn P (1974) Zur Problematik des Syndromwandels. Prax Psychother 19:64–72
Pierloot RA, Wellens W, Houben ME (1975) Elements of resistance to a combined medical and psychotherapeutic program in anorexia nervosa. An overview. Psychother Psychosom 26:101–117

Quint H (1972) Psychosomatische Syndrome. In: Kisker KP, Meyer JE, Müller M, Strömgren E (Hrsg) Psychiatrie der Gegenwart. Forschung und Praxis, 2. Aufl, Bd II/I. Springer, Berlin Heidelberg New York, S 587–662
Quint H (1974) Einige Probleme der Zwangssyndrome und des Zwangscharakters in der Sicht der Psychoanalyse. In: Hahn P, Stolze H (Hrsg) Zwangssyndrome und Zwangskrankheit. Lehmanns, München S 73–82
Quint H (1976) Über die Zwangsneurose. Studie zur Psychodynamik des Charakters und der Symptomatik. Anmerkungen zur psychoanalytischen Behandlung, 2. Aufl. Vandenhoeck & Ruprecht, Göttingen
Quint H (1982) Psychotherapie bei Zwangskranken. In: Helmchen H, Linden M, Rüger U (Hrsg) Psychotherapie in der Psychiatrie. Springer, Berlin Heidelberg New York S 225–260
Quint H (1984) Der Zwang im Dienste der Selbsterhaltung. Psyche 38:717–737
Quint H, Ecker M (1954/55) Beitrag zur gestörten Erlebnisverarbeitung bei paroxysmaler Tachycardie. Z Psychosom Med 1:116–123

Rachman S, Hodgson R (1980) Obsessions and compulsions. Prentice Hall. Englewood Cliffs, New York
Rad M von (1974) Krankheit als psychosomatisches Phänomen. In: Rad M von (Hrsg) Anthropologie als Thema von psychosomatischer Medizin und Theologie. Kohlhammer, Stuttgart Berlin Köln Mainz, S 9–45
Rad M von (1983a) Alexithymie. Empirische Untersuchungen zur Diagnostik und Therapie psychosomatisch Kranker. Springer, Berlin Heidelberg New York
Rad M von (1983b) Weiterentwicklung psychoanalytischer Modelle (Schur M, Engel GL und Schmale AH). In: Hahn P (Hrsg) Psychosomatik, Bd 1, Beltz, Weinheim Basel, S 149–153
Rad M von (1983c) Gestaltkreis und Medizinische Anthropologie. Das Erbe Viktor von Weizsäckers. In: Hahn P (Hrsg) Psychosomatik. Bd 1. Beltz, Weinheim Basel, S 186–194 (Kindlers Psychologie des 20. Jahrhunderts)
Rad M von, Zepf S (1986) Psychoanalytische Konzepte psychosomatischer Symptom- und Strukturbildung. In: Uexküll T von (Hrsg) Psychosomatische Medizin 3. Aufl. Urban & Schwarzenberg, München Wien Baltimore, S 48–67
Rado S (1974) Obsessive behavior. A So-called obsessive-compulsive neurosis. In: Arieti S (Hrsg) American handbook of psychiatry, Vol 3. Basic Books, New York, pp 195–208
Rahman L, Richardson HB, Ripley HS (1939) Anorexia nervosa with psychiatric observations. Psychosom Med 1:3
Rapoport J, Eikius R, Langer DH et al (1981) Childhood obsessive-compulsive disorders. Am J Psychiatry 138:1545–1554
Rasmussen SA, Tsuang MT (1984) The Epidemiology of obsessive compulsive disorder. J Clin Psychiatry 45:450–457
Rasmussen SA, Tsuang MT (1986) Clinical characteristics and family history in DSM-III obsessive-compulsive disorder. Am J Psychiatry 143:317–322
Raspe H-H (1986) Chronische Polyarthritis. In: Uexküll T von (Hrsg) Psychosomatische Medizin, 3. Aufl. Urban & Schwarzenberg, München Wien Baltimore, S 815–830
Rau JH, Green RS (1975) Compulsive Eating. A neuropsychological approach to certain eating disorders. Compr Psychiatry 16:223–231
Reimer C, Burzig G (1978) Klassifikation psychischer Störungen aus psychoanalytischer Sicht. Nervenarzt 49:261–267
Rentrop E, Straschill M (1986) Der Einfluß emotionaler Faktoren beim Torticollis. Z Psychosom Med Psychoanal 32:44–59
Rodenberg L von (1962) Psychische Faktoren bei einigen motorischen Störungen (Tic, Torticollis, Schreibkrampf, Tremor, allgemeine motorische Unruhe, Gangstörungen) Z Psychosom Med 8:1–11, 77–94

Rohde-Dachser C (1982) Diagnostische und behandlungstechnische Probleme im Bereich der sogenannten Ich-Störungen. Psychother Med Psychol 32:14-18
Rohde-Dachser C (1983) Das Borderline-Syndrom, 3. Aufl. Huber, Bern Stuttgart Wien
Rohde-Dachser C (1986) Borderlinestörungen. In: Kisker KP, Lauter H, Meyer J-E, Müller C, Strömgren E (Hrsg) Psychiatrie der Gegenwart, 3. Aufl, Bd 1: Neurosen, Psychosomatische Erkrankungen, Psychotherapie. Springer, Berlin Heidelberg New York Tokyo, S 125-150
Rosen L (1957) The clinical significance of obsessions in schizophrenia. J Ment Sci 103:773-786
Rosenberg CM (1967) Personality and obsessional neurosis. Br J Psychiatry 113:471-477
Rudolf G (1979) Der psychische und sozialkommunikative Befund. Z Psychosom Med Psychoanal 25:1-16
Rudolf G (1980) Wie messen sich Krankheit und Gesundheit in einem standardisierten Befund? Ergebnisse einer katamnestischen Untersuchung nach dynamischer Psychotherapie. Prax Psychother Psychosom 25:153-162
Rudolf G, Stille D (1982) Die Einschätzung von Neurosebefunden und Behandlungsaussichten bei 615 ambulanten Psychotherapiepatienten. Z Psychosom Med 28:139-149
Rüdin E (1953) Ein Beitrag zur Frage der Zwangskrankheit, insbesondere ihrer hereditären Beziehungen. Arch Psychiatr Nervenkrankh 191:14-54
Rümke HC (1967) Über die Klinik und Psychopathologie der Zwangserscheinungen. In: Rümke HC Eine blühende Psychiatrie in Gefahr. Ausgewählte Vorträge und Aufsätze. Springer, Berlin
Russel GFM (1979) Bulimia nervosa: An ominous variant of anorexia nervosa. Psychol Med 9:429-448


Sadegh-Zadeh K (1977) Krankheitsbegriffe und nosologische Systeme. Metamed 1:4-41
Salzman L (1968) Obsessions and Phobias. Int J Psychiatry 6:451-468
Salzman L, Thaler FH (1981) Obsessive-Compulsive Disorders: A Review of the Literature. Am J Psychiatry 138/3:286-296
Sandler J, Hazari A (1960) The „obsessional": on the psychological classification of obsessional character traits and symptoms. Br J Med Psychol 33:113-122
Sass H, Koehler K (1983) Borderline-Syndrome: Grenzgebiet oder Niemandsland? Nervenarzt 54:221-230
Schepank H (1971) Erb- und Umwelteinflüsse bei 50 neurotischen Zwillingspaaren. Z Psychother Med Psychol 21:41-50
Schepank H (1973) Übersichten. Erb- und Umweltfaktoren bei Neurosen. Ergebnisse der Zwillingsforschung und anderer Methoden. Nervenarzt 44:449-458
Schilder P (1923) Das Körperschema – Ein Beitrag zur Lehre vom Bewußtsein des eigenen Körpers. Springer, Berlin
Schilder P (1938) The organic background of obsessions and compulsions. Am J Psychiatry 94:1387-1413
Schilder P (1940) The structure of obsessions and compulsions. Psychiatry 3:549-560
Schmidt TH, Adler R, Langosch W, Rassek M (1986) Arterielle Verschlußkrankheiten: koronare Herzkrankheit, Apoplexie und Claudicatio intermittens. In: Uexküll T von (Hrsg) Psychosomatische Medizin, 3. Aufl. Urban & Schwarzenberg, München Wien Baltimore, S 650-690
Schneider K (1925) Zwangszustände und Schizophrenie. Arch Psychiatr Nervenkr 74:93-107
Schneider K (1950) Klinische Psychopathologie, 3. Aufl. Thieme, Stuttgart
Schoefer H; Wyss D (1979) Die Äußerungen eines Patienten zu seinem Schreibkrampf. Z Klin Psychother 27:75-87
Schorsch E, Galedary G, Haag A , Hauch M, Lohse H (1985) Perversion als Straftat. Dynamik und Psychotherapie. Springer, Berlin Heidelberg New York Tokyo
Schott H (1981) Selbsterfahrung im „Gestaltkreis". Über Viktor von Weizsäckers Theoriebildung. Nervenarzt 52:418-422
Schüffel W, Uexküll T von (1986) Ulcus duodeni. In: Uexküll T von (Hrsg) Psychosomatische Medizin, 3. Aufl. Urban & Schwarzenberg, München Wien Baltimore, S 761-782
Schüffel W, Herrmann JM, Dahme B, Richter R (1986) Asthma bronchiale. In: Uexküll T von (Hrsg) Psychosomatische Medizin, 3. Aufl. Urban & Schwarzenberg, München Wien Baltimore, S 743-760

176    Literaturverzeichnis

Schütze G (1980) Anorexia nervosa. Huber, Bern Stuttgart Wien
Schultz U, Kütemeyer M (1986) Neurologie. In: Uexküll T von (Hrsg) Psychosomatische
    Medizin, 3. Aufl. Urban & Schwarzenberg, München Wien Baltimore, S 946–974
Schur M (1974) Zur Metapsychologie der Somatisierung. In: Brede K (Hrsg) Einführung in die
    psychosomatische Medizin. Klinische und theoretische Beiträge. Athenäum, Frankfurt am
    Main
Schwarz D (1986) Verhaltenstherapie. In: Uexküll T von (Hrsg) Psychosomatische Medizin,
    3. Aufl. Urban & Schwarzenberg, München Wien Baltimore, S 268–291
Schwidder W (1954/55) Symptombild. Grundstruktur und Therapie der Zwangsneurose. Psyche
    8:126–142
Schwidder W (1956) Psychogene Störungen der Atemfunktion insbesondere bei zwangsneuroti-
    scher Charakterstruktur. Z Psychosom Med Psychoanal 2:98–105
Schwidder W (1972) Klinik der Neurosen. In: Kisker KP, Meyer J-E, Müller M, Strömgren E
    (Hrsg) Psychiatrie der Gegenwart, Forschung und Praxis, 2. Aufl, Bd II/Teil I. Springer, Berlin
    Heidelberg New York, S 351–497
Schwöbel G (1960) Psychosomatische Medizin. Probleme und Wege. Rascher, Zürich
Skoog G (1965) Onset of anancastic conditions. A clinical study. Acta Psychiatr Scand [Suppl]
    194 Munksgaard, Kopenhagen
Sperling M (1960) The psycho-analytic treatment of a case of chronic regional Ileitis. Int J
    Psychoanal 41:612–618
Spiegelberg U (1966) Zur Psychosomatik des Syndromwechsels. Psychother Med Psychol
    16:1–13
Suematsu H, Ishikawa H, Kuboki T, Ito T (1985) Statistical Studies on anorexia nervosa in
    Japan: Detailed Clinical data on 1011 patients. Psychother Psychosom 43:96–103
Süllwold L (1973) Die Bedeutung kognitiver Störungen für Klassifikation und Verhaltensthera-
    pie von Zwangssyndromen. Nervenarzt 44:537–546
Steiner G (1930) Von Zwangserscheinungen bei organisch Nervenkranken. Z Gesamte Neurol
    Psychiatr 128:515–527
Stekel W (1927) Zwang und Zweifel. Urban & Schwarzenberg, Wien
Stengel E (1959) The significance of obsessional symptoms in schizophrenia. Int Congress für
    Psychiatrie, Zürich. In: Stoll WA (Hrsg) congress Report, vol 1, S 318–321
Stern RS (1978) Obsessive thoughts: The problem of therapy. Br J Psychiatry 132:200–205
Stern RS, Cobb JB (1978) Phenomenology of obsessive-compulsive neurosis. Br J Psychiatry
    132:233–239
Sternberger D (1986) Erinnerung an Viktor von Weizsäcker. Prax Psychother Psychosom 31:62–68
Stille D, Rudolf G (1982) Krankheitsbild und Krankheitsverhalten bei 615 ambulanten psycho-
    neurotischen und psychosomatischen Patienten. Z Psychosom Med 28:150–159
Stonehill E, Crisp AH (1976) Psychoneurotic characteristics of patients with anorexia nervosa
    before and after treatment and at follow-up 4–7 years later. J Psychosom Res 21:187–193
Straus E (1938) Ein Beitrag zur Pathologie der Zwangserscheinungen. Monatsschr Psychiatr
    Neurol 98:188–223
Straus E (1960) Psychologie der menschlichen Welt. Gesammelte Schriften. Springer, Berlin
    Göttingen Heidelberg
Strian F (1983) Angst und Zwangskrankheit. In: Strian F (Hrsg) Angst. Grundlagen und Klinik.
    Ein Handbuch zur Psychiatrie und medizinischen Psychologie. Springer, Berlin Heidelberg
    New York Tokyo, S 225–235
Stutte H (1960) Zwangssyndrome. In: Gruhle HW et al (Hrsg) Psychiatrie der Gegenwart, Bd II.
    Springer, Berlin Göttingen Heidelberg, S 980–981


Taschev T (1970) Zur Klinik der Zwangszustände. Fortschr Neurol Psychiatr 38:89–110
Tellenbach H (1963) Über die Behandlung phobischer und anankastischer Zustände mit
    Imipramin. Nervenarzt 34:133–138
Tellenbach H (1980) Zur Phänomenologie des Gesundseins und deren Konsequenzen für den
    Arzt. Z Klin Psychol Psychopathol Psychother 28:57–67
Tellenbach H (1983) Melancholie. Problemgeschichte, Endogenität, Typologie, Pathogenese,
    Klinik, 4. Aufl. Springer, Berlin Heidelberg New York Tokyo

Templer DI (1972) The obsessive-compulsive neurosis: Review of research findings. Compr Psychiatry 13:375–383

Theander S (1970) Anorexia nervosa: A psychiatric investigation of 94 female patients. Acta Psychiatr Scand [Suppl] 214

Thomä H (1972) Über die Psychotherapie von Zwangssyndromen. Prax Psychother 17:261–270

Thomä H, Kächele H (1973) Wirtschaftstheoretische und methodologische Probleme der klinisch-psychosomatischen Forschung, I. und II. Psyche 27:205–236, 309–355

Thorner HA (1970) On compulsive eating. J Psychosom Res 14:321

Uexküll T von (1977) 40 Jahre psychosomatische Medizin. Ein geschichtlicher Rückblick. MMW 119:795–800

Uexküll T von (1985) Der Körperbegriff als Problem der Psychoanalyse und der Somatischen Medizin. Prax Psychother Psychosom 30:95–103

Uexküll T von (Hrsg) (1986) Psychosomatische Medizin, 3. Aufl. Urban & Schwarzenberg, München Wien Baltimore

Uexküll T von, Wesiack W (1986) Wissenschaftstheorie und Psychosomatische Medizin, ein bio-psycho-soziales Modell. In: Uexküll T von (Hrsg) Psychosomatische Medizin, 3. Aufl. Urban & Schwarzenberg, München Wien Baltimore, S 1–30

Urban MA (1983) Kybernetische Modelle. In: Hahn P (Hrsg) Psychosomatik, Bd 1. Beltz, Weinheim Basel, S 265–277 (Kindlers Psychologie des 20. Jahrhunderts)

Veszy-Wagner L (1967) Zwangsneurose und latente Homosexualität. Die Bedeutung des Zwangsrituals. Psyche 21:592–623

Videbech T (1975) A study of genetic factors, childhood bereavement, and premorbid personality traits in patients with anancastic endogenous depression. Acta Psychiatr Scand 52:178–222

Völkel H (1954/55) Funktionelle Herzstörungen als zwangsneurotisches Organsymptom. Z Psychosom Med 1:111–116

Vogt R (1983) Wissenschaftstheoretische Leitlinien in ihrer Bedeutung für die Psychosomatische Medizin. In: Hahn P (Hrsg) Psychosomatik, Bd 1. Beltz, Weinheim Basel, S. 3–23 (Kindlers Psychologie des 20. Jahrhunderts)

Vogt R, Schneider MT (1985) Empirische Untersuchung der sogenannten „pensée opératoire" bei psychosomatischen und zwangsneurotischen Patienten. Materialien Psychoanalyse 11:148–164

Walter K (1955) Zur Psychopathologie von Zwangsphänomenen. Nervenarzt 26:409–416

Weiner H (1977) Psychobiology and human disease. Elsevier, New York Amsterdam

Weiner H (1978) The illusion of simplicity: The medical model revisited. Am J Psychiatry [Suppl] 135:27–33

Weiner H (1980) Contemporary research and the mind body problem. In: Rieber RW (ed) Body and mind: past, present and future. Academic Press, New York, S 223–240

Weiner H (1983) Gesundheit, Krankheitsgefühl und Krankheit – Ansätze zu einem integrativen Verständnis. Psychother Med Psychol (Sonderheft) 33:15–34

Weiner H (1984) Blick in die Zukunft der psychosomatischen Medizin. Psychother Med Psychol 34:171–178

Weiner H, Thaler M, Reiser MF, Mirski IA (1957) Etiology of duodenal ulcer. Psychosom Med 19:1–10

Weiß H, Zacher A (1986) Konfliktstrukturen und Biographie bei Morbus-Crohn-Kranken, II. Konflikte in den Bereichen Abhängigkeit/Unabhängigkeit, Nähe/Distanz. Z Klin Psych Psychopath Psychother 34:69–82

Weizsäcker C-F von (1956) Gestaltkreis und Komplementarität. In: Vogel P (Hrsg) Viktor von Weizsäcker. Arzt im Irrsal der Zeit. Eine Freundesgabe zum 70. Geburtstag. Vandenhoeck & Ruprecht, S 21–53

Weizsäcker C-F von (1977) Die Einheit von Wahrnehmen und Bewegen. In: Weizsäcker C-F von (Hrsg) Der Garten des Menschlichen. Beiträge zur geschichtlichen Anthropologie. Carl Hanser, München Wien, S 206–224

Weizsäcker V von (1939) Zwangsneurose und Infektion. Hippokrates 16

Weizsäcker V von (1946) Studien zur Pathogenese, 2. Aufl. Thieme, Wiesbaden
Weizsäcker V von (1947) Körpergeschehen und Neurose. Analytische Studie über somatische Symptombildungen. Klett, Stuttgart
Weizsäcker V von (1951) Über Psychisierung und Somatisierung. Psyche 5:81–88
Weizsäcker V von (1973, ¹1940) Der Gestaltkreis. Theorie der Einheit von Wahrnehmen und Bewegen. Suhrkamp, Frankfurt am Main
Welner A, Reich T, Robins E, Fishman R, Van Doren T (1976) Obsessive-compulsive neurosis: record, follow-up, and Family studies. I. inpatient record Study. Compr Psychiatry 17:527–539
Wendt CF (1964) Zur Anthropologie des Zwanges. Jahrb Psychol Psychother 12:191–219
Wesiack W (1973) Wahrnehmen – Deuten – Erkennen. Wissenschaftstheoretische, psychoanalytische und anthropologische Anmerkungen zum Erkenntnisprozeß. Psyche 27:289
Westphal C (1877) Über Zwangsvorstellungen. Berl Klin Wochenschr 46:669 ff, 47:687 ff
White BU, Cobb S, Jones CM (1939) Mucous colitis; a psychological medical study of sixty cases. Psychosom Med Monograph (I. national research council)
Widok (1978) Krisen im Umkreis stationärer Psychotherapie. In: Beese F (Hrsg) Stationäre Psychotherapie. Vandenhoeck & Ruprecht, Göttingen Zürich, S 178–190
Willi J (1975) Die Zweierbeziehung. Spannungsursachen/Störungsmuster/Klärungsprozesse/Lösungsmodelle. Rowohlt, Reinbek bei Hamburg
Willner G (1968) The role of anxiety in obsessive compulsive disorders. Am J Psychoanal 28:201–211
Wilson GW (1934) Typical personality trends and conflicts in cases spastic colitis. Psychoanal Q 3:558 ff
Wolff HG (1937) Personality features and reactions of subjects with migraine. Arch Neurol Psychiatr 37:395
Wyss D (1954/55) Zwangserscheinungen bei organisch Erkrankten. Psyche 8:468–480
Wyss D (1973) Beziehung und Gestalt. Entwurf einer anthropologischen Psychologie und Psychopathologie. Vandenhoeck & Ruprecht, Göttingen
Wyss D (1976) Mitteilung und Antwort. Untersuchungen zur Biologie, Psychologie und Psychopathologie von Kommunikation. Vandenhoeck & Ruprecht, Göttingen
Wyss D (1977) Die tiefenpsychologischen Schulen von den Anfängen bis zur Gegenwart, 5. Aufl. Vandenhoeck & Ruprecht, Göttingen
Wyss D (1980) Zwischen Logos und Antilogos. Untersuchungen zur Vermittlung von Hermeneutik und Naturwissenschaft. Vandenhoeck & Ruprecht, Göttingen
Wyss D et al (1982) Der Kranke als Partner. Lehrbuch der anthropologisch-integrativen Psychotherapie, Bd I und II. Vandenhoeck & Ruprecht, Göttingen
Wyss D (1986) Neue Wege in der psychosomatischen Medizin. Bd I: Vom zerstörten zum wiederentdeckten Leben. Kritik der modernen Biologie. Bd II: Erkranktes Leben – Kranker Leib. Von einer organismusgerechten Biologie zur psychosomatischen Pathophysiologie. Vandenhoeck & Ruprecht, Göttingen
Wyss D, Bühler K-E (1985) Von der Daseinsanalyse zur anthropologisch-integrativen Psychotherapie. Nervenheilkunde 4:222–226

Yaryura-Tobias JA (1977) Obsessive-compulsive disorders: a serotonergic hypothesis. J Orthomolec Psychiatry 6:317–326
Yaryura-Tobias JA, Neziroglu FA (1983) Obsessive-compulsive disorders. Pathogenesis – diagnosis – treatment. Marcel Dekker, New York

Zacher A (1978) Der Krankheitsbegriff bei Viktor von Weizsäcker. Anthropologie des kranken Menschen. Med. Dissertation, Universität Würzburg
Zacher A (9183a) Anthropologische Medizin im Wandel. Von Viktor von Weizsäcker zu Dieter Wyss. Nervenarzt 54:598–603
Zacher A (1983b) Arzt und Patient. Anthropologische Aspekte zur Bewältigung der Intersubjektivität dieser spezifischen Beziehung. MMG 8:240–247
Zacher A (1986) Konzeptionen einer anthropologischen Medizin: Viktor von Weizsäcker und Dieter Wyss. Psyche 40:248–262
Zacher A, Weiß H (1985) Konfliktstrukturen und Biographie bei Morbus-Crohn-Kranken. I. Einleitung. Z Klin Psych Psychopath Psychother 33:259–269

Zauner J (1964) Zwangsstruktur und Organsymptomatik. Z Psychosom Med 10:169–176
Zauner J (1965) Über die Rolle psychischer Faktoren bei Herzrhythmusstörungen. Z Psychosom Med 11:267–276
Zauner J (1967) Grundsätzliche Möglichkeiten der Entstehung psychogener Herzsymptome mit Indikation zur Psychotherapie. Z Psychosom Med Psychoanal 13:225–233
Zaworka W, Hand I (1980) Phänomenologie (Dimensionalität) der Zwangssymptomatik. Arch Psychiatr Nervenkr 228:257–273
Zaworka W, Hand I (1981a) Die „Anankastische Persönlichkeit" – Fakt oder Fiktion? Experimentelle Diagnostik der Zwangsneurose. Z Different Diagn Psychol 2:31–54
Zaworka W, Hand I (1981b) Ein individuelles Verlaufs- und Indikations-Modell (IVIM) für (zwangs)neurotische Symptombildungen. Ein Modellansatz. In: Baumann U (Hrsg) Indikation zur Psychotherapie. Perspektiven für Praxis und Forschung. Urban & Schwarzenberg, München Wien Baltimore 89–102
Zaworka W, Hand I, Jauernig G, Lünenschloß K (1983) Hamburger Zwangsinventar. Beltz, Weinheim
Zimmer R (1959) Über Schreibkrampf. Z Psychosom Med 5:178–182, 246–257
Ziolko VH (1976) Hyperorexia nervosa. Psychother Med Psychol 26:10–12
Ziolko VH (1985) Bulimie. Z Psychosom Med Psychoanal 31:235–246
Zutt J (1948) Das psychiatrische Krankheitsbild der Pubertätsmagersucht. Arch Psychiatr Nervenkr 180:776–849
Zutt J (1958) Über den tragenden Leib. Jahrb Psychol Psychother 6:166–175
Zutt J (1962) Zur Anthropologie der Pubertätsmagersucht. Acta Neuroveg 24:616–625

# Sachverzeichnis